「小儿外科疾病诊疗规范」丛书

小儿泌尿外科疾病

诊疗规范

GUIDELINE

中华医学会小儿外科学分会 编著

人民卫生出版社

图书在版编目（CIP）数据

小儿泌尿外科疾病诊疗规范/中华医学会小儿外科学
分会编著. —北京：人民卫生出版社，2017
ISBN 978-7-117-25608-7

Ⅰ.①小… Ⅱ.①中… Ⅲ.①小儿疾病-泌尿系统疾
病-外科学-诊疗 Ⅳ.①R726.99

中国版本图书馆 CIP 数据核字（2017）第 326596 号

| 人卫智网 | www.ipmph.com | 医学教育、学术、考试、健康，购书智慧智能综合服务平台 |
| 人卫官网 | www.pmph.com | 人卫官方资讯发布平台 |

ISBN 978-7-117-25608-7

小儿泌尿外科疾病诊疗规范

编　　著：中华医学会小儿外科学分会
出版发行：人民卫生出版社（中继线 010-59780011）
地　　址：北京市朝阳区潘家园南里 19 号
邮　　编：100021
E - mail： pmph @ pmph.com
购书热线：010-59787592　010-59787584　010-65264830
印　　刷：三河市宏达印刷有限公司（胜利）
经　　销：新华书店
开　　本：889×1194　1/32　　印张：10
字　　数：276 千字
版　　次：2018 年 4 月第 1 版　2018 年 4 月第 1 版第 1 次印刷
标准书号：ISBN 978-7-117-25608-7/R·25609
定　　价：59.00 元

打击盗版举报电话：010-59787491　E-mail：WQ @ pmph.com
（凡属印装质量问题请与本社市场营销中心联系退换）

编写委员会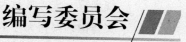

总 主 编　王维林　孙　宁

主　　编　吴荣德　张潍平

编　　者（按姓氏汉语拼音排序）

陈　方　上海市儿童医院

陈嘉波　广西医科大学第一附属医院

耿红全　上海交通大学医学院附属新华医院

黄鲁刚　四川大学华西医院

姜俊海　深圳市儿童医院

李　爽　华中科技大学同济医学院附属武汉儿童医院

李守林　深圳市儿童医院

林　涛　重庆医科大学附属儿童医院

刘　伟　山东省立医院

刘国昌　广州市妇女儿童医疗中心

马　耿　南京医科大学附属儿童医院

马　洪　遵义医学院附属医院

史丽萍　河北省儿童医院

孙　杰　上海儿童医学中心

孙　宁　首都医科大学附属北京儿童医院

唐达星　浙江大学医学院附属儿童医院

唐耘熳　四川省医学科学院四川省人民医院

田　军　首都医科大学附属北京儿童医院

王　翔　上海复旦大学附属儿科医院

序

儿童是国家的未来和希望,在现代医学大环境下,如何降低出生缺陷,提高小儿外科疾病的诊治水平,进而提高我国人口素质和生活质量,是小儿外科医生们所面临的神圣责任和挑战。

随着我国儿童医疗健康事业的不断发展,小儿外科专业有了很大的发展,但专业人员数量仍然有限,资源分布尚不平衡,特别在农村和基层医院,专业人员尤为短缺,导致治疗水平在城乡之间、发达与不发达地区都存在明显差异。在《国家卫生和计划生育委员会(原卫生部)贯彻 2011—2020 年中国妇女儿童发展纲要实施方案》中,要求将妇幼卫生知识与技能培训纳入基层卫生人员培训规划,开展以儿童健康管理、儿童常见病防治以及出生缺陷三级防治措施等为主要内容的专项培训。正在开展的医疗卫生体制改革,要求分步实施分级诊疗等措施,可望改善我国目前小儿外科专业分布和诊疗水平的差异。

由人民卫生出版社和中华医学会小儿外科学分会共同策划和组织编写的"小儿外科疾病诊疗规范丛书"在此背景下出版了。本套丛书将为小儿外科专业医生和兼职从事小儿外科专业的临床工作者提供一套具有较高参考价值和可执行性的临床诊疗规范,用于规范小儿外科临床诊疗行为,努力减少由于专业机构区域分布不平衡和专业人员差异而造成的医疗水平差异,提高临床服务质量。也可作为卫生主管部门组织培训课程的参考教材和专业人员能力培训考核的参照标准。

本书以丛书形式出版,涉及小儿外科临床各专业领域,均由各领域的权威专家组织和参与编写。在编写过程中,专家们对各疾病诊断和治疗规范的制定是在系统评价的科学证据支持基础上,结合临床医学实践经验,将规范化医疗与个体化医疗相结合而完成的,并期望在今后的临床应用中不断完善和提高。编写过程中难免存在不足,恳请读者提出宝贵意见。

丛书总主编　王维林　孙　宁
2018 年 3 月

前　言

　　21世纪以来,伴随着医学的整体发展,小儿泌尿外科疾病的诊断、治疗方法和技巧也取得了较大的进步,影像技术和微创理念给小儿泌尿外科的发展带来了很大的帮助,特别是对尿道下裂、肾积水、泌尿系结石、泌尿系肿瘤、上尿路畸形、隐睾、精索静脉曲张等常见病的诊断和处理上有了很大的改善,对一些复杂的涉及多学科的疾病,如性发育异常、胎儿期肾积水等的诊治理念发生了很大变化。这样就使得小儿泌尿外科处理规范发生了明显改变。经中华医学会小儿外科分会常务委员会一致决定,由全国小儿泌尿外科学组牵头,制定新一版的小儿泌尿外科疾病诊疗规范,以便各级医院能够规范掌握小儿泌尿外科疾病的诊治原则。

　　本书的读者定位为小儿外科医生、小儿泌尿外科医生,以及在某些地区兼治小儿泌尿外科疾病的成人泌尿外科医生,从事产前诊断及咨询的产科医生,专业医学生等。本书以小儿泌尿外科先天性畸形、结石、肿瘤及创伤为主线,参照黄澄如教授主编的《实用小儿泌尿外科学》,既针对常见病和多发病,又包含部分疑难少见病种的基本诊断方法和治疗原则,以及部分新增疾病的微创治疗。既便于各级医生进行小儿泌尿外科常见疾病的一线处理,又能为专业小儿泌尿外科医生处理疑难问题提供专业指导。本书特色在于内容密切结合临床,实用性强,直接用于指导住院医师和非本专业相关医师临床实际工作,有很好的应用价值。

小儿泌尿外科资深专家及全体学组成员参加了该常规的撰写,给予了大力的支持。在此感谢全体编写人员的辛勤付出。

本书出版之际,恳切希望广大读者在阅读过程中不吝赐教,欢迎发送邮件至邮箱 renweifuer@ pmph. com,或扫描封底二维码,关注"人卫儿科",对我们的工作予以批评指正,以期再版修订时进一步完善,更好地为大家服务。

吴荣德　张潍平

2018 年 3 月

目　录

第一章　肾发育不全

【概述】　肾发育不全(hypoplasia)是指肾小球及肾小管发育正常,但肾单位数明显减少,肾外形正常,肾体积小于正常50%以上。

【病因】　病因不明,可能与患者胚胎发育过程中肾血管发育异常有关。

【病理】　可见正常肾小球及肾小管,肾动脉及静脉管腔明显小于正常,部分患者可见高血压性肾病表现。

【临床表现】　患者可以无任何临床症状,仅仅因为肾外形小而就诊;部分患者以严重高血压甚至高血压脑病而就诊;少数患者以输尿管异位开口尿失禁或泌尿系统感染而就诊;可以合并输尿管膨出,有排尿困难或泌尿系感染。有报道双侧肾脏发育不全者表现为慢性肾功能不全,多饮、多尿、烦渴及生长发育迟缓等。

【诊断及鉴别诊断】　B超、静脉肾盂造影、逆行肾盂造影均可诊断,有时肾体积极小者(小于 1~2cm)常不易发现,螺旋CT扫描有助于明确诊断(图 1-1)。血液检测中注意肾素、血管

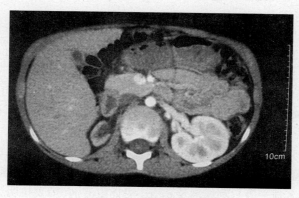

图 1-1　CT 示右侧肾发育不全

1

紧张素的变化,可作为术后血压监测指标。本病需要与以下疾病鉴别:

1. **先天性肾发育缺如**(单侧肾不发育) 发病率1/1500,男性多见,左侧多见,有家族倾向。无临床症状,男孩发现输精管、附睾体、附睾尾缺如,女孩有阴道发育不良或分隔,合并单/双角子宫时应考虑该疾病。

2. **肾发育不良** 正常肾组织被大小不等的多个囊性组织替代,组织学上具有胚胎结构的分化不良,有异常肾小管、未分化的间充质或非肾成分的软骨等。临床上以腹部肿块、输尿管开口异位、泌尿道反复感染为临床表现。

3. **反复泌尿道感染性肾病** 多见于膀胱输尿管反流患者,因长期泌尿道感染导致肾实质破坏,瘢痕形成,造成肾外形异常,肾性高血压。一般肾外形很少小于正常侧50%以上,可见肾外形失常,多有反复泌尿道感染史,排泄性尿路造影可以鉴别。

【治疗原则及方案】

1. **治疗原则** 积极控制高血压,控制感染,对侧肾功能正常者可以考虑患侧肾切除,原则上患侧肾功能小于正常侧20%以下且有临床症状者,首先考虑手术切除患侧肾。

2. **手术指征** 健侧肾脏功能正常合并至少以下1种临床症状者需手术治疗:

(1) 严重肾性高血压危及生命者。

(2) 肾性高血压药物不能控制。

(3) 反复泌尿道感染。

(4) 异位输尿管开口,患肾功能良好无高血压者,可以考虑患侧输尿管再植。

3. **术前准备**

(1) 控制血压:年长儿有高血压症状者首先控制血压,可用 β 肾上腺素受体阻滞剂(普萘洛尔)、钙离子拮抗剂(氨氯地平、硝苯地平等)、利尿剂及 α_1、α_2-受体阻滞剂(酚妥拉明)等都可选用及合用,由于肾血管性高血压较难控制,有时需要使用硝普钠,血压控制正常且心律控制 120 次/分以下,1 周后手术较为安全。

(2)控制感染:按照尿培养合理选用抗生素。

4. 术式与操作

(1)目前首选腹腔镜下患侧肾切除,尤其是由于患侧肾较小,开放手术寻找小肾困难者。

(2)合并输尿管开口异位且患侧肾功能良好者可行输尿管膀胱再植术。

5. 注意事项 术前高血压有效控制,术中注意血压波动,术后药物维持至血压正常。

6. 术后处理 严格控制血压。

7. 并发症预防 术前严格控制血压是预防术后并发症的关键。

【预后】 肾性高血压患者手术后血压可以有效控制,一般 1~3 个月后可以停用降压药。

【诊治流程】

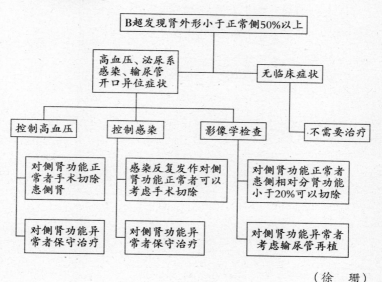

（徐 珊）

3

参 考 文 献

黄澄如.实用小儿泌尿外科学.北京:人民卫生出版社,2006.

第二章 肾囊性疾病和肾发育不良

第一节 肾囊性疾病

肾囊性疾病是一种不同原因疾病,其共同特点是肾出现覆有上皮细胞的囊肿。由于病因不同,形态学特征与临床表现也不同。有些属先天性疾病,可与遗传相关,有些属后天获得。肾囊肿可以单发,也可多发。临床上较常见的有下列几种:

一、多囊肾

多囊肾(polycystic renal disease)是一种遗传性疾病,病变为双肾弥漫性囊肿形成,无明显的肾实质发育不全,但由于囊肿压迫肾实质,导致进行性肾实质萎缩和肾功能受损。根据遗传学特点,分为常染色体隐性遗传性多囊肾(又称婴儿型多囊肾)和常染色体显性遗传性多囊肾(又称成人型多囊肾)。

(一)婴儿型多囊肾

【概述】 婴儿型多囊肾(infantile polycystic kidney disease, IPCKD),较少见,约6000~14 000例新生儿中可见1例。发病并不限于婴儿,也可发生于儿童或成人。患者肾和肝同时存在不同程度病变,多伴有肺发育不全。发病越早者,肾病变越重,发病越晚则肝病变越重。

【病因】 现已证实婴儿型多囊肾属常染色体隐性遗传,即常染色体隐性遗传多囊肾(ARPKD),父母不患病,但均携带致病基因,基因遗传率为50%,子代发病儿率为25%。均由单基因 PKHD1(polycystic kidney and hepatic disease 1)(基因定位于6p21.1-p12)突变引起,基因编码的蛋白 Polyductin 和 Fibrocystin 表达于肾脏、肝脏及发育中的肺脏,参与调节肾和胆道、胃肠道上皮细胞的增殖和分化,异常表达可致肾集合管的非梗阻性扩张以及肾间质纤维化、肝门脉或肝内胆管扩张和肝纤维化及围产期肺发育不良。

【病理】　双肾显著增大,肾实质呈海绵状,远端肾小管和集合管在髓质内呈梭形囊状扩张,条形放射状延伸至皮质,肾盂肾盏受压变形。肝门脉区胆管扩张伴结缔组织增生,致门脉周围纤维化和囊肿形成,引起门脉高压。根据起病年龄、肾小管病变数量和肝损害程度分为四型:

1. **围产期型**　肾显著增大,90% 以上的肾小管囊状扩张,伴轻度门脉周围纤维化,常于生后 6～8 周死于肾功能不全。

2. **新生儿型**　约 60% 的肾小管受累,肝的变化明显,不到 1 岁时死于肾功能不全。

3. **婴儿型**　约 25% 的肾小管扩张,门脉周围严重纤维化,常可存活至青春期。

4. **少年型**　以肝的病变为主,门静脉纤维化,少于 10% 的肾小管扩张,可在 5 岁左右出现症状,有的可存活至成年。

【临床表现】　围产期型多囊肾患儿因其 90% 以上的肾脏集合管受累,在宫内即可出现巨大肾脏以及肾功能不全,由于降低的肾功能不能形成大量的尿液致羊水减少,可致肺发育不良,且巨大肾脏的占位效应导致胸廓狭小,对肺的发育也存在一定的影响,因此围产期型多囊肾患儿出生时几乎均出现气促、发绀等呼吸窘迫表现,65% 的患儿可并发气胸、纵隔气肿等。腹部膨隆明显,可触及巨大肾脏是围产期型多囊肾另一主要临床表现;部分患儿可呈现典型的 Potter 面容如外耳扁平低位、鼻短扁塌、内眦赘皮、下腭短小。新生儿期时严重腹部膨隆,双侧肾区对称性巨大肿块,常有尿少,出生后数天内出现贫血、脱水、失盐等肾功能不全症状。围产期型和新生儿型病情均严重,患儿常于出生后不久死于严重肾功能不全和呼吸功能不全。极少数存活至儿童期或成年者,则有慢性肾功能不全、高血压、肝硬化及门脉高压症。

【诊断及鉴别诊断】　婴儿型多囊肾患儿在胎儿期 20～24 周即可通过 B 超诊断,羊水少、双肾对称性肿大以及强回声改变且无明显可见的囊腔改变,或并存胸廓狭小、膀胱空虚或小膀胱等是该型患儿典型的产前 B 超表现,有的文献作者描述为食用盐样或胡椒粉样改变。随胎龄的增长,孕中后期动态复查 B 超可提高诊断的阳性率。胎儿 MRI 可进一步辅助诊断,主要表现为双肾的对称性肿大以及 T_2WI 的高信号改变。

患儿出生后静脉尿路造影可表现为双肾显影不清,但造影剂可在皮质和髓质的囊肿内滞留达 48~72 小时,呈现散在不规则的斑点状和放射状影像。存活至儿童期的患儿肾脏 CT 平扫可见增大、光滑、密度减低的肾影。增强扫描则表现为以肾盂为中心的放射状条纹增强影。MRI 为双肾对称性增大(在同龄儿患儿肾脏大小的 2 个标准差以上),T_1WI 呈等信号,T_2WI 及水抑制均呈高信号,进一步的水成像可能显示双肾实质内小囊肿改变;增强后可见双肾乳头至皮质呈放射或车轮状排列条状高信号影。

实验室检查示出生后数天内血清肌酐、尿素氮进行性升高,酸中毒,贫血,尿比重低和轻微蛋白尿。

本病需与其他引起肾肿大的疾病相鉴别,如双侧肾多房性囊性变、双肾重度积水、双侧肾母细胞瘤病等。

【治疗及预后】　本病尚无治愈方法。可予以对症支持治疗。生后早期应积极呼吸支持治疗,包括表面活性物质的应用、高频振荡通气或 NO 吸入等,若患儿在经过积极呼吸支持肺功能得以改善,可随尿量的增加,肾功能也可能一定程度好转。肾功能不全者,可行肾替代治疗,比如血液透析或腹膜透析,有条件者考虑肾移植。本病预后均不良。

(二)成人型多囊肾

【概述】　成人型多囊肾(adult polycystic kidney disease, APCKD),发病率约 0.1%~0.5%,多见于成人,10 岁以内出现症状者不到 10%。本病是以肾囊肿的发生、发展和数目增加为特征。

【病因】　属常染色体显性遗传,男女无差别,有明显家族聚集性。近年来研究发现其致病基因位于 16 号染色体短臂 1区 3 带(16p13),与血红蛋白的 α 链基因和磷酸羟乙酸磷酸酶基因紧密连锁,3'端有一高变区重复序列(3'HVR),利用核素标记的 3' HVR 作为基因探针可对 90% 以上的高危个体作出早期诊断或产前诊断,从而可考虑及早终止妊娠。

【病理】　双肾增大,皮质和髓质内布满大小不等的囊肿,囊肿可起源于近曲小管到集合管的任何部位,囊液淡黄色或因出血而呈褐色,囊壁被覆单层上皮。囊肿间肾组织因受压而致肾小管萎缩、肾小球硬化消失。两侧肾病变程度不一致,可伴发其他脏器囊肿,如肝、胰腺、脾囊肿及结肠憩室。大多数患者病变在胎儿时期即已存在,囊肿进行性增多长大,造成对肾实质的压迫和并发症的发生,使功能性肾实质日益减少,最终导致肾功能不全。

【临床表现】　发病缓慢,大多数患者在 40 岁左右开始出现症状,以腰痛、腹部肿块和慢性肾功能不全为主,还可出现血尿和高血压。由于肾浓缩功能下降,可出现多尿、夜尿。40% ~60%的患者可合并肝囊肿。此外,其他脏器如胰、肺、脾、睾丸、子宫、卵巢、膀胱等也可有囊肿形成。10% 患者可有颅内小动脉瘤。

【诊断及鉴别诊断】　超声、静脉尿路造影和 CT 是主要诊断方法。B 超检查可见双肾布满大小不等的液性暗区,亦可见肝、脾囊肿。CT 检查亦有类似表现,有助于诊断(图 2-1)。静脉尿路造影可见肾影增大,外形不规则;肾盂、肾盏受压变形拉

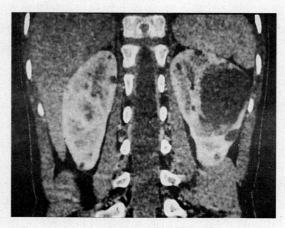

图2-1　8 岁,女,双侧成人型多囊肾的 CT 平扫表现

长,呈蜘蛛状。

本病需与肾肿瘤、肾积水、肾多房性囊肿等疾病鉴别。

【治疗及预后】 尚无治愈方法。主要为对症支持治疗。早期治疗重点为控制高血压、防治尿路感染。囊肿增大到一定程度时,在发生肾功能不全以前选择适当时机施行囊肿去顶减压术,对双肾囊肿彻底减压,可减轻对肾实质的压迫,延缓病情发展,但对于晚期病例减压则无意义。囊肿穿刺减压意义不大。终末期肾功能不全者可行血液透析,以维持患者生命,有条件者可行肾移植。以往报道本病预后不良,一般于出现症状后10年左右死于肾衰竭或继发感染。近年由于对尿路感染、高血压、结石等并发症的治疗有了较大的进步,特别是由于肾替代治疗的进步,预后有明显改善。

二、单纯性肾囊肿

【概述】 单纯性肾囊肿(simple cyst of kidney),成人多见于50岁以上男性,发病率近人群的50%。近年来,由于B超检查的普及,单纯性肾囊肿也可见于儿童,特别是学龄期儿童。

【病因】 具体病因目前还不十分清楚,研究认为可能由肾小管憩室发展而来。随年龄增长,远端肾小管和集合管憩室增加,单纯性肾囊肿的发生率也逐渐增加。

【病理】 肾囊肿常为单发,也可多发或位于双侧肾。来源于肾实质,内覆单层扁平细胞,不与肾集合系统相通。囊肿大小不一,直径最大可超过10cm。囊壁与肾实质紧密贴附不易剥离,囊内为浆液,含少量乳酸脱氢酶、氯化物、蛋白质、胆固醇结晶和少量尿液成分,偶为血性液。

【临床表现】 常无症状,偶可扪及腹部肿块,也可因巨大囊肿引起肾区不适、胀痛或疼痛,偶有血尿、尿路感染、高血压等。

【诊断及鉴别诊断】 常因B超、静脉尿路造影或CT检查时偶然发现。B超表现为类圆形液性暗区,可与肾实体性肿瘤鉴别。辅以CT检查和囊液生化、细胞学检查,诊断准确率几达100%(图2-2)。静脉尿路造影可了解集合系统有无受压。

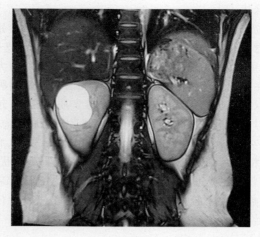

图 2-2　女,12 岁,右侧单纯性肾囊肿的 MR 表现

【治疗及预后】　无症状的中小囊肿无需治疗,可定期 B 超检查随访。较大囊肿产生腰痛等症状或压迫集合系统时可在 B 超引导下行囊肿穿刺,抽尽囊液后注入无水酒精等。此方法虽简单而有效,但有时药物不良反应较大,并且易复发。目前采用经腹腔镜行肾囊肿去顶减压术,损伤小,疗效肯定,术后恢复快。无条件的医院也可行传统的开放肾囊肿去顶减压术。

三、肾多房性囊肿

【概述】　肾多房性囊肿(multilocular cyst of kidney)是肾内局限性的大而具有完整被膜的囊肿,呈膨胀性生长,可推移、压迫周围肾组织,无浸润性。

【病理】　囊肿被间隔分为多个囊腔,间隔中含有不成熟肾组织,囊壁被覆规则的扁平及立方上皮,囊液呈草黄色或为血性液。

【临床表现】　可发生于任何年龄,多因腹部肿块而就诊,偶因囊肿疝入肾盂而有血尿。

【诊断及鉴别诊断】　B 超检查可见肾内液性暗区,有分隔。静脉尿路造影可见肾集合系统变形。CT 表现为多个囊腔的囊肿,囊腔内均匀,增强后间隔较清晰,但不增厚,无实质性占位病变。小儿患者需与囊性肾母细胞瘤鉴别,而成人患者需与肾囊腺癌鉴别,最终诊断依靠术后病理。

【治疗】 单侧病变可行肾囊肿切除或肾切除,双侧病变可行肾囊肿切除或肾部分切除。

四、髓质海绵肾

【概述】 髓质海绵肾(medullary sponge kidney),是由于肾脏中的肾小管先天性缺陷导致髓质集合管不同区域发生囊性扩张形成海绵状外观而得名。这种囊性病变导致尿液滞留在扩张的小管内,可继发感染、出血及泥沙样结石形成。发生率在 $1/20\ 000\sim1/2000$,多见于男性,罕见家族史。

【病因】 本病病因尚不清楚,绝大多数学者认为它是一种后天发病延迟的先天性疾病,多在成年发病,儿童患者罕见。

【病理】 大体标本切面外观形似海绵,病变为一侧或双侧肾髓质内的集合管囊性扩张,双侧多见。扩张的集合管限于锥体,近侧与集合管相通,远侧与肾乳头内小管或直接与肾盏相通,囊腔内含钙质或小结石。肾皮质正常。

【临床表现】 一般无症状,往往于 40 岁以后并发结石、尿路感染或反复血尿。主要合并症是髓质内或锥体内大量小结石形成,多数为磷酸盐结石,少数为草酸钙结石。儿童期之所以发病与同时存在影响肾脏的一些合并症有关,如远端肾小管酸中毒、胱氨酸尿症、Caroli 病、肝豆状核变性等。

【诊断及鉴别诊断】 静脉尿路造影显示肾盏正常或增宽,杯口扩大突出,于其外侧可见造影剂在扩张的集合管内呈扇形阴影,多发性小结石或钙化点位于锥体部,呈簇状或放射状。肾功能一般不受影响,可有轻度肾浓缩功能减退和高尿钙。CT 亦能证实。

本病需与肾结核、肾乳头坏死和肾钙化鉴别。

【治疗及预后】 无症状和无合并症者不需治疗。合并肾结石者,建议大量饮水,预防结石形成,防止尿路感染。现也有采用枸橼酸盐来治疗肾小管酸中毒,同时可有效预防结石的生成。本病无合并症者预后良好。有合并症者部分出现肾功能减退,甚至进展至终末期肾功能不全。

五、肾髓质囊性病

【概述】　肾髓质囊性病(medullary cystic disease),又称肾视网膜发育异常,为常染色体遗传性疾病,在小儿中发病率为 0.002%。

【病因】　本病由于胚胎发育时期肾输尿管未完全退化,保留变性的囊,致使髓质囊肿形成,肾小管的基膜和功能异常。

【病理】　病变为双肾较正常小,类似髓质海绵肾,皮髓质交界部及髓质内大量囊肿,内衬扁平上皮,显微解剖可见囊肿局限于远端集合管,肾小球数目减少,肾小管萎缩,肾间质弥漫性纤维化及慢性炎性细胞浸润。

【临床表现】　由于囊肿占据髓质,早期主要导致肾浓缩功能障碍,病情进展时导致慢性肾功能不全。无论男女病例均于儿童期出现症状,表现为多尿、烦渴和生长发育迟滞。病程进展迅速,多于 5 年内发展至肾功能不全。除肾病变外,患者或家系成员有色素性视网膜炎、白内障、黄斑变性、近视或眼球震颤等。

【诊断及鉴别诊断】　尿液检查有浓缩功能障碍,B 超和 CT可检出肾内弥漫性囊肿改变。

【治疗及预后】　为保护肾功能,补充水和电解质。晚期病例可行透析及肾移植治疗。

第二节　肾发育不良

【概述】　肾发育不良(dysplasia)指组织学上肾具有胚胎结构的分化不良,如囊肿、异常肾小管、未分化的间充质或非肾成分的软骨。如整个肾发育不良,以囊肿占优势,则称为多房性肾囊性变(multicystic dysplastic kidney, MCDK)。常为单侧,无家族性,无性别差异。发病率目前估计为 1:4000 ~ 1:3000,由于多数 MCDK 病灶体积小,可终生没有发现。

【病理】　肾实质中含有局灶性或弥漫性、节段性原始结构，尤其是原始肾小管、结缔组织以及软骨灶，可含有或不含囊肿。如果肾实质为大小数目不等的囊肿所代替，外观呈葡萄状，则称为多房性肾囊性变，患肾失去正常形态和功能，对侧肾可有代偿性肥大或肾盂输尿管连接部梗阻。可累及重复肾的一段或马蹄肾的 1/2，常伴有输尿管闭锁、缺如等畸形，双侧病变者偶见伴有严重后尿道瓣膜。

【临床表现】　主要为腹部包块。合并远端闭锁的巨大输尿管积水，表现为下腹部 S 形肿物，发生在重复肾者可因异位输尿管开口而有尿滴沥。双侧病变在新生儿期可有 Potter 面容，可合并肺发育不良或羊水过少。

【诊断及鉴别诊断】　B 超检查显示肾由大小不等的囊肿所替代，囊肿互不交通，最大的囊肿往往不居中（大的、居中的液性成分更可能为重度肾积水的扩张肾盂），不能探及肾实质存在。CT 和 MR 可以获得类似且更精细的图像（图 2-3）。静脉尿路造影和放射性核素肾图显示为患侧肾不显影，无功能。

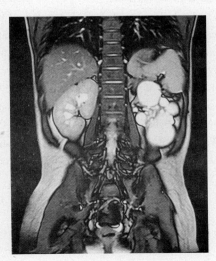

图 2-3　女，2 岁，左肾发育不良（多房性肾囊性变）的 MR 表现

13

本病需与其他引起新生儿期肾肿块的疾病鉴别,如肾积水、中胚层肾瘤或婴儿型多囊肾。

【治疗及预后】 单侧病变如腹部肿块巨大,或有并发症时,可行肾切除。发生在重复肾者,应做病变半肾(多为上半肾)切除。近年来采用腹腔镜手术切除,创伤小,恢复快。双侧病变缺乏有效治疗,多在新生儿期死于肾功能不全或呼吸功能不全。因本病有潜在恶变倾向,手术宜在小儿6个月~1岁时进行。

(王 翔)

参 考 文 献

1. 黄澄如. 实用小儿泌尿外科学. 北京:人民卫生出版社,2006:179-197.

2. Gunay-Aygun M,Font-Montgomery E,Lukose L,et al. Correlation of kidney function,volume and imaging findings,and PKHD1 mutations in 73 patients with autosomal recessive polycystic kidney disease. Clin J Am Soc Nephrol,2010,5(6):972-984.

3. Forster J A,Taylor J,Browning A J,et al. A review of the natural progression of medullary sponge kidney and a novel grading system based on intravenous urography findings. Urologia Internationalis,2007,78(3):264-269.

4. Kozakowski K A,Shah S M,Glassberg K I. Multicystic Dysplastic Kidney Disease//Gearhart J P,Rink R C,Mouriquand P D E. Pediatric Urology. 2nd ed. Philadelphia:Saunders Elsevier,2010:218-225.

5. Aslam M,Watson A R. Unilateral multicystic dysplastic kidney:long term outcomes. Archives of disease in childhood,2006,91(10):820-823.

第三章　异位肾和融合肾

第一节　异　位　肾

在肾脏发育成熟后未达到正常肾脏的位置即肾窝内,称异位肾(renal ectopia)。异位肾的肾脏可位于盆腔、髂部、腹部或胸部或发生交叉。常见的有三种类型:①盆腔异位肾(pelvic kidney);②胸腔异位肾(thoracic kidney);③交叉异位肾(crossed ectopic kidney)。异位肾常伴有其他先天性异常,尤其是泌尿生殖系统畸形。

肾脏最初位于胚体的盆腔部,随着胎儿腰骶部的生长,肾脏沿背侧体壁上升成为腹膜后器官,位于腹膜后第二腰椎水平,肾门朝向内侧。在胚胎发育期,肾脏上升停止,过度或上升至对侧,以致未达到正常位置,称为异位肾。

一、盆腔异位肾

【概述】　当成熟的肾脏未能达到正常位置即肾窝内而是位于盆腔称为盆腔异位肾。有别于肾下垂,后者肾脏是位于正常位置,有正常的血管和输尿管。盆腔异位肾的发病率约为1/3000~1/2200。多数患者为单侧,左侧稍多于右侧。双侧占所有病例的10%。异位肾通常较正常肾脏小,形态也与正常肾脏不一致,因旋转不良,肾盂常位于前方(图3-1)。

【病因】　输尿管芽在胚胎第四周末从Wolffian管分化出来,并向尿生殖嵴生长,在第五周与后肾组织结合,不断发育,向头侧移行并沿轴线向内侧旋转,整个过程在妊娠第8周完成。后肾上升过程中不断接受从腹主动脉较高水平发出的分支供血,而原先低位的盆支则逐渐退化。如果这些低位的供应血管不退化,形成永久性供应血管,对肾脏产生牵拉作用,则肾脏上

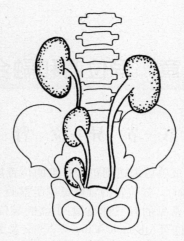

图 3-1 肾上升与旋转示意图

升受阻形成盆腔异位肾。输尿管芽发育不成熟,后肾胚组织有缺陷,基因异常以及孕妇患病等都有可能导致肾脏上升不完全从而形成肾异位。

【病理】 盆腔异位肾最常见的位置是大血管分叉的下方。90%肾轴是倾斜的,甚至横卧于水平位。输尿管短或仅轻度弯曲,在同侧进入膀胱而罕有开口异位。肾血管是异常的,主肾动脉来源于主动脉远侧或其分叉处,伴一个或多个来自髂总动脉、髂外动脉甚至肠系膜下动脉的迷走血管。对侧肾脏多是正常的,但生殖系统先天畸形的发病率较高。15%~45%的患者有生殖系统畸形。女性有双角或单角子宫伴一个角闭锁,子宫和近侧阴道或远侧阴道发育不全或缺如、双阴道等。男性有睾丸未降、双尿道、尿道下裂等。泌尿系统包括腔静脉后输尿管、对侧异位输尿管。可伴有其他系统畸形。也可能是一些复杂综合征的组成部分如 Mayer-Rokitansky-Küster-Hauser 综合征。

【临床表现】 很多盆腔异位肾无临床症状。输尿管绞痛最常见,易误诊为急性阑尾炎或盆腔器官疾病。也可有泌尿系感染和可扪及的腹部包块。因肾脏的位置和旋转异常、异常血管的压迫和高位输尿管出口,可引起肾积水和结石形成。异位肾异常血管也可引起肾性高血压。30% 的异位肾患者会出现患侧肾尿液反流。亦有报道孤立的异位肾被误诊为盆腔恶性肿瘤而错误地被切除。

【诊断及鉴别诊断】 静脉尿路造影可作出诊断,但因肾脏位于盆腔内,受骨骼和膀胱的掩盖可导致误诊。增强 CT、B 超、放射性核素扫描、逆行肾盂造影,有助于诊断。在做 B 超检查时在正常位置找不到肾脏时,应注意在下腹和盆腔部位检查。

【治疗】 无症状者可无需治疗。对于合并输尿管开口异位或肾积水的患者,可根据具体情况行膀胱输尿管再植或肾盂成形术。异位肾无功能且并发输尿管开口异位的患者可行肾切除。

【预后】 相比正常肾脏,异位肾更容易患尿路结石和肾积水,而其他疾病的患病率并无升高。但由于肾脏位置较低,没有肋骨的保护,因而很容易在腹部受伤时造成肾脏的损伤。

二、胸腔异位肾

【概述】 指部分或全部肾脏穿过横膈进入后纵隔。它不同于腹腔器官和肾同时进入胸腔的横膈疝。胸腔异位肾占所有异位肾的 5%。左侧多于右侧,约为 1.5∶1。男性多于女性,约为 2∶1。此症可发生于所有年龄组。

【病因】 尚不明确,可能由于横膈膜原基关闭延迟导致肾脏上升超过正常水平或者肾脏上升速度加快在横膈膜关闭前上升至胸腔,中肾管退化延迟也可能是引起胸腔异位肾的原因。

【病理】 胸腔异位肾位于横膈的侧后方,Bochdalek 孔内,此处横膈变薄,似薄膜包住肾的伸入部分,因此肾脏不在游离胸腔内。胸腔异位肾已完成正常旋转过程,肾的形态和收集系统正常。肾血管和输尿管通过 Bochdalek 孔离开胸腔。输尿管被拉长,但无异位进入膀胱,对侧肾脏正常。

【临床表现】 大多数患者没有任何临床表现,呼吸系统症状很少见,泌尿系统症状更少见。多在常规胸片检查或因纵隔肿瘤开胸手术时偶尔发现。胸腔异位肾可以同时伴有心血管系统、呼吸系统以及膈肌、脊柱畸形。

【诊断】 胸部 X 线检查可见患侧横膈抬高,侧位片可见一光滑的圆形肿块从纵隔后方伸入胸腔,前后位片肿块靠近中线。静脉尿路造影或逆行肾盂造影是主要的诊断方法。

【预后】 胸腔异位肾一般不会引起呼吸或消化系统的严重并发症。大多数患者没有任何临床表现,多为偶然发现患有本病,确诊后患者也无需接受任何治疗。

三、交叉异位肾

【概述】 交叉异位肾是指一侧肾脏越过中线至对侧,其输尿管仍由原侧进入膀胱。交叉异位肾的发病率仅次于蹄铁肾,有报道尸检发生率大约为 1/7000,男女发病率为 2∶1。左向右交叉多于右向左交叉。也就是一侧有两个肾脏,而另一侧肾缺如。

【病因】 病因尚不清楚。Wilmer 认为脐动脉位置异常压迫肾脏,改变其上升路线导致交叉移位的出现。Potter 和 Alexander 认为输尿管芽游到相反方向导致肾脏交叉移位。Cook 和 Stephens 认为胚胎尾部的排列错乱和旋转异常导致肾脏交叉异位。Kelalis 等分析了该畸形的发病情况及伴发的相关生殖系畸形,认为该畸形与基因遗传有关。

【病理】 Mcdonald 和 McClellan 把交叉异位肾分成四种类型:①交叉异位伴融合;②交叉异位不伴融合;②孤立异位肾;④双侧交叉异位肾。85% 交叉异位肾是融合的。小于 10% 的患者为交叉异位不伴融合。当不融合时,非异位的肾保持其正常位置,异位的肾脏位于下方。孤立性交叉异位肾,常位于对侧肾窝内,且已完成其垂直轴线的旋转,当肾保留在盆腔内或仅上升到下腰部时,肾脏可呈横位,肾盂位于前面。双侧交叉异位肾,有完全正常位置的肾和肾盂。两输尿管在下腰椎水平交叉(图 3-2)。

其指导原则为:

1. 肾位置越低,离中线也就越近,位于腹侧的肾盂也越多。

2. 越低的肾脏,其供应血管也越多。

3. 大约有 10% 的未上升的肾脏是孤立肾,远远高于正常人

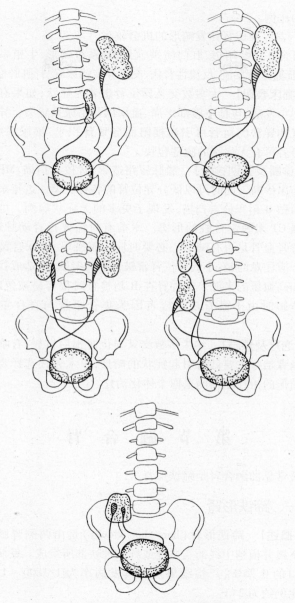

图 3-2 各型交叉异位肾

群中的比例。

4. 盆腔异位肾伴发畸形的机会较高。

可合并骨骼畸形、肛门闭锁、心血管系统畸形、生殖系统畸形、膀胱输尿管反流、反流性肾病、交叉异位输尿管、肾脏肿瘤等。

【临床表现】　大多数交叉异位肾患者无症状,如果有症状常在中年发病,包括下腹部疼痛、血尿以及泌尿系感染。异常的肾位置和异常的血管可引起梗阻而导致肾积水,泌尿系结石。有的患者可有无症状的腹部包块。

【诊断及鉴别诊断】　静脉尿路造影、肾核素扫描、MRI、CT可以作出诊断。同时可以区分异位肾的各种类型。近年来因其他原因做 B 超和核素扫描,发现了更多的无症状病例。可以应用增强 CT 来确定肾脏的形态。术前有时需要行肾动脉造影,以了解肾血管是否有畸形。必要时应用膀胱镜、输尿管镜协助诊断。应注意的是:小的异位肾常被诊断为肾缺如,造成找不到感染和高血压的来源。这种肾在 B 超检查时很容易被忽略,在静脉造影时由于没有功能或者因为集合系统与脊柱重叠而漏诊。

【治疗及预后】　绝大多数交叉异位肾预后良好,有临床症状的患者治疗主要针对引起症状的畸形,手术方式选择要依据合并畸形的治疗原则而采取个体化治疗。

第二节　融　合　肾

最常见的融合肾是蹄铁形肾。

一、蹄铁形肾

【概述】　蹄铁形肾(horseshoe kidney)是由两侧肾脏及位于肾下极并横越中线的实质性或纤维性峡部所组成。发病率为总人口的 0.25%,尸检结果发现其发病率为 1/1800 ~ 1/400。男女比例约为 2:1。

【病因】　蹄铁形肾及其他融合肾可以在同一家庭多名成

员中出现。亦可在双胞胎两人同时出现。这就提示本病的发生与遗传因素有关。

【病理】　95%蹄铁形肾的病例双肾的下极由肾脏组织相连接,即峡部。峡部既可以是肾脏组织,也可以是纤维组织。40%的病例峡部位于主动脉和下腔静脉的前方,在第4～5腰椎水平。20%的病例峡部位于盆腔,甚至位于膀胱后方。其余的病例峡部位于肾下极水平。少数病例虽然峡部通常位于大血管的前面,但亦可以位于主动脉的后面,或腔静脉的下方。极少数蹄铁形肾病例是在上极融合。输尿管位于峡部的前面并越过峡部,在正常的位置进入膀胱。输尿管开口异位罕见。蹄铁形肾的血液供应变化很大,30%的患者两侧肾脏有单独的肾动脉提供血液供应。但双侧肾脏的血液供应可能是不对称的,一侧肾脏可以有两根甚至三根血管提供血液供应。峡部的血液供应可来自主动脉、肾动脉。实质性峡部常较粗大。由于肾旋转不良,肾盂位于前面(图3-3)。

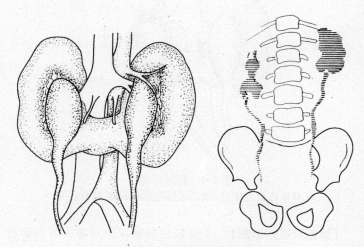

图3-3　蹄铁形肾及 IVP 示意图

78%患者合并其他系统畸形。最常见的合并畸形包括中枢神经系统、骨骼、心血管、胃肠道、肛门直肠畸形、生殖系统畸形。

其中4%的男性患者合并有先天性尿道下裂、隐睾。7%的女性患者合并双角子宫、阴道隔膜。20%的18-三体综合征（18-trisomy symdrome）患者合并有融合肾。60%的Turner综合征患者合并肾脏畸形。蹄铁形肾的患者成年后可合并主动脉瘤。泌尿系统畸形包括重肾双输尿管、输尿管开口异位、输尿管膨出等。半数的患者合并膀胱输尿管反流。亦可并发肾发育不良和多囊肾。

【临床表现】　1/3蹄铁形肾患者无症状。如有症状则与肾积水、泌尿系感染和结石有关。1/3患者可并发肾盂输尿管连接部梗阻性肾积水，输尿管高位出口，输尿管通过峡部的异常过程和异位血管压迫是引起梗阻的原因（图3-4）。1/5患者合并结石。蹄铁形肾合并膀胱输尿管反流可引起泌尿系感染。5%～10%患者可扪及无症状的腹部肿块。

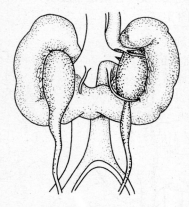

图3-4　蹄铁形肾
左肾异位血管压迫，致肾盂输尿管连接梗阻示意图

【诊断及鉴别诊断】　主要依靠静脉尿路造影。因为除腹部中线可扪及横行肿块外，腹痛、感染、消化道等症状，都是非特异性的。典型的尿路造影表现肾位置偏低，靠近脊柱，肾长轴旋转不良，肾盂肾盏重叠，肾下极向中线内收，使两肾长轴呈倒"八"字形。腹部B超、肾盂逆行造影、CT及放射性核素扫描对

诊断也有帮助。

【治疗及预后】　单纯在中腹扪及肿块而无其他症状者,不需要治疗。有合并症者,针对肾的具体病变采取针对性的治疗措施。切断峡部的手术,因其不是造成梗阻的原因并不能缓解症状,早已不用。蹄铁形肾患者的预后取决于其合并畸形。Gelenn 等的一组数据显示:60%的患者始终没有任何临床症状,但当合并肾盂输尿管连接部狭窄、膀胱输尿管反流等情况时,可能需要外科治疗,13%的患者有持续的泌尿系感染或疼痛,20%的患者发生结石。肾脏肿瘤的发生率在蹄铁形肾患者较正常人偏高。肾母细胞瘤的发病率是正常人的 2 倍。蹄铁形肾一般对妊娠和分娩没有影响。

二、乙状肾

乙状肾(sigmoid kidney)或 S 形肾在融合肾中发病率居第二位。交叉异位肾的肾位于下面,在肾下极部融合,每个肾已在各自的垂直轴线上旋转;但肾盂方向相反,两肾的凸缘相接,因此有 S 状外形,正常肾的输尿管经下肾的凸缘向下入膀胱,异位肾的输尿管越过中线由原侧入膀胱。

三、块状肾

块状肾(cake kidney)相对少见。两肾广泛融合成一个不规则的分叶状块。通常上升仅达骶骨岬水平,多数仍停留在盆腔内,两肾盂在前面分别引流分开的肾实质区域,输尿管不交叉。

四、L 形肾

L 形肾(L-kidney)是交叉异位的肾横卧于正常肾的下极而形成。异位肾在中线或对侧中线旁下腰椎的前面。肾长轴可产生颠倒或反向的旋转,每个肾的输尿管在其自己的一侧进入膀胱。

五、盘状肾

盘状肾(discoid kidney)是肾的两极内缘的连接,形成一个

23

边缘厚、中央薄的肿块。当两肾沿中线融合范围更大时,则更像一个盾牌状。每个肾的外缘保持正常形态,肾盂位于前面,相互不通,输尿管不交叉。

（叶　辉）

参 考 文 献

1. 黄澄如. 实用小儿泌尿外科学. 北京:人民卫生出版社,2006: 189-194.

2. 黄澄如. 小儿泌尿外科学. 济南:山东科学技术出版社,1996;78-83.

3. 张金哲. 张金哲小儿外科学. 北京:人民卫生出版社,2013: 1321-1325.

4. Pierre Mouriquand, Nicoleta Panait. Renal fusion and ectopia//Coran A G, Adzick N S, Krummel T M, et al. Pediatric Surgery. 7th ed. Philadelphia:Saunders Co,2012;1405-1410.

5. Bauer S B. Anomalies of kidney and ureteropelvic junction//Walsh P C, Retik A B, Vaughan, et al. Campbell's Urology. 7th ed. Harcout Asia Pte Ltd,2001;1708-1755.

第四章　重复肾输尿管畸形

【概述】　重复肾输尿管畸形是较常见的肾、输尿管先天畸形,发病率约为1/125。单侧发病率远高于双侧,左右侧发病率无明显差异。多数重复肾上下肾之间表面有一浅沟,但有各自的肾盂、输尿管和血管。重复输尿管可为完全性或不完全性(Y形),可开口于膀胱内,亦可异位开口于尿道、前庭或阴道。

【病因】　重复肾输尿管畸形的发生与胚胎期输尿管及肾脏的发生异常密切相关。如自中肾管下端弯曲处同时发出两个输尿管芽,则形成完全性重复肾输尿管;如输尿管芽发出时正常,向后肾培基生长过程中分支过早,则形成不完全性重复肾输尿管(Y形输尿管)。

【病理】　通常按其发生过程的差异,以输尿管数目为大体病理分类依据,分为不完全性重复肾输尿管(Y形输尿管)畸形

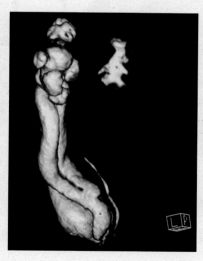

图4-1　CTU(三维重建)示不完全性重复肾输尿管畸形,可见 Y 形输尿管

和完全性重复肾输尿管畸形。不论是完全性还是不完全性输尿管畸形，通常上肾发育明显较下肾差。

1. **不完全性重复肾输尿管畸形**　一侧上下两个重复肾盂各有一根输尿管，向远端走行一段后汇合为一根输尿管，汇合而成的输尿管进入膀胱时只有一个开口，输尿管整体成Y形（图4-1）。

2. **完全性重复肾输尿管畸形**　一侧上下两个重复肾盂各有一根输尿管，两根输尿管始终不汇合，有各自的开口（图4-2）。根据两输尿管开口位置的不同，又可进一步细分为：

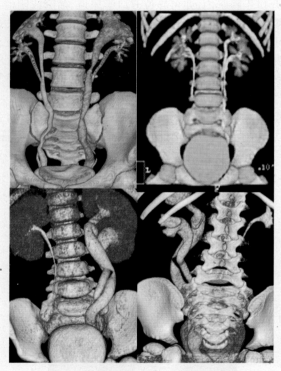

图4-2　CTU示完全性重复肾输尿管畸形

（1）两输尿管均开口于膀胱内：引流上肾盂输尿管开口略偏内侧和远端，引流下肾盂输尿管开口略偏外侧和近端，即引流上下肾盂的输尿管在进入膀胱前发生交叉,符合所谓"Meyer-Weigert 定律"。此种情况下,由于下肾输尿管的壁间段较上肾输尿管短,因此更易发生膀胱输尿管反流。

(2) 输尿管异位开口:女性患儿多见。异位开口的输尿管几乎都是上肾输尿管,这同时也是输尿管末端囊肿的好发部位,下肾输尿管异位开口罕见。男性患儿异位开口绝大多数位于外括约肌近端,如后尿道、输精管及精囊等部位,一般不影响正常排尿;女性患儿异位开口几乎毫无例外地位于外括约肌远端,如尿道、前庭、阴道及子宫等部位,会出现典型的无间歇性滴尿症状。

另外,国内吴荣德等根据上下肾间结构关系、形态、病变程度等病理特点,提出将其分为赘生型、融合型、积水型、双劣型及双良型五种大体病理类型,对于临床手术操作,特别是术中如何处理上下肾具有一定的指导意义。

1. **赘生型**(Ⅰ型) 是胚胎发生过程中,两个肾发育不均衡所致。一个肾(多为下肾)发育良好,功能正常;另一个肾(多为上肾)发育不良,功能差,体积小,约为正常肾的 1/(5~8),似板栗状附着于下肾的顶端,似正常肾的一个分叶。在肾的表面,可见上、下肾间有浅沟状分界。上肾盂多轻度扩张积水。上肾至输尿管轻或中度迂曲、扩张,多数伴有输尿管异位开口。少数为 Y 形输尿管或伴有输尿管末端囊肿(图 4-3)。

2. **融合型**(Ⅱ型) 重复肾在胚胎发生的过程中相距很近

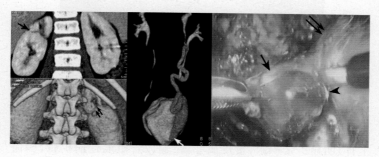

图 4-3 赘生型重复肾

所致。表现为重复肾位于同一个包膜中,肾轮廓表面无明显的分界痕迹,形似一个单一的肾。当切开包膜后,可见上肾较小,只及正常肾的1/(8~10)左右,融合在下肾的内上方。下肾发育良好,功能正常。上肾盂轻度扩张积水,输尿管明显迂曲、扩张,常伴有输尿管异位开口或囊肿(图4-4)。

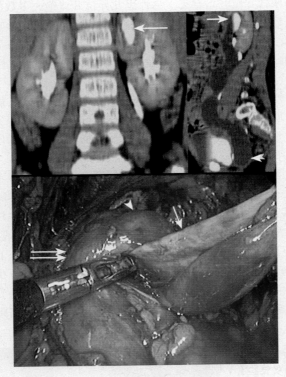

图4-4　融合型重复肾

3. **积水型**(Ⅲ型)　发育不良的一个肾伴有重度肾盂积水。表现为两个重复肾中,肾表面有分界痕迹。一个肾(多为下肾)发育正常,功能良好,肾盂和输尿管显影清晰;另一个肾(多为上肾)明显扩张积水,肾皮质菲薄,输尿管重度迂曲扩张,多伴有输尿管异位开口或囊肿(图4-5)。少数为下肾积水,由肾盂

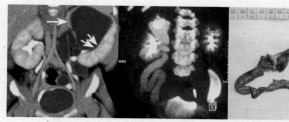
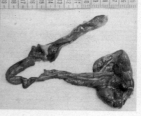

图 4-5　上肾积水型重复肾

输尿管连接部梗阻或膀胱输尿管反流所致。

4. **双劣型**（Ⅳ型）　重复肾的上肾及下肾均发育不全,部分可见有 Y 形输尿管。输尿管不扩张。合并有输尿管异位开口（图 4-6）。

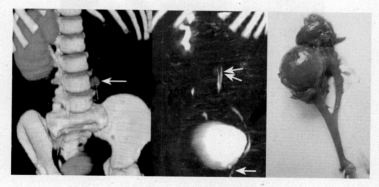

图 4-6　双劣型重复肾

5. **双良型**（Ⅴ型）　重复肾上肾与下肾体积相近,均无明显积水,两肾功能均较好,位于同一包膜内。重复输尿管不扩张,有的形成 Y 形输尿管（图 4-7）。

【临床表现】　重复肾输尿管畸形的临床表现缺乏特异性,多数没有明显的临床症状,只是胎儿期或生后查体时偶然发现而就医。在临床上引起症状的主要包括两方面因素:一是上肾输尿管的异位开口及输尿管末端囊肿;二是下肾发生肾盂输尿管连接部梗阻或膀胱输尿管反流。具体的临床表现可概括为:

29

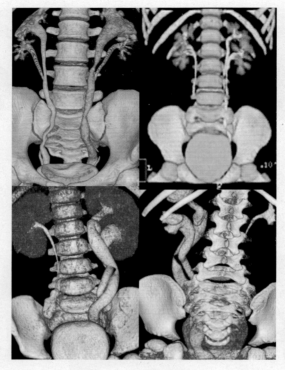

图 4-7　双良型重复肾

1. **尿路感染**　多由膀胱输尿管反流或梗阻引起。有研究统计,重复肾输尿管畸形的患儿中,存在膀胱输尿管反流的比例高达 42%。患儿表现为尿路刺激症状及尿混浊,严重者还可有发热、寒战等全身感染中毒症状。此外,不完全性重复肾输尿管畸形,由于 Y 形输尿管分支汇合处易发生尿液瘀滞及尿液往复流动,偶可导致肾盂肾炎。

2. **滴尿性尿失禁**　几乎都发生于女性患儿,主要是由于输尿管异位开口于外括约肌远端所致。特点是患儿有正常排尿,两次正常排尿期间出现无间歇滴尿,外阴长期受尿液刺激可出现继发性湿疹乃至糜烂,仔细检查患儿尿道口与阴道口之间,多可发现针眼般小孔,尿液呈水滴状不断自小孔渗出,异位开口也可见于尿道、阴道等部位。

3. **尿潴留和尿道口肿物脱垂**　位于膀胱内的输尿管末端囊肿阻塞膀胱颈部引起尿潴留；而女性患儿的异位输尿管末端囊肿在用力排尿时可见部分囊肿从尿道口脱垂，肿物常为葡萄大小，安静后多可自行复位。

4. **腰腹部肿块及疼痛**　肿块多由于严重的肾盂输尿管连接部梗阻或输尿管末端囊肿，造成肾及输尿管重度积水所致，特点为表面光滑、无压痛、中等紧张、偶有波动。而疼痛主要是肾盂及输尿管压力升高，扩大刺激包膜所致。

【**诊断及鉴别诊断**】　如上所述，重复肾输尿管畸形多是因在合并其他疾病，引起泌尿系统感染、尿潴留或尿滴沥等症状，进行影像学检查时被发现。无症状者，多是在常规查体或因其他原因而行影像学检查时被发现。因此，诊断上主要依靠影像学检查而确诊。

1. **B超**　为目前临床首选的辅助检查方法。超声可见正常连续的肾窦强回声，被一条肾皮质回声带完全分开，患侧肾多较对侧大。特别是重复肾输尿管合并梗阻积水时，超声诊断更为容易。超声还可显示多数合并的输尿管末端囊肿的部位和大小。超声诊断的局限性在于其对并发的膀胱输尿管反流和输尿管异位开口诊断意义有限，对区分肾上极囊肿和上重复肾盂有一定难度。

2. **静脉尿路造影**　典型者可显示双肾盂、双输尿管影像，膀胱内还可显示输尿管末端囊肿影。但静脉尿路造影（图4-8）受肾功能影响较大，在重复肾发育极差或合并重度肾积水和输尿管扩张时，由于相应肾盂引流不畅、功能不良，常不能显影，导致不能有效地发现和诊断原发病灶，常需要结合B超检查结果加以综合判断，以提高检查的阳性率。

3. **排尿性膀胱尿路造影**　目前仍是诊断膀胱输尿管反流的"金标准"，不仅可以了解是否存在反流，还是判断反流分级的重要依据。排尿性膀胱尿路造影还可估测膀胱残余尿量，直观显示位于膀胱内的输尿管囊肿，排除膀胱的其他病变及下尿路梗阻。因此，怀疑有重复肾输尿管畸形的患儿，以反复发作的

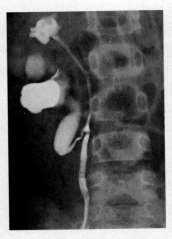

图 4-8　静脉尿路造影，可显示双肾盂、
双输尿管影像

泌尿系统感染为主要临床表现时，均应进行该检查，但禁忌在泌尿系感染的急性期进行。

4. CT 尿路造影（CTU）　可全面观察重复输尿管的形态、走行与扩张程度，及其进入膀胱的位置，显示输尿管囊肿和异位开口，并能清楚显示重复肾的形态和发育情况，为手术治疗提供切实可靠的依据。其不足之处在于辐射剂量较大，目前主张其不作为初步检查手段，应在 B 超检查初步诊断后，为进一步评估手术的必要性和手术方式而进行；或对于疑似病例，B 超检查不能确诊时选用。小儿 CTU 检查应在保证影像清晰度的前提下尽量采用低剂量、短时间进行，同时，除非特别必要，不建议 3 月龄以下的婴儿进行 CTU 检查。

5. 磁共振泌尿系统水造影成像（MRU）　该检查直接利用尿路中的尿液作为增强信号，可显示泌尿系统管腔内的解剖结构和积水程度，冠状位图像能清晰显示重复肾盂形态和引流输尿管的走行，输尿管囊肿亦能清晰显示。MRU 另一大优势在于其无放射线损伤，对小儿患者具有更大的安全性，也更易于家长接受，对 3 月龄以下的患儿，MRU 比 CTU 有更小的损伤和更大的安全性,建议优先选用。

6. **放射性核素肾扫描**（ECT） ECT肾静态显像主要用于肾实质的检查,包括功能不良肾及肾瘢痕的检查。ECT肾动态显像(图4-9)配合肾图,主要评价分肾功能,这对决定手术方式(患侧肾是否有保留价值)具有重要意义,拟行重复肾输尿管切除时应考虑行该项检查以量化分肾功能。

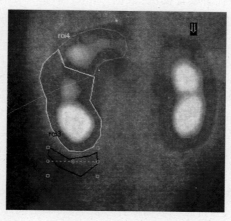

图4-9 ECT肾动态显像,可见左侧重复肾并左上肾显影欠佳,提示功能受损

鉴别诊断方面,小儿重复肾输尿管畸形本身无特异性的症状和体征,临床表现常以其他疾病,如泌尿系统感染、肾盂输尿管连接部梗阻所致的肾积水、输尿管末端囊肿导致的肾输尿管积水、输尿管异位开口、膀胱输尿管反流等的合并症出现,因此临床遇到上述症状和体征的患儿时,应警惕重复肾输尿管畸形的可能性,全面进行泌尿系统、特别是上尿路的影像学检查。

【治疗原则及方案】

1. **治疗原则** 重复肾输尿管畸形的治疗目标是,降低肾功能恶化的风险、控制症状、尽量避免外科干预对膀胱功能造成继发性伤害,目前的治疗趋势不断向保守治疗发展,强调个体化治疗,视患儿的肾功能、并发何种尿路畸形、病变的解剖位置以及严重程度和尿路感染情况选择合适的治疗方案。无临床症状及体征者无需治疗,定期观察和随访,每 3 ~ 6 个月复查泌尿系 B 超。重复肾发育不全、萎缩、功能较差,肾盂、输尿管扩张积水并进行性加重,膀胱输尿管反流导致顽固性泌尿系感染,或输尿管异位开口则需手术治疗。应当注意,不论并发何种畸形,如上段重复肾功能极差,都应优先考虑上重复肾输尿管切除术。

2. 治疗方案

(1)膀胱输尿管反流:根据"Meyer-Weigert 定律",下半重复肾更易发生。治疗可依据原发性膀胱输尿管反流的治疗原则进行。对于Ⅰ、Ⅱ、Ⅲ度反流,可采用期待疗法,同时长期应用抗菌药物以预防尿路感染、防止肾瘢痕的形成和加重。对于合并高级别反流的患儿,或低级别反流期待疗法过程中出现感染难以控制、肾瘢痕加重、肾功能进行性受损等情况时,应考虑行抗反流手术或内镜下注射治疗。

1)完全性重复肾输尿管畸形合并上输尿管反流,且上段重复肾功能极差者:此种情况较为少见,应行上段重复肾输尿管切除术。

2)完全性重复肾输尿管畸形合并下输尿管反流,无异位输尿管开口,可行患侧双输尿管再植术,而不是仅行下输尿管再植。如果患儿年龄较小,膀胱三角区难以操作或因膀胱解剖结构复杂而难以行患侧双输尿管再植术时,可考虑行下输尿管远端与上输尿管端侧吻合,膀胱内残留下输尿管可切除。

3)不完全性重复肾输尿管畸形,若两输尿管分叉处距膀胱较远,可行共同段输尿管再植术;若两输尿管分叉处距膀胱较近,可切除共同段,再按照上述完全性重复肾输尿管畸形合并下输尿管反流的原则处理。

(2)输尿管异位开口:重复肾上肾输尿管好发,根据上肾段的肾功能决定手术方案。如上半肾功能极差,应行上重复肾输尿管切除;但如上半肾功能尚可,则可考虑切除异位开口的输尿管远端后行上下重复输尿管端侧吻合术或输尿管膀胱再植术。

(3)输尿管末端囊肿:由于绝大多数囊肿所引流的输尿管属于重复肾的上肾,应根据上肾功能决定手术方案。多数合并输尿管末端囊肿的上肾功能都较差,应优先考虑行上肾及输尿管切除术;极少见的情况,上肾功能尚可,或为不完全性重复肾输尿管畸形的,可考虑行输尿管囊肿切除+膀胱输尿管再植术,但术后应注意行排泄性膀胱尿路造影以检测反流情况。

(4) 肾盂输尿管连接部梗阻(UPJO):往往发生在下肾,上肾罕见。手术方案基本同单纯性 UPJO。在完全性重复肾输尿管畸形和输尿管分叉距膀胱较近的不完全性重复肾输尿管畸形的病例,可行标准的肾盂成形术;而对输尿管分叉位置较高的不完全性重复肾输尿管畸形的病例,下肾分支部分的输尿管长度有限,可行下肾盂和上肾输尿管吻合;如重复肾已无功能,则行半肾输尿管切除术。

3. 手术治疗

(1) 术前准备:禁饮食6小时,术前0.5~2小时给予抗生素预防切口及泌尿系感染。

(2) 麻醉:婴幼儿可采用气管插管全麻,年长儿可采用基础+硬膜外麻醉,腹腔镜手术选择气管插管全麻。

(3) 手术方法:对于膀胱输尿管反流、异位开口、输尿管末端囊肿及 UPJO 的相应术式,请参见各相应章节,这里主要介绍重复肾输尿管切除术的手术要点。

1) 开放式重复肾输尿管切除术:随着腔镜微创技术的发展,开放手术已经不再作为首选术式。

手术体位为健侧30°卧位,腰部垫高。取患侧肋缘下横切口。将腹膜返折推向内侧,并探查肾脏,比较容易发现扩张迂曲的输尿管及其引流的上肾。在肾门处解剖找到供应上肾的血管,予以结扎切断,用电刀切除上部肾。游离扩张输尿管远端,至低位处结扎切断。

2) 腹腔镜重复肾输尿管切除术:经腹腔途径:患儿取45°健侧卧位。脐部放置套管进境观察,于剑突和脐部之间、患侧锁骨中线平脐下约2cm处放置操作套管。结肠旁沟打开侧腹膜,暴露患侧肾。游离肾上极处,找到上肾及上下肾间的界限。于肾前内侧找到扩张上肾的输尿管,向上肾肾门处游离。仔细分离出供应上肾的血管,结扎并切断。用超声刀沿着上下肾界限切除重复上肾。上肾的输尿管在近低位盆腔水平结扎切断。

经后腹膜腔途径:健侧卧位,髂嵴上一横指处做一切口,长约1.5cm,于该切口内置入橡皮水囊(可以手术手套自制),注水150~300ml,将腹膜后间隙扩张成腹膜后腔,放入套管进境观察。于肋缘下与腋前线和腋后线交界处分别放置两个操作套管。腔镜下手术操作步骤同上。

4. 术后处理　术后常规留置腹膜后引流管1~2天,观察有无尿液或血性液体引出。术后3天,可行B超检查,了解下肾的血供及肾周围积液情况等。

5. 常见并发症及处理

(1) 出血:术中出血,主要是肾蒂血管损伤所致,预防关键是术中仔细解剖肾蒂血管;术后出血则主要由于肾创面止血不彻底,或术后剧烈活动所致,因此应做到术中认真彻底止血,术后短期内限制患儿活动。

(2) 下半肾损伤:主要由于某些类型的重复肾上下肾之间分界不清(如上述融合型),切除上半肾时造成下半肾的上极损伤,可使用止血纱布填塞缝合,如损伤严重难以缝合可考虑行下肾上极部分切除术。

(3) 漏尿:主要原因是术中造成下半肾上极损伤,或上下肾切面残留肾单位分泌。前者处理同上述下半肾损伤的处理,后者漏尿轻微,多在数天内自愈,无需特殊处理。

(4) 其他并发症包括输尿管残端炎、一过性患侧肾功能减退,及其他开放或腹腔镜肾脏手术共有的并发症等,可予对症处理。

【预后】　重复肾和输尿管畸形患儿总体预后良好。无临床症状患儿长期随访,多数可终生不予外科干预,有临床合并症或肾功能进行性恶化者经积极手术治疗,也可获得较为满意的效果。

【小结】　重复肾的上肾往往发育不良,且并发输尿管异位开口、输尿管末端囊肿的机会较大;重复肾的下肾多数相对功能较好,并发膀胱输尿管反流、肾盂输尿管连接部梗阻的机会较大。结合查体、B超、CTU、MRU、ECT等检查手段可明确诊断。

治疗主要根据其不同的临床表现及畸形特点决定,在倡导保守治疗优先的前提下,密切随访观察,对重复肾功能进行性恶化或症状体征不断发展的患儿,应采取手术治疗。手术方式的选择取决于肾功能情况,重复肾功能极差,应优先考虑重复肾输尿管(多数为上半肾)切除术;对重复肾功能尚可的患儿,则根据不同并发疾病,选择相应术式治疗。

(吴荣德　刘伟)

参 考 文 献

1. 黄澄如.实用小儿泌尿外科学.北京:人民卫生出版社,2006.
2. 王果,李振东.小儿外科手术学.第 2 版.北京:人民卫生出版社,2010.
3. 张金哲,潘少川,黄澄如.实用小儿外科学.杭州:浙江科学技术出版社,2003.
4. 吴晔明,译.小儿外科学.第 6 版.北京:北京大学医学出版社,2009.
5. Coran A G,Adzick N S,Krummel T M,et al. Pediatric Surgery. 7th ed. Philadelphia:Saunders Co,2012.

第五章 异位输尿管开口

【概述】　正常输尿管开口位于膀胱三角区两上侧角,若开口位于其他部位则称为输尿管异位开口,常合并其他尿路畸形,如重复肾输尿管畸形、肾发育不良、异位肾等。输尿管异位开口分单根输尿管异位开口和重复肾输尿管异位开口两类。该病发病女性多于男性,单侧多于双侧。女性输尿管可异位开口于前尿道、阴道、前庭及宫颈等处,男性则多开口于后尿道、射精管、精囊等处。

【病因】　本病系胚胎发育时期输尿管胚芽发育异常所致,病因尚不明确,与常染色体隐性遗传有关。

【临床表现】　临床主要表现为点滴性尿失禁和尿路感染。男性患儿异位输尿管口大多在尿道外括约肌以上,一般没有明显的临床症状,以尿路感染为主。输尿管若异位开口于精囊,也可产生不同程度的腰骶部疼痛和反复发作的附睾炎。女性患儿则主要表现为正常排尿的同时有持续性尿失禁和尿路感染,并可导致外阴部皮肤湿疹、糜烂。仔细检查可在女性患儿的前庭、阴道和尿道等处找到针尖样细小的开口,尿液呈水珠样持续滴出。

【诊断及鉴别诊断】

1. **病史**　女性患儿一般有典型的正常排尿,同时伴有持续性尿失禁和尿路感染的症状,年龄较小的女性患儿及男性患儿症状不明显,故应结合查体和辅助检查进行诊断。

2. **体格检查**　需特别注意耐心检查外阴部,仔细寻找异位的输尿管开口。若发现尿道口周围有漏尿小孔,可行逆行插管造影明确诊断,但输尿管异位开口的位置常常比较隐蔽,或者开口末端细小较难插管。

3. **实验室检查**　有尿路感染时尿常规检查可见白细胞,尿培养可有致病菌生长。

4. 影像学检查

（1）B超检查：B超检查可发现合并发育不良的肾脏、扩张积水的输尿管以及重复肾的半肾积水，同时可探测肾实质厚度、膀胱和输尿管末段解剖结构以及对侧输尿管口位置，为进一步检查提供依据。B超检查对输尿管异位开口的确诊率高，是诊断该病的首选辅助检查方法。

（2）静脉肾盂造影（IVU）：是诊断尿路疾病最基本的影像学检查技术，它可以显示尿路解剖结构和肾生理状况。由于异位输尿管引流的肾段功能差，IVU往往不能很好地显示并判断异位输尿管的形态及走行，故应用大剂量静脉造影延迟摄片对诊断有帮助。IVU下输尿管异位开口的典型表现为：下位肾盂、肾盏受压下移，上位肾盂显影浅淡、扩张。

（3）螺旋CT尿路造影（CTU）：对发现功能差的重复肾或上位肾有意义，特别是IVP未显影的病例。CTU可以更清楚地显示重复肾的内容及合并积水的输尿管，同时可观察肾盂、肾盏的发育情况（图5-1），但亦需使用造影剂，同样受肾功能的影响。

（4）磁共振尿路成像（MRU）：无需造影剂和插管，观察视

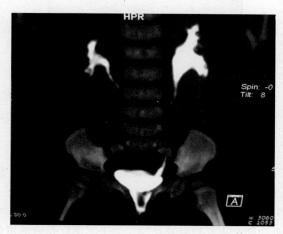

图5-1 CTU显示左输尿管异位开口

野大,组织分辨率高,可进行多方位成像及三维重建,能较全面、直观地显示重复肾及重复输尿管畸形,且可显示泌尿系统管腔内解剖结构,是一种了解上尿路畸形、梗阻的无创检查手段,适用于诊断上尿路畸形的婴儿,尤其是年龄小于 3 个月、对造影剂过敏或肾功能严重损害的患儿。

(5) 膀胱尿道镜检查及逆行肾盂造影:了解是否有开口于膀胱内的异位开口。单根输尿管异位开口仅可见单侧正常输尿管开口,重复肾则表现为双侧输尿管开口正常,有时膀胱颈或尿道内可见异位输尿管开口(图 5-2),逆行插管造影可明确诊断(图 5-3)。尿道膀胱镜检查是一种侵入性操作,小儿配合差,且不能了解重复肾、下位肾和对侧肾的情况,故不宜单独用于小儿输尿管异位开口的诊断。

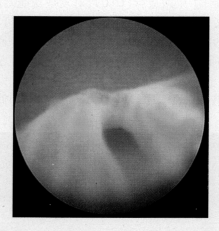

图 5-2 膀胱镜检查发现输尿管异位开口于膀胱颈口处

(6) 排尿性膀胱尿道造影:对输尿管口异位开口于尿道者有一定的诊断价值。

(7) 肾脏放射性核素扫描检查(肾脏 ECT):可进一步评估患侧肾脏功能及重复肾分肾功能。为手术治疗是否保留患侧肾脏提供依据。

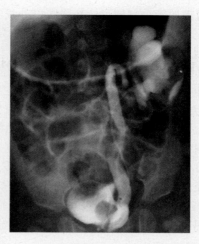

图5-3 逆行插管肾盂造影检查示左重复肾上肾输尿管异位开口

5. 鉴别诊断

（1）压力性尿失禁：其特点是当腹压增加时（如咳嗽、打喷嚏、跑跳等激烈活动），尿液不自主地从尿道流出，而非尿液持续地外流。在膀胱以外部位找不到异位的输尿管开口。尿路造影示肾、输尿管均正常。

（2）膀胱阴道瘘：表现为尿液从阴道持续流出。在瘘口较小时，仍可有膀胱正常排尿，故需与输尿管异位开口鉴别。若瘘口较小，观察不清，可于阴道口内放入纱布，经导尿管向膀胱内注入亚甲蓝，如纱布变蓝即可确诊。也可向膀胱内注入造影剂，行膀胱尿路造影，摄正侧位片，见造影剂从膀胱进入阴道即可确诊。膀胱镜检查可发现膀胱内瘘口而两侧输尿管开口正常。

（3）输尿管阴道瘘：也表现为尿液从阴道内持续外流。IVU检查显示无双肾盂及双输尿管畸形，并可见造影剂进入阴道。膀胱镜检查见双侧输尿管开口正常。

（4）神经源性膀胱：有尿失禁表现，但有神经损伤或全身性疾病史；有尿潴留，在耻骨上可触及膨胀的膀胱。神经系统检查会阴部及马鞍区感觉减退；IVU显示双肾及输尿管积水，肾功能减退,但无肾输尿管重复畸形。在膀胱以外找不到异位的输尿管开口。

【治疗原则及方案】

1. **治疗原则** 手术是治疗输尿管开口异位的唯一方法。应根据各种不同异位开口类型和肾、输尿管病变的严重程度制订具体的手术方案。其基本原则:①患侧有严重感染,肾盂、输尿管显著积水,肾功能基本丧失,而对侧肾脏功能又证实良好者,则可行患侧肾切除术,如为重复肾,则做重复肾的上肾段切除术,两者均应尽量将输尿管大部分切除,以免发生输尿管残端综合征,苯酚烧灼残留的输尿管内黏膜或电凝烧灼残端黏膜,可防止结扎残端输尿管感染;②如肾功能尚好或受损不严重,应保留肾脏,可选作输尿管-输尿管端侧吻合术或输尿管膀胱再植术。

2. **治疗方案**

(1) 单根输尿管异位开口的手术治疗:单根输尿管异位开口往往合并同侧肾异位及发育不良,术前需评估同侧肾发育情况及功能状态。对于合并同侧肾发育不良的患者,可行同侧肾、输尿管切除术;对于肾功能尚好的患者,可行单侧输尿管膀胱再植术;如输尿管扩张严重,可将输尿管裁减或折叠后行再植术。

(2) 重复肾及重复输尿管合并上输尿管异位开口的手术治疗:若上位肾和输尿管积水严重、扩张明显、肾功能严重受损,则行上位肾及输尿管切除术;若上位肾积水压迫下位肾,造成下位肾实质萎缩,或下位肾伴有反流、积水,以及功能严重受损,可行同侧肾及输尿管切除术。术中注意保护正常肾及输尿管血供,避免缺血坏死,并尽可能靠近输尿管开口部位切断、结扎输尿管以减少残端反流和感染。如上位肾功能良好,可行肾盂输尿管吻合术或输尿管-输尿管端侧吻合术,或者输尿管膀胱再植术。

3. **手术治疗**

(1) 术前准备:禁饮食6小时,术前0.5~2小时给予抗生素预防切口及泌尿系感染。

（2）麻醉:婴幼儿可采用气管插管全麻,年长儿可采用基础+硬膜外麻醉,腹腔镜手术选择气管插管全麻。

（3）手术方法:

1）开放或经腹腔镜发育不良或发育不全肾及输尿管切除术或重复肾输尿管切除术。

2）开放或经腹腔镜行输尿管膀胱再植术。

4. 术后处理

（1）重复肾输尿管切除术后处理见第四章。

（2）如行输尿管膀胱再植手术,术后保留导尿管 5~7 天,鼓励患儿多饮水,以利于引流,并观察排尿情况。抗生素预防感染治疗。术后 3 个月需随访,做排尿性膀胱尿道造影,明确有无输尿管反流。

5. 术后并发症及预防

（1）术后出血:术后导尿管引流出较多红色尿液,复查血常规示血红蛋白下降明显,B 超检查示肾周围有血肿形成或盆腔有较多积液。预防措施包括:术中止血彻底,结扎血管确实,术后给以止血药物预防出血。

（2）切口感染:切口局部红肿及少量渗液,患儿可伴有发热。术后给以抗生素预防切口感染,同时定期换药。

（3）术后尿外渗:术后 B 超检查示,患侧肾周有积液、尿囊形成。预防措施为术中注意精细操作,注意勿损伤重复肾下半肾的上肾盏,以防术后漏尿,同时要将重复肾的上半肾集合系统完全切除,避免集合系统残留而形成尿囊或尿外渗。

（4）膀胱输尿管反流:患儿术后反复出现泌尿系感染,尿常规异常,伴有发热。复查 B 超提示肾积水加重。预防措施为术中将输尿管裁剪或折叠后行再植术,同时行抗反流手术。

（5）输尿管末端狭窄:术后复查 B 超提示肾积水加重,肾盂、输尿管扩张明显。预防措施为术中完整切除狭窄段输尿管,并保证吻合口通畅。

（6）输尿管残端感染:术后反复尿路感染、患侧下腹部疼痛。预防措施为术中尽可能靠近输尿管远端切断、结扎输尿管以减少残端反流和感染。

【预后】 该病预后较好。患儿行发育不良肾及输尿管切除术或重复肾的上肾输尿管切除术后症状消失。少部分患儿因术后出现并发症需要再次手术。

【小结】 术前明确诊断及采取恰当的术式是治疗输尿管异位开口的关键。对于持续性滴尿和反复尿路感染的患儿,应高度怀疑存在输尿管异位开口。结合临床检查,如查体、B超、IVU、CTU、MRU、ECT、尿道膀胱镜检查与异位输尿管开口逆行插管造影等检查手段进行定位诊断,明确诊断后可行相应的手术治疗。

【诊治流程】

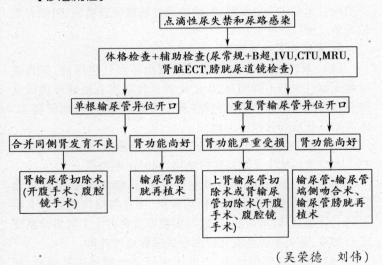

（吴荣德 刘伟）

参 考 文 献

1. Davidson A P, Westropp J L. Diagnosis and management of urinary ectopia. Veterinary Clinics:Small Animal Practice,2014,44(2):343-353.

2. Keating M A. Ureteral duplication anomalies:ectopic ureters and ureteral anomalies//Belman B A,King L R,Kramer S A,et al. Clinical Pediatric Urology. 4th ed. London:Martin Dunitz,2002:677-733.

3. Romao R L P, Figueroa V, Salle J L P, et al. Laparoscopic ureteral ligation（clipping）:a novel,simple procedure for pediatric urinary in-

continence due to ectopic ureters associated with non-functioning upper pole renal moieties. Journal of pediatric urology, 2014, 10 (6): 1089-1094.

4. O'Connor E, Peeraully R, Shepherd G, et al. Challenges in the management of bilateral single-system ectopic ureters in male infants. Urology, 2014, 83(6): 1373-1377.

5. Figueroa V H, Chavhan G B, Oudjhane K, et al. Utility of MR urography in children suspected of having ectopic ureter. Pediatric radiology, 2014, 44(8): 956-962.

第六章 肾盂输尿管连接部梗阻

【概述】 肾盂输尿管连接部梗阻(pelvic-ureteric junction obstruction,PUJO)是小儿肾积水的常见原因。先天性肾积水可经产前 B 超检出,有些患儿在出生后很长时间才出现症状。此外,继发于下尿路梗阻,严重膀胱输尿管反流所致肾盂输尿管连接处迂曲、扭转所造成的梗阻,以及因炎症、外伤、手术后粘连所致肾盂输尿管狭窄,不在本章陈述。

【病因】

1. **肾盂输尿管连接部狭窄及高位输尿管口** 绝大部分病例因肾盂输尿管连接部狭窄所致,少数患儿有多处输尿管狭窄,甚至全长输尿管狭窄。

2. **肾盂输尿管连接部及输尿管上段平滑肌缺乏蠕动** 病理研究显示肾盂输尿管连接部及输尿管上段平滑肌细胞异常,螺旋状排列的肌肉被不正常的纵形排列的肌束和纤维组织替代。大量胶原纤维沉积于狭窄段,导致自肾盂输尿管的正常蠕动波消失。

3. **肾盂输尿管连接部瓣膜** 先天皱襞发育停滞造成输尿管最近端的黏膜、肌肉折叠形成瓣膜。

4. **输尿管外部的索带和粘连** 多数病例输尿管外部粘连是伴随输尿管内部狭窄同时存在的。

5. **迷走血管压迫** 肾动脉由腹主动脉分出,通常在肾门附近或进入肾门后再行分支。如肾动脉过早分支,则血管可压迫肾盂输尿管连接处造成梗阻。

6. **输尿管起始部扭曲或折叠** 胚胎发育早期输尿管上段往往呈折叠、扭曲,随着肾脏的上升逐渐拉直。如果发育障碍或者纤维膜有异常覆盖或者粘连,使其扭曲可造成梗阻。

【病理】 小儿肾盂容量随年龄而异。1 岁婴儿肾盂容量为 1~1.5ml。5 岁以内小儿肾盂容量约为 1ml/岁,5 岁以上为 5~

7ml。肾积水时容量可达数百至数千毫升。肾积水量超过患儿24小时尿量时称巨大肾积水,此时肾实质可菲薄。

肾集合系统的扩张可导致肾髓质血管的伸长和肾实质受压缺血,肾组织逐渐萎缩与硬化以致不可完全逆转。髓质血管的过度延伸可引起断裂是肾积水发生血尿的原因之一,另外结石是引起血尿的重要原因。

肾实质的病理改变显示肾小管扩张和肾实质萎缩。由于肾实质和肾盂肾盏交错衔接,肾实质的病理改变并非完全一致,可表现为某些肾实质完全消失,而其他部分仍可见肾小球及肾小管。

双侧肾积水或者单肾并发肾积水,梗阻解除后多有显著的尿量增多,排钠、利尿现象。单侧肾积水者则尿量基本正常。

【临床表现】　肾盂输尿管连接部梗阻肾积水,症状出现的早晚与梗阻程度成正比,梗阻越严重症状出现越早。近年来,由于孕期产检的广泛使用,肾积水多于产前检出,使无症状的肾积水显著增加。

1. **肿块**　在新生儿及婴儿多数因腹部包块就诊。肿物位于一侧或者两侧,多呈重度紧张的囊性感。少数质地柔软,偶有波动感,表面光滑,肿物多于排尿后缩小。

2. **腰腹部间歇性疼痛**　绝大多数患儿表现为上腹部疼痛不适,腰部不适,可伴呕吐、恶心。

3. **血尿**　血尿发生率在 10% ~30% 之间,可发生于腹部轻微外伤后,或因肾盂内压力增多,肾髓质血管断裂所致。也可因尿路感染或并发结石引起。

4. **尿路感染**　发生率低于 5%,若一旦出现,均较严重,常伴全身中毒症状如高热、寒战和败血症。

5. **高血压**　无论小儿或成人均可有高血压,可能因扩张的肾集合系统,压迫肾内血管,引起肾供血减少,产生肾素之故。

6. **肾破裂**　肾积水患儿受到直接暴力或跌倒时与硬物相撞,易于破裂。

7. **尿毒症**　双侧肾积水或者单侧肾积水的晚期可有肾功能不全表现。患儿生长、发育停滞或者厌食、喂养困难等症状。

【诊断】　随着孕期产前检查的普及,约 35% ~ 50% 的肾积水是产前诊断的。如产前超声检出肾积水应于小儿出生后 1 ~ 3 周复查。如仍怀疑有肾积水,可待 1 月龄后肾脏浓缩稀释功能初步改进做静脉肾盂造影或者肾核素扫描进一步证实。

1. **影像学检查**

(1) B超:无损伤,可做多切面反复检查。可分辨出积水程度以及肾实质的厚度。评价肾积水严重程度是肾实质厚度较肾盂扩张程度更有意义。

(2) 静脉尿路造影(IVU):静脉肾盂造影可见肾盂肾盏扩张,造影剂突然终止于肾盂输尿管连接部,输尿管不显影。延缓摄片很重要,因此需在注射造影剂后 7、15、30、60、120 分钟摄片,常可检出扩张的肾盂或者输尿管。

(3) 肾盂测压:经皮向肾内插入导管,按 8 ~ 10ml 每分流量灌注盐水。测量肾盂内压力至稳定为止。如果压力大于 2.2kPa 提示有梗阻;介于 1.5 ~ 2.2kPa 之间可能存在梗阻;1.5kPa 以下无梗阻。

(4) 膀胱镜检查逆行插管造影:可显示梗阻的部位、程度以及梗阻远端的输尿管情况,为手术提供参考资料。

(5) 肾穿刺造影:对 IVU 不显影者可行此检查明确梗阻部位。

(6) 放射性核素扫描以及利尿性放射性核素肾图:肾盂输尿管连接部梗阻所致的输尿管积水经放射性核素肾图检查,通常表现为第二段持续上升,而没有出现第三段,但在下尿路梗阻或者膀胱输尿管反流等原因所致的肾积水,也可能出现此类情况,但如果给予呋塞米后仍无下降段,则提示存在梗阻。

2. **鉴别诊断**　经过上述程序的检查,对肾积水原因、部位及程度以及肾功能基本能明确诊断,并可与肾脏肿物以及胆总管囊肿相鉴别。对于诊断不明确的患儿可进一步行螺旋 CT 以及 MRU 等检查协助诊断。

【治疗原则及方案】

1. **新生儿肾积水的治疗**　对于先天性肾盂输尿管连接部梗阻造成单侧肾积水的新生儿行外科矫治的时机目前存在

争议。

多数学者认为：

（1）新生儿单侧肾积水是良性病变，真性肾盂输尿管连接部梗阻的发生率低于15%。

（2）新生儿单侧肾积水有自行改善的机会，因此新生儿期如不影响呼吸、喂养可暂时保守治疗。

（3）对于新生儿单侧肾积水首先需要确认是否有梗阻。因此超声以及利尿肾图检查具有很重要的意义，能够准确地评价肾功能。如分肾功能大于40%或者逐步改善，可定期复查肾核素扫描，如果分肾功能减低，缩短复诊时间，必要时行肾盂成形术。

2. 双侧肾盂输尿管连接部梗阻性肾积水的治疗 双侧肾积水如需手术，既往原则上先治疗积水较轻的一侧，但随着医疗水平的提高，在技术水平提高的基础上可以双侧同期进行。

3. 单侧肾积水的治疗

（1）对于轻度、没有症状的肾盂输尿管连接部狭窄的肾积水，可定期复查，B超监测，门诊随诊。

（2）对于监测过程中肾积水逐步加重、出现临床症状或者分肾功能小于40%的肾积水可采用肾盂成形术。具体方法很多，目前最常用的是离断性肾盂成形术（Anderson-Hynes术式）。

4. 异位血管压迫肾盂输尿管连接部矫治术，因离断性肾盂输尿管吻合术（Aderson-Hynes术式）简单有效作为首选。

5. 肾下盏与输尿管吻合术，在极个别无法完成肾盂输尿管吻合的患儿可以选用。

6. 腹腔镜肾盂成形术，随设备与器械更新和改进，在克服学习曲线以后可以达到与开放手术相当的手术成功率。

7. 肾盂成形术后再梗阻的预防与治疗 肾盂成形术后肾盂输尿管连接部持续梗阻的原因是瘢痕增生造成肾盂输尿管连接部吻合口狭窄或闭锁，主要和手术技术与操作相关。引流不畅、尿外渗及局部感染是瘢痕形成的主要原因。大量的尿外渗可诱发术后局部组织感染，进一步加重组织炎性反应的程度，促进炎性肉芽肿及瘢痕组织的形成。因此，手术中应注意避免肾盂输尿管壁及黏膜损伤,保证肾盂低位吻合,避免扭转,要求吻合缘黏膜对合良好,缝合疏密恰当,保证尿液引流通畅。对于梗阻不严重的病例可以试经膀胱镜放置双 J 管 3~6 个月,如果梗阻解除,部分病例可免除再次手术之苦。确诊术后仍然存在梗阻,需留置肾造瘘管通常引流,6 个月后再次进行肾盂输尿管吻合手术是最可靠和有效的治疗方法。

（孙　宁）

参 考 文 献

1. Davenport K,Minervini A,Timoney A G,et al. Our experience with retroperitoneal and transperitoneal laparoscopic pyeloplasty for pelvi-ureteric junction obstruction. European urology,2005,48(6):973-977.

2. El-Ghoneimi A. Laparoscopic management of hydronephrosis in children. World journal of urology,2004,22(6):415-417.

3. Onen A, Jayanthi V R, Koff S A. Long-term followup of prenatally detected severe bilateral newborn hydronephrosis initially managed nonoperatively. The Journal of urology,2002,168(3):1118-1120.

4. Woodward M,Frank D. Postnatal management of antenatal hydronephrosis. BJU international,2002,89(2):149-156.

5. Bajpai M, Chandrasekharam V. Nonoperative management of neonatal moderate to severe bilateral hydronephrosis. The Journal of urology,2002,167(2):662-665.

第七章　输尿管膀胱连接部梗阻

【概述】　输尿管膀胱连接部梗阻（vesico-ureteric junction obstruction，VUJO）是输尿管狭窄（ureteral stenosis and stricture）的一种常见病变形式。输尿管狭窄可发生于输尿管任何部位，病变段可长短不一，或为节段性，输尿管膀胱连接部是输尿管狭窄最常见的部位之一。输尿管狭窄可导致相应肾、输尿管积水、扩张。所有与输尿管直径增加（扩张）有关的异常病变的集合称为巨输尿管症（megaureter，MGU），MGU 是简单的描述性名称，没有统一的病理生理学标准。输尿管膀胱连接部梗阻导致的 MGU 是巨输尿管症中最为常见的一种形式。

【病因】　先天性输尿管狭窄原因不明，有研究认为约在胚胎发育 11～12 周左右，间充质发育异常导致不能形成正常的输尿管肌层。无论是否存在解剖学上的狭窄，病变部位都可能出现组织学的改变。三个部位尤其会发生输尿管狭窄，按其发生率由高到低依次为：肾盂输尿管连接部、输尿管膀胱连接部以及跨骨盆缘段输尿管。

目前公认的 MGU 病因分成四类：①反流性；②梗阻性；③反流合并梗阻；④无反流、无梗阻。另外还可分为原发性和继发性 MGU。儿童 VUJO 多为先天性（原发）、梗阻性的，一般认为其病因在于远端近膀胱处的输尿管段无蠕动能力，蠕动的改变阻滞了尿液的自由流动，导致功能性梗阻。当连续尿液无法顺利通过狭窄远端时，尿液的积聚和输尿管在病变段近端的扩张出现进行性改变。因此，真正的器质性狭窄罕见，而多表现为功能性的梗阻。输尿管扩张的程度取决于尿液的积聚量。输尿管动力学异常可导致进行性肾实质受累。理论上，整个有顺应性、大容量的输尿管（VUJO）与梗阻部位更高者（肾盂输尿管连接部梗阻，UPJO）相比，更具有保持较低压力的缓冲能力。远端输尿管作为输尿管发育的最后一个部分，比其他节段更易受累的原因

51

还不清楚,可能与该节段肌肉发育停止有关。

原发性梗阻性 MGU 除 VUJO 外,输尿管瓣膜、输尿管开口异位等原因也应予以考虑。继发性梗阻性 MGU 最常发生在神经源和非神经源排尿功能障碍或膀胱出口梗阻(如后尿道瓣膜、输尿管囊肿等)时。

【病理】 正常的输尿管直径很少超过 5mm。影像学上,输尿管直径超过 7~8mm 者即为 MGU。输尿管壁内段及下段的肌层会重排,所有层次均为纵向,输尿管外膜通过连接 Waldeyer 鞘,融合入膀胱三角区。远端输尿管和输尿管膀胱连接部的交感和副交感神经可调节起始段的输尿管蠕动,但其具体机制尚不清楚。其病理解剖类型多种多样,取决于 MGU 的类型。病理学结果提示,病变输尿管肌层排列紊乱,肌性发育不良及肥大等,但确切原因尚不明了。有研究推测先天性输尿管狭窄的远端输尿管可能存在功能的改变,包括肌肉纤维的定向障碍、输尿管膀胱连接部肌层发育不良或肥厚、具有较多细胞器和较少肌丝的异常平滑肌细胞、腔壁纤维化、过度胶原沉积等。

【临床表现】

1. 胎儿期临床表现 输尿管扩张在胎儿及新生儿、婴儿的泌尿系统检查中并不少见。产前超声显示多达 23% 的尿路扩张胎儿存在输尿管膀胱连接部梗阻。原发性 MGU 的男孩比女孩多 2~4 倍,左侧更好发(发病率约为右侧的 1.6~4.5 倍),约 25% 可双侧出现。10%~15% 的患儿对侧肾脏可缺失或发育不良。少数病例可合并有同侧肾盂输尿管连接部梗阻。随着产前超声越来越广泛的应用,对泌尿系统异常的检出率和诊断的准确率越来越高。大多数输尿管扩张的病例在胎儿期即可被发现,这些病例在出生后应密切关注和随访,以及早准确诊断。

2. 出生后临床表现 MGU 的患儿出生后并不一定会出现症状,往往被偶然(多为 B 超等影像学检查)发现。部分病例可出现尿路感染、腹痛、腹部肿块或血尿、生长发育迟缓等,其中以尿路感染最常见。由于这些症状并非特异性的,往往会被误诊或漏诊。

【诊断及鉴别诊断】 除产前诊断发现肾输尿管积水外,输尿管膀胱连接部梗阻患儿大多没有典型、特异性的病史及临床表现或体征,因此,影像学检查在诊断中的作用尤为重要。

随着产前超声检查的普及以及产前超声诊断技术的日益完善,较早孕期即可发现输尿管扩张,其发现率也有明显提高。超声检查根据是否存在输尿管扩张,可将 MGU 和 UPJO 区分开。另外,超声检查可提供肾实质、集合系统、膀胱的解剖细节,并提供随访病例的肾输尿管异常的变化情况。目前有一些技术(评价喷尿的多普勒技术等)用于提示梗阻存在,但超声仅是单纯描述性影像学检查,缺乏定量评估肾功能和引流情况的能力。

一旦发现输尿管扩张,大多数病例,尤其是合并有尿路感染的患儿,应进行排尿性膀胱尿道造影(VCUG)以排除膀胱输尿管反流(VUR),并对膀胱和尿道的解剖学情况进行评价,为诊断继发性 MGU 提供线索。由于 VCUG 是一项侵袭性操作,有可能引起医源性肾盂肾炎,因此,若怀疑 VUR 可能,应以非侵袭性检查优先,进行上、下尿路的全面评价,综合多项检查以判断是否需要进行 VCUG 检查,既要避免过度治疗,同时也要注意避免漏诊。

利尿性肾核素扫描(利尿性肾图)是目前常用的判断患肾功能和梗阻程度的检查,可提供客观的、可重复性的功能和梗阻参数。有研究认为,新生儿肾小管对利尿剂反应迟钝,应尽量将这项检查延迟到出生后 3 个月进行。也有研究认为出生后 1 个月即可进行利尿性肾核素扫描。由于缺乏正常侧对照,双侧 MGU 肾核素扫描检查的临床价值有待商榷。

膀胱镜和逆行造影检查往往在外科手术前进行,作为尿路解剖学情况诊断的必要补充。

除上述影像学检查明确诊断并了解患肾功能及积水程度外,VUJO 还需要进行以下鉴别诊断:

1. 继发性梗阻性巨输尿管症 本型一般合并神经源性或非神经源性排尿障碍,或膀胱出口梗阻(常见病因为后尿道瓣膜,其他原因还包括输尿管囊肿、膀胱憩室、输尿管远段纤维化、外部肿块或异位血管压迫等)。膀胱内压增高($>40cmH_2O$),膀胱输尿管连接部失代偿,但尚未引起反流。如没有及时诊断与治疗,可导致输尿管进行性扩张、反流和肾脏损害。当造成膀胱内压力增高因素得到纠正后,大部分输尿管扩张或反流可消退。该类病变的 VCUG 检查可提示原发病变的典型影像学表现(后尿道瓣膜、输尿管囊肿等),或提示神经源性膀胱样形态改变。

2. **原发性和继发性反流性巨输尿管症** 伴有梨状腹综合征的反流性 MGU 代表了一种特殊的原发性巨输尿管症的类型。尿道瓣膜、神经源性膀胱等下尿路梗阻是常见的继发性反流性 MGU 的病因。对于这类病变,VCUG 检查一般可明确反流的存在。

3. **继发性非梗阻非反流性巨输尿管症** 本症实际发生率以往被低估,一般多有一个明确的病因,如急性泌尿系统感染、糖尿病、尿崩症及精神性多饮等。一般而言,本型输尿管扩张及扭曲十分明显,但肾实质及肾功能损害较轻。合理应用抗生素治疗可改善此类 MGU。

4. **原发性非梗阻非反流性巨输尿管症** 如能排除上述各种巨输尿管症则本型诊断可确立。多数新生儿巨输尿管症属于此型。病因可能与过渡期肾脏生理和输尿管组织解剖等多种因素相关。远端输尿管正常段成熟延迟被认为是其中一个病原学因素,且可作为随时间自发性消退的理论依据。

5. **反流合并梗阻性巨输尿管症** 有少数患者(2%)在反流的同时合并输尿管远端狭窄,其发育不良的远段输尿管不但不能与壁内段形成正常连接,而且不能形成有效蠕动。

【治疗原则及方案】 并非所有的尿路扩张都会导致病理性梗阻和肾功能受累,因此,关于 MGU 的治疗尚有争论。不同原因的巨输尿管症预后不尽相同,正确的分类是选择治疗方案的基础。值得注意的是,出生后偶然发现 MGU(无症状)和表现为尿路感染或腹痛等(有症状)病例的疾病性质可能不同。以往许多偶然发现 MGU 的患儿大多年龄较大,在发现时其患肾功能已经受到严重影响,随着产前诊断的发展,越来越多的输尿管扩张在产前即被发现并予以足够的重视,使上述情况得到很大的改善。

对于诊断明确的 VUJO,其治疗指征并无很大的分歧。挑战主要来自于原发性梗阻性 MGU(主要为 VUJO)与原发性非梗阻性非反流性病例之间的差异,尤其对于新生儿,同样为输尿管扩张,但其治疗指征的判定更为棘手。对于小儿泌尿外科医师而言,一个新生儿 MGU 病例是选择手术治疗还是可以继续随访观察,目前尚有争论,有时取决于该患儿的临床症状和医师的经验。

1. 随访观察　新生儿期手术纠治即便对于有一定经验的医师而言也是一个技术性挑战,有研究显示,新生儿期手术并发症的发生率要高于年长儿童。因此,目前较一致的意见是在新生儿期,如果肾功能没有明显受影响,肾盂输尿管积水没有进行性加重或无难以控制的尿路感染等症状,随访观察仍是首选。大多数产前诊断为原发性 MGU 的病例,其积水可自发性消退,超过 70% 的病例自发消退发生在两年随访期间内,但消退率、随访时间与消退相关因素等问题仍有待研究。值得注意的是,消退年龄和初始肾积水分级之间有明显关联:1~3 级肾积水多在 12~36 个月之间消退,而 4~5 级需要平均 48.5 个月才能消退。

影像学密切随访适用于大多数 MGU 新生儿,在出生后第一年内每隔 3~6 个月,可做一次周期性尿培养和超声检查,对于输尿管肾盂积水较严重且改善不明显的病例,利尿性肾核素扫描可 6 个月复查一次。一旦证实积水有明显改善,可延长随访周期。是否需要持续预防性抗生素(CAP)治疗尚有争论,早期研究发现 CAP 可以有效降低发热性尿路感染风险,而近年来研究认为 CAP 并不能有效预防尿路感染或肾瘢痕的发生,同时由于长时间应用抗生素,可导致耐药性增加等一系列问题。因此,有指南认为只有对于反复尿路感染的患儿,才有必要考虑抗生素预防性治疗。常用的药物是呋喃妥因,可以减少排泄微生物耐药性的发展。

需要强调的是,对于持续存在输尿管扩张的患儿,定期且规律的随访和影像学评价非常重要,经常有 MGU 患儿因无症状而缺乏随访,最终出现输尿管肾盂积水加重、患肾功能恶化的报道。

2. **手术治疗**　当肾盂输尿管积水有进行性加重,或证实患肾功能减退,或出现持续预防性抗生素正规应用后仍有反复发热性尿路感染等临床症状恶化者,应考虑手术治疗。

(1) 手术方案选择:

1) 对于少数严重病变的新生儿,如患肾功能差、有急性尿外渗或反复感染,可考虑输尿管皮肤造口,该方法操作简单,引流效果较好,且死亡率低,通过暂时性的缓解,可以提供患儿充分的成长准备以择期进行输尿管再植手术。也可以选择反流性输尿管再植或输尿管内置支架进行暂时引流。当然,有经验的医师也可选择进行一期纠治手术(包括输尿管整形与再植)。

2) 在 MGU 的一期手术纠治过程中,需将输尿管裁剪成合适的长度及口径,以利再植成功。从理论上讲,缩小输尿管直径可使其连接更适于产生有效的蠕动。在儿童膀胱黏膜下隧道长度受限的情况下,更需要通过缩小输尿管直径来实现合适的比例。主要有两种方法:折叠和裁剪。输尿管折叠术适用于中度扩张的输尿管,且可保留完整血供;而对于管腔巨大的输尿管,将扩张或管壁显著增厚的输尿管进行裁剪更为适宜。有研究表明,对直径超过 1.75cm 的输尿管采用折叠术会导致更多的术后并发症。无论采用何种方法缩减输尿管直径,随后均采用与 VUR 输尿管再植一样的技术:膀胱内输尿管再植(Cohen 或 Politano-Leadbetter)或膀胱外技术(Lich-Gregoir),且多数报道成功率可达 90% ~95%。随着腹腔镜及机器人腹腔镜技术的发展,已出现逐渐取代开放性手术技术的趋势。

(2) 手术切口:开放手术切口为 Pfannenstiel 切口,即沿中线打开膀胱,从膀胱内和膀胱外路径切开输尿管。

(3) 输尿管再植:

1) 膀胱内技术:①Politano-Leadbetter 术:该项技术将输尿管从原开口处游离,在原开口上方构建一个新的输尿管裂孔。黏膜下隧道建立在新裂孔与原开口部位之间。本式式的优点在于可以建立较长的隧道,且输尿管走行符合正常解剖。但由于操作较复杂,该术式多用于开放性手术。通过膀胱壁的输尿管容易成角或扭曲从而造成梗阻是该术式的主要缺点。②Cohen

术:该技术跨过膀胱三角区建立隧道,将输尿管开口从原开口部分移向对侧膀胱壁,构建新的开口。该技术避免了输尿管扭曲或梗阻,同时跨三角区再植也是进行膀胱颈重建手术中的环节之一,因此,Cohen 术特别适用于小膀胱或壁厚的膀胱(后尿道瓣膜或神经源性膀胱)。Cohen 术最显著的缺点是由于黏膜下隧道为横向走行,术后输尿管开口不符合正常解剖,如需再进行输尿管逆行插管等检查,或因输尿管结石需进行输尿管镜碎石等手术时会有困难。

2)膀胱外技术:膀胱外技术的优点在于不打开膀胱,这样可以减少术后血尿和膀胱疼挛,且操作简单,输尿管走向符合正常的解剖。该技术的主要并发症为短期尿潴留,尤其是双侧再植的病例中发生率可多达20%。术中减少电灼的使用和能量,避免输尿管膀胱连接部逼尿肌远端过度切开,以及轻柔处理组织等,对尿潴留有一定的预防作用。

3)腹腔镜及机器人腹腔镜技术:腹腔镜及机器人腹腔镜技术作为上述技术手段的拓展和延伸,在理论上可以保证与开放手术相同的成功率和持久性。腹腔镜技术主要有以下几种方式:腹腔镜下膀胱外再植(Lich-Gregoir 术)和气膀胱腹腔镜下输尿管再植(Cohen 术)。其操作方法与相应的开放手术相同,但学习曲线和初期开展时手术时间长,在建立黏膜下隧道、缝合技术等方面技术难度大是目前限制腹腔镜技术广泛开展的主要原因。虽然机器人在缝合技术方面具有很大的优势,但目前机器人所应用操作器械规格主要适用于成人,对于小年龄的 VUR 患儿受到很大的限制。虽然气膀胱腹腔镜下输尿管再植手术在儿童中的应用并不少,但因其手术空间有限,目前应用机器人手术的可行性不佳。

(4)输尿管再植手术的原则包括以下几点:①排除继发性膀胱输尿管反流因素;②远端输尿管足够松弛,避免影响血供;③建立一个黏膜下隧道,有合适的直径和输尿管黏膜下段长度与直径比(≥3:1);④注意输尿管进入膀胱的位置、黏膜下隧道的方向,防止输尿管黏膜吻合处狭窄、输尿管成角或扭曲;⑤注意输尿管的肌肉支撑,以获得有效的抗反流机制;⑥轻柔处理膀胱可减少术后血尿和膀胱疼挛的发生。

3. 术后处理 根据手术路径的不同,术后处理略有差别。经腹腔路径于术后进食及活动的处理与其他经腹腔外科手术相同,经腹膜外路径可以于术后 6 小时进食流质,第二天恢复饮食,并鼓励患儿进行适当活动。如留置引流管,可根据引流量的情况,一般 1~3 天内拔除。导尿管可以于术后一周拔除。如留置输尿管支架管,可以于术后 1~2 个月左右通过膀胱镜取出。如有发热等情况,应排除尿路感染可能。

4. 并发症 MGU 的再植与 VUR 等输尿管再植有相同的并发症,如术后反流和梗阻,但发生率更高。尽管术中黏膜下隧道足够长,仍可能出现持续反流。即使黏膜下隧道长度与输尿管管径比合适,术后仍有 5% 的病例会出现持续反流。轻度的反流多可自行改善,但伴随其他并发症(如反复发作的肾盂肾炎)时,应进行手术纠治,方法与 VUR 的手术治疗相同。

很多病例中,输尿管梗阻与术后水肿有关,水肿一般会在 8 周内逐渐消退,但在急性期需要进行暂时性尿流改道(经皮肾造瘘或经膀胱镜留置输尿管内支架管),如梗阻无改善,则可能是术中对输尿管的裁剪或折叠处理不当所致,需要进行缺血段输尿管切除并重新再植修复。

【预后】 VUJO 患儿术后均应密切随访,一般可于术后 1、3、6 个月复查尿常规及 B 超,并于术后 6 个月复查利尿性肾图及 VCUG,以评价患肾功能及手术效果。如恢复良好,至少应每年复查 1 次 B 超。如在随访期间出现并发症,应及时对症处理。

【小结】 输尿管膀胱连接部梗阻患儿目前多可通过产前诊断及早发现,并通过出生后随访结果可以较准确地掌握患儿病情变化,及时制订合适的治疗方案。由于输尿管膀胱连接部梗阻患儿的临床症状多不明显或不典型,影像学检查,尤其是超声检查有助于早期诊断。掌握治疗原则对 VUJO 患儿非常重要,对于有手术指征的患儿,针对患儿具体情况采用合适的技术与方法可减少并发症,增加手术的成功率。

(谢华 陈方)

参 考 文 献

1. 黄澄如. 实用小儿泌尿外科学. 北京: 人民卫生出版社, 2006: 236-241.

2. Wein A J. Campbell-Walsh Urology. 9th ed. Philadelphia: Elsevier Saunders, 2007.

3. Farrugia M K, Hitchcock R, Radford A, et al. British Association of Pediatric Urologists consensus statement on the management of the primary obstructive megaureter. Journal of pediatric urology, 2014, 10 (1): 26-33.

4. Rasouly H M, Lu W. Lower urinary tract development and disease. Wiley Interdisciplinary Reviews: Systems Biology and Medicine, 2013, 5 (3): 307-342.

5. Herz D, Merguerian P, McQuiston L. Continuous antibiotic prophylaxis reduces the risk of febrile UTI in children with asymptomatic antenatal hydronephrosis with either ureteral dilation, high-grade vesicoureteral reflux, or ureterovesical junction obstruction. Journal of pediatric urology, 2014, 10 (4): 650-654.

第八章　输尿管膨出症

【概述】　输尿管膨出症(ureterocele)是膀胱内黏膜下输尿管末端的囊性扩张,又称输尿管囊肿,女孩较男孩多见,为尿路梗阻的常见病因。

【病因】　目前多认为是由于输尿管末端开口狭窄及输尿管膀胱壁段肌层发育缺陷,使尿液排入膀胱受阻,输尿管末端受压逐渐膨大,而形成囊肿突入膀胱腔。

【病理】

1. **解剖结构**　输尿管膨出是膀胱内黏膜下输尿管末端的囊性扩张,其外层是膀胱黏膜、中间是菲薄的输尿管肌层,内层是输尿管黏膜。

2. **病理分型**

(1) 单纯型:又称为原位型输尿管囊肿,范围可从 1～2cm 到占据大部分膀胱容积。梗阻较轻者对所属肾脏损害多不严重,梗阻严重者囊肿甚至可压迫对侧输尿管开口,引起对侧输尿管继发性扩张,阻塞膀胱颈而致尿潴留。

(2) 异位型:临床多见此型,绝大多数伴有患侧重复肾及双输尿管畸形。膨出输尿管多为重复肾之上肾段,囊肿位于正常输尿管开口的内下方。异位输尿管囊肿一般较单纯型囊肿大,甚至排尿时脱出尿道。

【临床表现】

1. **尿路感染**　常出现发热,尿频、尿急、尿痛等尿路刺激症状,可反复发作。如并发结石,可出现血尿、肾绞痛。

2. **排尿困难**　可有排尿疼痛、尿流中断,女孩用力排尿时可有肿物自尿道口脱出,肿物通常为指头大,安静后多可自行复位,偶发肿物嵌顿,引起急性尿潴留。

3. **尿失禁**　异位型可见尿失禁。

【诊断及鉴别诊断】

1. **病史**　根据患儿排尿困难,反复尿路感染,疑似有泌尿系畸形。询问有无尿流中断或女孩排尿时有肿物脱出尿道口。

2. **辅助检查**　尿常规常见白细胞及脓细胞。

首选泌尿系 B 超检查,可检出膀胱底部有囊性肿物,一侧或双侧;同时应注意有无并发重肾、双输尿管畸形及肾、输尿管积水等。

静脉尿路造影(IVU):单纯型者肾脏常显影良好,膀胱内可见呈蛇头样影与输尿管相连;异位型因多并发于重肾、双输尿管畸形,患侧上肾部积水或不显影,显影的下肾部向外下移位,于膀胱底部有圆形的光滑充盈缺损。如有必要,可做下述检查:

排尿性膀胱尿道造影(VCUG):低浓度造影剂缓慢注入膀胱可见膀胱内出现圆形或椭圆形的充盈缺损影,部分病例可伴膀胱输尿管反流。

磁共振尿路造影,高分辨率 MRI。

放射性核素(DMSA 等)。

膀胱镜检查:能观察到三角区附近有圆形隆起物,或见到膨出物有节律性充盈和萎缩。

3. **鉴别诊断**　本症需与尿道黏膜脱垂鉴别。仔细检查女孩外阴,如有脱出物,应插入导尿管排除来自阴道口的肿物。输尿管膨出多为粉红色球形,插入导尿管可见尿道口多位于肿物一侧。如有嵌顿,则充血、糜烂、出血,不能回纳。如是尿道黏膜脱垂,则位于肿物中央。

【治疗原则及方案】　输尿管膨出的治疗原则为解除梗阻,防止反流,防止输尿管肾脏损伤。根据症状及肾脏受损情况来制订治疗方案。

1. 对于单纯型者未引起症状的小囊肿,发生肾损害的风险较小,不需治疗。对有症状的囊肿,手术是唯一有效措施。可先试行经内镜在膨出基底部做开窗术,横行切口 1.5mm 左右即可,以使膨出内尿液引流通畅又无反流出现。如效果不满意或出现反流,应做囊肿切除并行抗反流性输尿管膀胱再植术。

2. 异位型输尿管膨出 如重复肾之上肾部功能良好,可先试行经内镜在膨出基底部做开窗术,如效果不满意行输尿管囊肿切除术+抗反流性输尿管膀胱再植术。如重复肾之上肾部积水严重,上肾功能严重受损者,应行上半肾及输尿管切除术。若症状不能缓解再做膨出及输尿管残端切除。

3. 手术治疗

(1) 术前准备:术前 6 小时禁饮食,对于严重尿路感染者需先抗生素控制尿路感染。

(2) 麻醉:全身麻醉。

(3) 手术方法:传统经腹或经气膀胱行膀胱内输尿管膨出切除术及输尿管再植术,或膀胱镜下输尿管膨出开窗术。

4. 术后处理

(1) 术后保留导尿管 5 ~ 7 天,鼓励患儿多饮水,以利于引流,并观察排尿情况。

(2) 抗生素预防控制感染治疗。

(3) 术后 3 个月需随访排尿性膀胱尿道造影,明确有无输尿管反流。

5. 术后并发症及预防 仅行输尿管膨出开窗术者,可再次出现梗阻或输尿管反流。可行囊肿膨出切除术及输尿管再植术。

输尿管远端梗阻或输尿管反流亦为输尿管再植术的常见并发症。

【预后】 解除梗阻后,预后一般良好。

【小结】 输尿管膨出如出现梗阻症状,影响肾功能,一般需手术治疗,目前气膀胱腹腔镜下输尿管再植术越来越多地应用于临床,为治疗输尿管膨出有效而微创的方法。

(张旭辉)

参 考 文 献

1. 黄澄如. 实用小儿泌尿外科学. 北京:人民卫生出版社,2006:

248-254.

2. 毕允力,阮双岁,肖现民,等.气膀胱腹腔镜输尿管移植术.中华小儿外科杂志,2006,27(2):78-80.

3. 黄澄如,梁若馨,白继武,等.小儿输尿管膨出症的治疗——附91例分析.中华小儿外科杂志,2002,23(6):496-498.

第九章　原发性膀胱输尿管反流

【概述】　原发性膀胱输尿管反流(primary vesicoureteral reflux, PVUR)是由于膀胱输尿管连接部先天性形成不足造成膀胱内尿液异常倒流至输尿管和肾脏集合系统所致。可导致上尿路扩张、尿路感染、肾实质受损、肾瘢痕形成、肾萎缩、高血压和肾功能减退,最终发展成为终末期肾脏疾病(end-stage renal disease)。在没有尿路感染病史或没有泌尿系统症状的小儿人群中,PVUR的患病率小于1%,而有尿路感染的小儿中PVUR的发生率高达20%~50%。PVUR的发生率与年龄成反比,年龄越小、发病率越高,婴儿期以男性多见,一岁以后以女性多见。另外,PVUR有一定的遗传倾向性,已知反流患儿同胞的患病率可高达40%左右。

【病因】　正常膀胱输尿管连接部只允许尿液从输尿管流入膀胱,阻止尿液反向逆流。这种单向活瓣作用的解剖特征是输尿管斜行穿过膀胱壁,在膀胱黏膜下潜行一段后开口于膀胱三角区,其抗反流能力主要取决于膀胱黏膜下段输尿管长度和三角区肌层的支持作用。PVUR的主要原因是由于输尿管下端的发生缺陷,导致输尿管口外移、形态异常,膀胱黏膜下段输尿管长度缩短,从而丧失了抗反流的能力。另外,输尿管旁憩室、输尿管开口在膀胱憩室内、输尿管异位开口和膀胱功能紊乱等也可导致膀胱输尿管反流。近年来,有研究发现PVUR的病因不仅有输尿管开口位置异常,还有多种发病因素,如遗传因素、基因变异、膀胱功能障碍和感染因素等。

【病理】　膀胱输尿管反流对肾脏的影响,与尿路部分性梗阻相似,反流时上尿路内压增高,易造成肾内反流,肾单位远端首先受害,肾小管功能受损早于肾小球。另外,反流使部分尿液在膀胱排空后返回、滞留在膀胱内,造成功能性残余尿量增多,为细菌从膀胱上行到肾内提供了机会,因此反流常导致泌尿系统感染。感染性尿液的肾内反流是后天获得性肾瘢痕形成的主要原因。反流程度越严重,反复发生上尿路感染机会越多,发生进行性瘢痕或新瘢痕的机会越高,通常称为反流性肾病。肾瘢痕特别容易发生在小儿出生后的最初几年内,多数在初诊时已有特征性肾皮质瘢痕形成,5岁以后很少再有新的肾瘢痕形成。高血压可出现在反流性肾病的后期,肾功能不全主要发生在双侧肾瘢痕伴高血压的患者。

【临床表现】

1. **产前肾积水** 随着围产期超声影像学检查的普及,约1%左右胎儿被筛检出产前肾积水,其中10%~40%肾盂积水扩张是由膀胱输尿管反流造成,且多数为双侧重度反流的男性患儿。

2. **尿路感染** 膀胱输尿管反流的早期就诊原因多为尿路感染。婴幼儿上尿路感染常表现为发热、烦躁不安、呕吐和腹泻等。由于小婴儿缺乏特异性表现,凡不明原因发热,均需进行尿液检查。大年龄儿童并发尿路感染时可有发热、尿频、尿急、尿痛等病史。

3. **腰胁部疼痛** 肾盂肾炎可导致小儿腹部或腰胁部不确定性疼痛,部分患者在膀胱充盈或排尿时感觉到肾区胀痛。

4. **其他症状** 部分患者以长期慢性感染为特点,主要表现为厌食、喂养困难、贫血和生长发育迟缓。高血压和肾功能不全是反流性肾病的后期并发症。

【诊断及鉴别诊断】

1. **影像学诊断方法**

（1）排尿性膀胱尿路造影（voiding cystourethrography,VCUG）:VCUG是确定膀胱输尿管反流诊断和反流程度的金标准方法。1981年国际反流研究委员会（International Reflux Study Committee）依据VCUG显示的输尿管、肾盂肾盏形态,将膀胱输尿管反流分为五度。Ⅰ度:造影剂反流仅达输尿管下段,且无明显扩张;Ⅱ度:造影剂反流至肾盂和肾盏,但无扩张,肾盏穹隆正常;Ⅲ度:造影剂反流至肾盂,肾盏轻度扩张、杯口轻度变钝,输尿管轻度扩张不迂曲;Ⅳ度:输尿管中度迂曲扩张,肾盂和肾盏中度扩张,杯口明显变钝,但多数肾盏仍保持乳头状压迹形态; V度:输尿管严重迂曲扩张、肾盂和肾盏重度扩张,乳头压迹消失。

进行 VCUG 检查操作时,应注意如下几点事项:①大年龄儿童患者在 VCUG 检查前可先自行排尿,再行插入导尿管获取残余尿量数据,导尿标本提供尿培养检查。②通常使用造影剂浓度以 17%(15% ~20%)为宜,造影剂浓度过高容易造成化学性膀胱炎,浓度过低影响到解剖细节的影像显示效果。③从导尿管注入造影剂速度不宜过快(放置造影剂滴注瓶最大不超过膀胱水平高度 70cm),避免膀胱充盈没有达到最大容量时就过早诱发排尿,影响到膀胱输尿管反流的检测结果。④小儿尿路感染急性期膀胱不稳定,不宜进行 VCUG 检查,通常推迟 4~6 周后进行。⑤检查时,要求拍摄膀胱充盈相和排尿相,约 1/5 患者反流仅出现在排尿相。判断反流程度以最大级别反流的相片为准。⑥出现反流后,观察反流到上尿路造影剂的排空速度和排清程度,有助于判断是否膀胱输尿管反流同时合并肾盂输尿管连接部梗阻。当重度反流与肾盂输尿管连接部梗阻并存时,输尿管迂曲扩张很明显,而肾盂不显影或显影很淡。当反流至肾盂内的造影剂向下引流排空迟缓时,提示合并肾盂输尿管连接部梗阻的可能,也可以是由于输尿管高度迂曲扩张造成继发性梗阻。

(2)排泄性尿路造影(excretory urography):传统上称为静脉尿路造影(intravenous urography,IVU),主要用于了解肾实质厚度,肾盂肾盏扩张,肾脏功能和有无合并畸形等情况。检查中可等待造影剂完全进入膀胱后,令患儿排尿时摄片完成生理性排尿膀胱造影来确定有无反流,从而避免了传统 VCUG 检查需放置导尿管而给患儿带来的不愉快经历。缺点是年幼患儿通常无法配合完成检查,另外滞留在肾盂和输尿管的造影剂,可能会影响反流的判断。约 9% ~18% PVUR 患者合并肾盂输尿管连接部梗阻,多数病例是在肾积水评估检查中偶然发现有低度反流。由于反流自然消失率较高,仅需保守观察处理,通常先处理梗阻病变。

（3）超声检查：作为一项辅助检查项目，肾脏超声检查对于检测轻、中度膀胱输尿管反流不敏感，但可对肾盂输尿管积水程度进行评估。超声检查也常用于膀胱输尿管反流患儿定期随访过程中检查双肾大小、评估肾脏生长状况。近年来，有研究者通过在膀胱内注射超声造影剂的方法来明确膀胱输尿管反流的诊断，其缺点是无法对反流程度进行精确判断。该项目适用于膀胱输尿管反流转归的随访，代替部分放射学检查来评估反流情况，从而减少受检患儿的放射线暴露机会。

（4）肾核素扫描：常用^{99m}Tc-DMSA肾静态扫描检查可显示肾瘢痕、评估反流性肾病严重程度。迄今为止，该检查项目仍然是明确有无皮质肾瘢痕和动态监测肾瘢痕进展的首选方法，可用于随访中监测患儿有无新瘢痕形成，比较手术前后肾小球和肾小管功能情况。肾瘢痕程度与反流的严重度和尿路感染有关。Smelli等将肾瘢痕分为四级：第一级仅有 1~2 个肾实质瘢痕；第二级有较广泛和不规则的瘢痕，部分区域有正常肾组织；第三级全部肾实质变薄伴广泛的肾盏变形；第四级肾萎缩。

2. **尿流动力学检查** 主要包括充盈期膀胱测压、尿道外括约肌肌电图、尿道压力、尿流率和同步影像压力图（影像尿流动力学检查时）。部分膀胱输尿管反流患儿伴有排尿功能障碍，表现为尿频、尿急和尿失禁时，尿流率测定有助于了解患儿排尿期膀胱出口功能状态，如尿流速曲线不光滑提示尿道括约肌可能存在不协调性收缩。尿流动力学检查也用于 PVUR 患儿手术前排除神经源性膀胱引起的反流。

3. **膀胱镜检查** 在膀胱输尿管反流诊断中作用有限，主要用于排除尿道病变和下尿路梗阻性疾病，了解输尿管开口位置、形态、输尿管膀胱黏膜下段长度，了解有无输尿管异位开口、有无输尿管开口旁憩室、输尿管是否开口在膀胱憩室内等。

4. **鉴别诊断** PVUR 常需排除以下造成继发性反流的常见疾病：

（1）后尿道瓣膜：是最常见的先天性膀胱出口梗阻性疾病，仅见于男孩。典型病例诊断不困难，产前有羊水过少、胎儿肾积水和巨大膀胱，出生后排尿费力、尿腹、尿潴留。不典型病例缺乏特异性症状,容易发生漏诊。约48%～70%后尿道瓣膜患儿伴有膀胱输尿管反流,其中约1/3病例在梗阻解除后反流自行消失。

（2）异位输尿管囊肿:在排尿期向膀胱颈部脱垂造成膀胱出口梗阻和对侧输尿管反流,多见于女性。

（3）神经源性膀胱:常见于脊柱裂脊膜膨出患儿,诊断不困难。对于隐性脊柱裂患儿应特别注意骶部有无潜毛窦、直肠肌张力减弱、顽固性便秘或大小便失禁等症状。

【治疗原则及方案】　膀胱输尿管反流的治疗目标是预防和控制尿路感染,防止肾损害、肾皮质瘢痕形成,减少治疗和随访过程中并发症的发生。由于PVUR随年龄增长会逐渐好转,可根据患儿性别、年龄、反流程度、有无膀胱排尿功能异常和尿路感染是否容易控制,还有患者的依从性和家长的选择性等因素决定保守治疗或手术治疗。

1. **保守治疗**　PVUR患儿尿路感染容易反复发作,多数患儿经正规治疗控制感染后,需长期口服小剂量抗生素预防感染复发,直至反流消失。原则上选用抗菌谱广、易服用、对患儿毒副作用小、尿内浓度高、对肠道正常菌群影响小的药物。小婴儿常用阿莫西林或头孢克洛,儿童用甲氧苄胺嘧啶或呋喃妥因。预防剂量应为治疗剂量的1/3～1/2,晚上临睡前服用。保守治疗观察期间,每个月做一次尿常规检查,3个月做一次尿细菌培养检查,B超观察肾脏生长情况,6～12个月做一次VCUG检查。

2. **手术治疗**　常用输尿管膀胱再植术,手术指征:①反流程度达Ⅳ度以上,持续不消;②Ⅲ度以上反流,经一段时间保守治疗无效,程度加重;③反流合并膀胱输尿管连接处解剖结构异常,如输尿管旁憩室等;④长期药物治疗感染不能控制或药物治疗依从性不好的患者。常见手术方式有Cohen术式、Politano-Leadbetter术式、Glenn-Anderson术式和Lich-Gregor术式等,手术操作方式可采用开放或腹腔镜、气膀胱手术。新生儿期发现严重反流,需先在膀胱顶部做耻骨上皮肤造口,等待肾脏形态和功能改善,一年后再作抗反流手术。

　　手术治疗的注意事项有：①手术前排除继发性膀胱输尿管反流；②手术中充分游离远端输尿管，在无张力状态下植入膀胱内，同时保护输尿管的血液供应；③建立膀胱黏膜下隧道，保证黏膜下段输尿管长度与输尿管直径比在（3～5）:1；④注意输尿管植入膀胱的位点，黏膜下隧道的方向和输尿管膀胱黏膜吻合口的位置，防止发生输尿管成角、扭曲和狭窄；⑤重建手术中注意膀胱逼尿肌对输尿管后壁的支撑作用；⑥膀胱内手术操作要轻柔，减轻术后血尿和膀胱痉挛等症状。

　　术后并发症主要有：①反流不消失：约 6.8% 输尿管膀胱再植手术后反流持续不消失，多见于术前重度反流病例，可能是黏膜下输尿管长度与直径比例不足所致，或者是继发性反流因素未排除；②膀胱输尿管吻合口梗阻：多数为一过性功能性梗阻，仅需保守观察治疗。少数器质性梗阻属于技术操作造成的问题，如黏膜下隧道中输尿管发生扭曲成角，输尿管腔内血块堵塞，输尿管腔外血肿压迫和黏膜水肿。患儿手术后 2 周内出现腹痛、恶心和呕吐等症状，影像学检查提示肾盂输尿管积水加重，核素肾扫描提示患侧肾脏滤过功能下降和排泄迟缓时，需逆行留置双"J"管。置管困难者，可行经皮肾盂造瘘术。

　　经膀胱镜输尿管口旁注射填充剂 Deflux® 抗反流手术，被认为是安全有效的微创方法，但目前 Deflux® 尚未在国内获得准入。

　　【预后】　经过保守治疗后，PVUR 具有较高的自愈倾向，反流自然消失与反流程度相关，Ⅰ度反流自然消失率为 90%、Ⅱ度为 80%、Ⅲ度为 50%、Ⅳ度为 10%、Ⅴ度不具有自愈能力。重度 PVUR 的手术成功率高达 90% 以上，治疗较晚的重度病例，远期可有高血压和肾功能受损。

　　【小结】　PVUR 是小儿泌尿外科最常见的疾病之一，由于人们对其发病机制和反流自然演变过程的不断了解，早期诊断和主动监控已成为膀胱输尿管反流的基本诊疗原则。VCUG 检查仍然是 PVUR 的主要诊断手段。对于无症状的低度反流，临床上需制订主动监控计划，定期 B 超检查了解肾脏生长情况。对于发热性尿路感染患儿需进行核素 DMSA 肾扫描检查。有排尿和(或)排便功能异常症状者,需进行尿流率和尿流动力学检查。内科保守和手术疗法同样能有效地防止肾盂肾炎和反流性肾病的发展,通常预防性抗生素治疗用于程度较轻、自愈机会较大的膀胱输尿管反流患儿,外科干预手术治疗适用于长期药物治疗依从性差、药物治疗效果差、反流程度高持续不消退的病例。

【诊治流程】

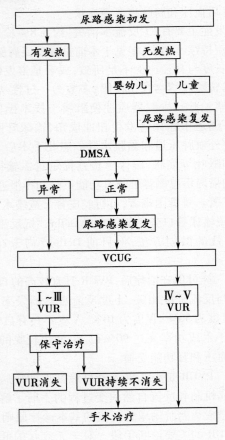

（周　云）

参 考 文 献

1. Wein A J, Kavoussie L R, Novick A C. et al. Campbell-Walsh Urology. 10th ed. Philadelphia: Elsevier Saunders, 2011: 3267-3309.

2. Routh J C, Bogaert G A, Kaefer M, et al. Vesicoureteral reflux: current trends in diagnosis, screening, and treatment. European urology, 2012, 61 (4): 773-782.

3. Moradi M, Diamond D A. Summary of recent AUA guidelines for the management of vesicoureteral reflux in children. African Journal of Urology, 2013, 19(4): 155-159.

4. 黄澄如. 实用小儿泌尿外科学. 北京: 人民卫生出版社, 2006: 292-306.

5. 那彦群, 郭震华. 实用泌尿外科学. 北京: 人民卫生出版社, 2009: 230-232.

第十章　先天性膀胱憩室

【概述】　先天性膀胱憩室(congenital bladder diverticulum)为小儿少见的先天性膀胱发育畸形,患者可终生无临床症状,或因感染、梗阻、失禁和血尿进行检查时发现病变,症状明显者常需手术治疗。

【病因】　本病病因不清,但较常合并膀胱输尿管反流或肾盂输尿管连接部梗阻。与继发性膀胱憩室不同,先天性膀胱憩室与下尿路梗阻无关,常为局限性逼尿肌发育缺陷,也可见于一些全身性结缔组织病变。

【病理】　先天性膀胱肌层缺损常发生于输尿管裂孔部位,多见于输尿管口外上方。由于Waldeyer鞘(包绕输尿管膀胱壁段的逼尿肌鞘)发育不良,膀胱黏膜由三角区外侧角与逼尿肌交界部肌壁缺损局限性膨出形成输尿管旁憩室。膀胱黏膜常平滑,无明显小梁形成。憩室颈部肌层可较肥厚,侧壁肌薄弱,顶部肌束稀疏。随病情进展,憩室扩张可破坏输尿管鞘结构,并牵引输尿管在膀胱内的锚着点发生移位,导致输尿管膀胱连接部功能障碍,可造成膀胱输尿管反流或输尿管梗阻,影响肾功能。但目前尚无确切证据表明反流与憩室存在继发或合并关系。膀胱充盈时憩室可较小,排尿时膀胱逼尿肌收缩,膀胱体积缩小,而肌层薄弱的憩室则明显扩大且难以自行排空,这种现象在动态超声或排尿性膀胱尿道造影(VCUG)检查中具有诊断意义。巨大憩室或低位憩室可压迫膀胱颈或后尿道,阻碍排尿,排尿出口阻力增高使得更多尿液注入憩室,形成憩室充盈扩大的恶性循环。全身性结缔组织病变者憩室常见为多发,多伴有膀胱功能障碍。

憩室体积和输尿管开口与憩室开口位置关系有一定预后意义。憩室较大者易于产生症状,常需要手术治疗。输尿管开口于憩室口旁、输尿管膀胱连接部功能未受损者病情较轻,常无明显症状或症状较轻,可保守治疗;输尿管开口于憩室者,输尿管膀胱连接部抗反流功能往往完全丧失,此型病情较为严重,症状明显,需要积极手术治疗。

【临床表现】 先天性膀胱憩室可终生无症状,也可因憩室扩大或膀胱输尿管连接部功能障碍出现症状,症状常间断出现。

1. **尿路感染症状** 先天性膀胱憩室如伴有膀胱输尿管反流、膀胱出口梗阻或输尿管梗阻时,均易于发生尿路感染,表现为尿频、尿急、尿痛、尿浑浊有异味等,也可出现腰痛和发热等全身症状。即使不伴有反流或梗阻,膀胱憩室由于缺少逼尿肌收缩,尿排空障碍、尿液滞留,也可出现尿路感染。

2. **排尿障碍** 排尿时憩室扩大,压迫膀胱颈或后尿道,表现为排尿困难。由于排尿时逼尿肌收缩,膀胱缩小而憩室扩大,尿液部分经尿道排出,另外部分流入憩室,因而有尿意时排出尿液较少,膀胱松弛后尿液再次流入膀胱主体内,表现为排尿后不久再次出现尿意和排尿。

3. **尿失禁** 憩室扩大或低位憩室可刺激膀胱颈,出现失禁现象。

4. **血尿** 患者可以终末血尿为首发症状,可伴或不伴排尿疼痛。血尿也可伴发于尿路感染或肿瘤。

5. **其他** 憩室破裂较为罕见。憩室部位可出现肿瘤生长,来源于上皮或间叶组织,发生于憩室内的肿瘤常较发生于正常膀胱黏膜的肿瘤具有更强的侵袭性。

【诊断及鉴别诊断】 先天性膀胱憩室可能在产前通过超声检查检出,但更多是在筛查尿路感染、梗阻、血尿或失禁等原因时发现。患者可终生无症状,有症状者多数也表现为非特异性的尿路症状如尿路感染症状、失禁、血尿、排尿困难等。病史和体格检查多无特异性,实验室检查可提示尿路感染或血尿的严重程度。在对尿路症状患者进行影像检查时通常可查出憩室存在。超声检查较易在膀胱不同充盈阶段时发现憩室问题。VCUG为诊断的金标准,可发现同时存在的膀胱输尿管反流。在膀胱充盈期,膀胱充盈而憩室较小;在排尿期,膀胱收缩而憩室增大,由此可区分膀胱主体和憩室。IVP对于下尿路显像不甚敏感,憩室易被充盈的膀胱遮挡而难以显示清楚。核素检查也有助于判断膀胱解剖、肾功能和输尿管梗阻。须注意先天性膀胱憩室有其动力学特征,并非在所有相关检查中均表现为阳性。

先天性膀胱憩室需与继发性膀胱憩室、脐尿管囊肿、膀胱疝、异位输尿管、膀胱重复畸形鉴别。继发性膀胱憩室常继发于下尿路梗阻,表现为持续存在的多发小梁、憩室伴黏膜改变。动态影像检查下观察憩室在排尿期间的充盈变化可据以鉴别其他相似疾病。

【治疗原则及方案】　对于无症状的先天性膀胱憩室,不需治疗。女孩轻度膀胱输尿管反流存在较高的自愈机会,可首先保守治疗。男孩有明显症状者由于较高的排尿压力,憩室常会进行性加重,多需积极手术治疗。如有反复尿路感染、持续重度膀胱输尿管反流、输尿管梗阻影响患肾功能、明显膀胱出口梗阻等,应考虑手术治疗。

手术可选择开放手术(膀胱内入路)或腹腔镜、气膀胱手术。输尿管开口于憩室口旁者,可切除憩室后修补肌裂孔。如输尿管开口于憩室内,或伴有重度膀胱输尿管反流者,需同时行输尿管膀胱再植。对于输尿管梗阻,手术方式主要取决于患侧肾功能,可相应行憩室切除、输尿管膀胱再植或肾切除。

如系全身性结缔组织病变,手术需慎重,可通过清洁间歇导尿、长疗程预防性抗菌治疗等方法维持膀胱排空和控制感染。

【预后】　先天性膀胱憩室手术治疗预后良好,但可能存在复发或创伤愈合不良问题。

【小结】　先天性膀胱憩室可无症状或表现为尿路感染、梗阻等症状,易合并膀胱输尿管反流,VCUG 可确诊。女性患儿轻症可能自愈,男性患儿伴有持续症状者多需手术,手术要点在于切除憩室并修补裂孔,如有膀胱输尿管反流可同时行输尿管膀胱再植手术。

(唐耘熳)

参 考 文 献

1. Gearhart J P, Rink R C, Mouriquand P D E. Pediatric Urology. 2nd ed. Philadelphia：Saunders Elsevier, 2010：416-417.

2. Bhat A, Bothra R, Bhat M P, et al. Congenital bladder diverticulum presenting as bladder outlet obstruction in infants and children. Journal of pediatric urology, 2012, 8(4)：348-353.

3. Rawat J, Rashid K A, Kanojia R P, et al. Diagnosis and management of congenital bladder diverticulum in infancy and childhood：experience with nine cases at a tertiary health center in a developing country. International urology and nephrology, 2009, 41(2)：237-242.

4. Alexander R E, Kum J B, Idrees M. Bladder diverticulum：clinicopathologic spectrum in pediatric patients. Pediatric and Developmental Pathology, 2012, 15(4)：281-285.

第十一章 神经源性膀胱

【概述】 任何神经病变或损害引起膀胱和(或)尿道括约肌功能障碍称之为神经源性膀胱尿道功能障碍,简称为神经源性膀胱(neurogenic bladder,NB)。儿童 NB 发病率高,患儿生活质量差,并发症多,是一种常见但是很棘手的疾病。尿路感染及排尿功能障碍导致的肾衰竭是 NB 患者主要死因。Donnelly 于1972 年随访了 370 例在第二次世界大战时由战伤所致的截瘫病员,结果 90% 有肾盂肾炎。在死亡的截瘫伤员中,40% 死于肾衰竭。

20 世纪 50 年代后,NB 所致的死亡率显著下降,主要原因有:①清洁间歇导尿技术的应用;②改善排尿和储尿功能技术的发展;③泌尿系统感染有效控制;④神经性膀胱康复护理方法的建立;⑤长期肾脏功能的随访监测;⑥现代尿动力学检查的普及应用;⑦对泌尿系结石治疗水平的提高。近年来,随着对 NB 的深入了解和尿动力学检查等新诊治技术的出现和提高,NB 患者不仅要保护上尿路功能,而且要注重提高生活质量。因此,今后对 NB 的治疗应尽量避免破坏性手术,开发更多的以恢复或接近生理排尿为目标的治疗技术,最大限度地利用和发挥下尿路残存功能、保护肾脏延长患者寿命、提高生存质量。

【病因】 NB 病因复杂。小儿以先天性脊柱裂多见。

1. 先天性畸形 以脊髓发育不良(myelodysplasia)最为多见。脊髓发育不良指由于神经管闭合障碍导致的发育畸形如脊柱裂等。

脊柱裂分为两大类:隐性脊柱裂(spina bifida occulta,SBO)和显性或囊性脊柱裂。后者脑脊膜膨出(meningocele)和脊髓脊膜膨出(myelomeningocele)等多见。隐形脊柱裂在儿童和少年期多见,但神经损害与否和损害程度大不相同,只有少数隐形脊柱裂引起 NB。在囊性脊柱裂中,根据膨出物的不同分为脊髓脊膜膨出和脊膜膨出两类,脊髓脊膜膨出占绝大多数,多位于腰及腰骶部,伴有神经麻痹及排尿功能障碍,95%的脊髓脊膜膨出小儿有尿失禁。在 NB 中约 70% 源于脊膜脊髓膨出。

2. **外伤** 主要为颅脑损伤和脊髓损伤。绝大多数急性脊髓损伤是由于创伤性椎体压迫或骨折、脱位所引起,外伤性椎间盘突出、硬膜外和硬膜下血肿、脊髓手术、火器伤等也可造成脊髓损伤。

3. **手术损伤** 位于额叶及脑干的病变如脑肿瘤等手术,可能损伤排尿中枢引起排尿功能障碍;椎间盘及脊柱病变手术时可造成脊髓损伤;盆腔手术,包括巨结肠、高位肛门直肠畸形和骶尾部畸胎瘤等,损害支配膀胱和尿道的神经,也可引起小儿 NB。

4. **神经系统疾病** 如脑瘫和脑膜炎、神经系统肿瘤等,可引起排尿中枢功能障碍,最终引起 NB。

5. **药物影响** 由于长期或过量服用一些药物而影响排尿中枢神经,如消化道溃疡治疗药、脱敏药以及对中枢神经系统作用的药,可影响中枢神经系统,引起排尿功能障碍,如阿托品等。

【病理】 儿童骨盆较浅,膀胱为腹腔内脏器。正常膀胱在储尿期具有主动舒张能力,弹性良好,以较低压力存储尿液,对上尿路无损害风险,具有足够的容量,并随年龄的增加而增加;排尿期能自主启动排尿,具备良好的收缩能力。尿道括约肌在储尿期具有良好的控尿能力,而在排尿期开放,与膀胱具有协调性。排尿反射除受骶髓排尿中枢控制外,还受到脑干、小脑、基底神经核、边缘系统、丘脑、视丘下部和大脑皮层高位中枢调节。正常膀胱和括约肌的储尿和排尿反射通路主要通过骶副交感神经(盆神经)、脊柱胸腰段交感神经(下腹神经和交感干)和骶躯体神经(主要是阴部神经)发挥作用。上述任何与排尿有关的中枢和神经受到损伤均可引起 NB 功能障碍。膀胱出现弹性下降及尿道括约肌和膀胱活动不协调导致膀胱内高压,可对上尿路产生损害;膀胱容量出现增加或降低,膀胱感觉敏感或缺失;逼尿肌收缩能力下降甚至无收缩,出现膀胱排空障碍;尿道括约肌控尿能力下降,出现尿失禁。NB 如果得不到及时治疗,最终将导致患者出现尿失禁和上尿路损害。不论 NB 病因如何,都会出现不同程度的排尿异常表现并引起一系列膀胱和上尿路的继发改变。这种改变主要分为两类:一类是膀胱肌肉松弛而引起的膀胱过度扩张;另一类是膀胱肌肉长期的内压增加,使肌肉肥厚形成小梁,在小梁间由于内压增加向外膨出形成小室,甚至是憩室。膀胱内压的上升,使与输尿管内的压差缩小,输尿管输送尿液的能力减弱,阻力增加,从而产生上尿路扩张。另一方面,膀胱肌肉功能的损害使膀胱输尿管交接部抗反流作用消失而产生膀胱输尿管反流,导致上尿路扩张及反流性肾病。由于长期有残余尿淤积,可合并感染和结石形成。

【临床表现】　NB 可有各种临床表现,可分为排尿异常方面的临床表现,尿路外的症状及尿路并发症。排尿异常方面可以从最初的患儿无自觉症状,到最后的膀胱逼尿肌完全瘫痪,只能靠导尿引流,最后引起肾衰竭。

1. **排尿异常**　可有各种排尿异常表现:①尿急、尿频;②尿失禁以混合性尿失禁和急迫性尿失禁多见,但伴有尿潴留者常表现为充溢性尿失禁;③尿潴留,主要为排尿困难、费力。

2. **尿路外症状**　①部分患儿可以表现为不同程度的便秘和大便失禁,其特点为便秘和大便失禁同时存在。②下肢及足部改变:包括下肢及足部畸形,如下肢肌肉萎缩、不对称性足萎缩、高弓足、爪形趾等;下肢感觉和运动障碍,包括异常步态(不对称性鞋磨损提示异常步态)、异常腱反射等。③脊髓发育不良患儿局部症状:腰骶部包块、多毛、皮肤小凹、色素沉着、皮毛窦、双臀不对称和臀裂倾斜,也可发生下肢肌肉萎缩伴运动障碍、足部畸形和顽固性溃疡。

3. **尿路并发症**　NB 的主要并发症包括:反复尿路感染,继发于输尿管反流及梗阻引起的肾积水及尿路结石,产生并发症的主要原因是残余尿量过多及持续性膀胱内高压,以致出现肾衰竭等临床症状。由于长期留置尿管的机械性刺激,可以引起尿道周围炎,并可引起尿道周围脓肿以及开口于会阴皮肤的窦道,有的还会出现会阴部湿疹。也可以开口于尿道形成憩室。感染还可以向上延伸至前列腺、精囊和附睾,而引起该部位的炎症。

【诊断及鉴别诊断】 NB 的诊断应包括三个方面:导致膀胱尿道功能障碍的神经系统病变,膀胱尿道功能障碍和泌尿系解剖与功能损害程度,其他相关器官功能障碍如便秘或失禁等。

1. **病史** 要重点了解神经系统病史、既往脊髓和盆腔手术史以及下尿路症状和下肢症状出现的年龄以及缓解或加重情况。如果排尿异常反复治疗失败提示有神经损害的因素存在。有患者在检查其他疾病如便秘和大便失禁时发现 NB 的存在。

2. **体格检查**

(1) 耻骨上包块:排空障碍者在腹部检查时可发现因尿潴留形成的耻骨上包块,导尿后包块消失。

(2) 腰骶部包块、皮肤异常或手术瘢痕:提示有脊膜膨出或曾行脊膜膨出修补术;注意检查背部和腰骶部中线是否有脂肪瘤、异常毛发分布、皮肤凹陷、瘘管、窦道、血管瘤或色素痣等(图 11-1)。

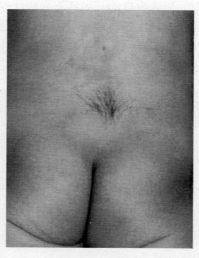

图 11-1 隐匿性脊柱裂患儿腰背部色素沉着和异常毛发

（3）骶髓反射、肛门外括约肌张力和会阴部皮肤感觉异常：可出现骶反射和肛门外括约肌张力亢进（上运动神经元病变）、减退（部分性下运动神经元病变）或丧失（完全性下运动神经元病变）。肛门皮肤反射的检查则是通过直接搔抓肛门附近色素沉着区域的皮肤来观察肛门周围肌肉的反射性收缩。

（4）神经病变体征：常见的提示神经病变体征包括脊柱畸形、异常步态、异常腱反射。

（5）下肢畸形和功能障碍：出现下肢和足部畸形、高足弓或槌状趾、双下肢不对称、单侧或双侧下肢或足萎缩，出现相应的去神经改变和顽固性溃疡。

3. **实验室检查** 凡诊断为或疑有泌尿系感染者均应行血尿常规检查、尿细菌培养和药物敏感试验等，以便确定是否并发尿路感染和指导抗生素的应用。血液生化检查有助于发现反流性肾病及肾功能损害的程度。

4. **影像学检查和尿动力学检查**

（1）超声检查和 X 线检查：B 超能发现肾脏有无形态变化、测定残余尿量、尿道内口的开闭状态和膀胱壁厚度等，还能显示胎儿及新生儿脊柱区各结构，是新生儿脊髓栓系早期诊断的首选方法。较大儿童脊柱 X 线平片可发现脊柱畸形，如脊柱侧弯和腰骶椎裂（图 11-2）等。

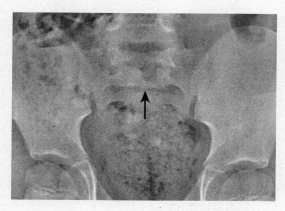

图 11-2 S_1 和 S_2 椎体闭合不全（箭头）

（2）磁共振尿路成像（Uro-MRI）和放射性核素肾脏扫描用于评估肾脏功能和肾脏瘢痕及肾盂和输尿管排泄情况等。MRI能清晰显示中枢神经病变情况，如脊柱和脊髓损伤程度，以及脊髓发育情况包括脊髓圆锥下移位置和程度，且对合并脊柱畸形也能较好地显示。

（3）膀胱尿道造影：能清晰显示膀胱输尿管反流（VUR）及反流程度，严重患儿膀胱形态呈"圣诞树"样改变。

（4）膀胱镜检查：膀胱镜检查可用于鉴别后尿道瓣膜等引起的下尿路梗阻。膀胱镜检查可发现膀胱内各种病变，早期各种类型的 NB 内部情况大致正常，随着时间的增长小梁逐渐增多，小室、憩室也逐渐形成。

（5）尿动力学检查：是诊断和治疗 NB 的重要依据，也是随访 NB 病程变化和治疗效果的重要手段。影像尿动力检查可了解膀胱形态、是否存在膀胱憩室、VUR，后尿道显影提示膀胱颈口开放。神经源性膀胱的诊断特征为：膀胱长轴变垂直（verticalization of the long axis）、壁增厚和憩室形成，尿动力学检查可见逼尿肌括约肌协同失调（detrusor-sphincter dyssynergia，DSD）、逼尿肌瘫痪或发射亢进等（图 11-3）

根据尿动力学检查膀胱和尿道括约肌功能分为：①膀胱功能亢进（bladder overactivity）尿动力学检查显示逼尿肌充盈期出现收缩、膀胱最大容量减少和顺应性降低。临床出现尿频、尿急，偶见尿失禁。②膀胱功能低下或无收缩（bladder underactivity）尿动力学检查显示逼尿肌在排尿时收缩乏力或无收缩，膀胱最大容量可以增加或减少，残余尿增加；临床表现为排尿困难或充盈性尿失禁等。③尿道括约肌功能亢进（urethral sphincter hyperactivity）尿动力学检查显示排尿时括约肌不能松弛或收缩增强，表现为逼尿肌-括约肌协同失调（detrusor-sphincter dyssynergia，DSD）等；临床出现排尿困难和残余尿增加。④尿道括约肌功能低下或瘫痪（urethral sphincter incompetence）尿动力学检查显示膀胱充盈期括约肌松弛或不能关闭；临床出现尿急、尿频和尿失禁等症状。⑤膀胱和尿道功能异常同时存在（dysfunction of bladder and urethral）尿动力学检查显示

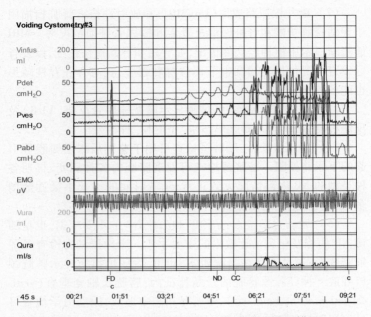

图 11-3   尿动力学检查可见逼尿肌瘫痪，腹压排尿

膀胱功能亢进伴尿道括约肌功能亢进或低下；膀胱功能低下伴尿道括约肌功能亢进或低下。临床可见各种相应的排尿异常症状。

5. **鉴别诊断**   NB 表现多样，与许多疾病的表现有相似之处，在诊断中尤其需与以下疾病鉴别。

（1）先天性尿道瓣膜：多见于小儿，有排尿困难、尿潴留。尿道镜检查或尿道造影可鉴别。

（2）尿道狭窄：可为先天性或后天性，以排尿困难为主要表现。尿道探子检查有明显狭窄段，尿道造影可明确诊断。

（3）膀胱颈部梗阻：排尿困难多伴有排尿疼痛，在排尿过程中可突然发生尿流中断现象。超声检查可见强回声，膀胱区平片见不透光阴影，膀胱镜检查可明确结石大小、数目。

（4）原发性遗尿：患儿除夜间尿床外，日间常有尿频、尿急或排尿困难、尿流细等症状。体检不能发现明显尿路或神经系统器质性病变。还可通过询问病史及尿动力学检查进行鉴别。

（5）输尿管异位开口：以尿路感染为主，女性则主要表现为正常排尿的同时有持续性尿失禁和尿路感染，并导致外阴部皮肤湿疹、糜烂。膀胱注入美兰溶液观察漏尿颜色，漏尿不含美兰（兰色尿液），而排尿为兰色者，基本可以确定存在输尿管异位开口。通过静脉尿路造影可以明确诊断。

（6）心理膀胱应激症：由于情绪紧张波动、愤怒或忧虑等因素引起的尿频、尿急或遗尿症，有的患者甚至出现尿潴留，其临床表现及尿流动力学特征与慢性尿道炎类似。当患者心理紊乱的症状减轻或得到纠正后，排尿功能障碍症状相应好转。一些患者在症状发作时盆底肌肉张力可明显增高，括约肌功能减退，患者常有一个长期尿频、排尿不畅及尿不尽、会阴部及盆腔疼痛的病史，尿常规及膀胱镜检查结果阴性。

（7）小儿功能性排尿障碍：在儿童生长发育过程中，下尿路的神经控制需要经过一个不断完善和发展的过程。在此过程中出现排尿功能障碍，如尿频、尿急及尿失禁症状。一般在3岁以前属于功能性排尿功能紊乱，有的儿童在症状可推迟到青春期前。临床诊断必须区分是功能性的，还是泌尿系统或神经病理因素所引起的排尿功能障碍。

（8）非神经源性NB(non-neurogenic neurogenic bladder,NNB)：NNB的主要特点是用现代的检查方法不能发现神经性缺陷或病变，而临床症状和膀胱的形态改变却符合NB的改变。

【治疗原则及方案】 小儿NB治疗的目的在于预防上尿路的损害，较大儿童还要确保其能参加正常的社会活动。适应社会活动的有效控尿时间青少年以4个小时为宜，婴幼儿不小于1小时。在治疗原发病的同时，根据临床症状、神经系统和影像学检查及尿动力学检查结果对小儿NB进行分类，然后依据尿动力学分类进行针对性的治疗。无论泌尿系症状是否严重，均应坚持定期复查尿动力学改变并长期进行神经系统评估，以便准确了解患儿膀胱括约肌功能状态，为进一步采取措施有效防止上尿路损害提供参考。学龄儿童应重视对尿失禁等症状的控制从而改善其社会交往的自卑心理。

早期积极治疗脊髓脊膜膨出等原发病。治疗方式首选保守治疗如膀胱训练或盆底训练。生物反馈技术对于上运动神经元损害和部分下运动神经元损害有一定疗效。清洁间歇导尿（clean intermittent catheterization，CIC）应在出生后尽早实施，从新生儿就开始应用 CIC（要求孩子的父母掌握这项技术），也利于孩子长大后接受这种治疗。NB 患儿常有尿路感染。超过 50% 的接受 CIC 的患儿有菌尿发生，但没有临床症状的患儿不推荐服用抗生素。NB 患儿手术治疗没有年龄限制，外科手术治疗目的是使膀胱安全储尿和能控制排尿。手术方式分为改善储尿功能、改善排空功能、加强盆底肌、尿流改道等四大类，每种手术方法均有其特定的适应症。高度推荐结合个体情况选择手术方式。总之，在保护上尿路的情况下，NB 的治疗要确保膀胱排空、容量改善和增加括约肌阻力。

1. 排空膀胱方法

（1）辅助排尿法：最简单的治疗方法有按压下腹部（Crede 动作）或屏气增加腹压（Valsalva 动作）辅助排尿、两次排尿法等，可有效改善排尿和减少残余尿。在没有输尿管反流的情况下高度推荐应用按压下腹部（Crede 动作）或屏气增加腹压（Valsalva 动作）辅助排尿方法。Crede 动作适用于骶部神经病变、无腹肌收缩、尿道括约肌关闭不良者，且无膀胱输尿管反流。对于骶上病变患者，Crede 手法会引起盆底肌和尿道括约肌收缩，造成膀胱高压和出口阻力增加，不但不能排出尿液，反而加速尿路梗阻性病变。

（2）清洁间歇导尿（CIC）：CIC 简便易行，随着导管材质和润滑技术的提高，该技术应用越来越普及。CIC 通过尿道排出尿液，没有年龄限制。新生儿及婴幼儿父母帮助实施。6 岁左右开始可以训练自行 CIC。为了保证自家清洁间歇导尿的患儿的依从性，可行定期心理辅导。早期开始 CIC 联合抗胆碱能药物治疗，可以降低膀胱压力和上尿路损害风险。一般建议每天导尿 4~6 次（导尿点的选择注意与喂养时间关联。另外小儿清洁间歇导尿主要应该根据尿动力检查、膀胱安全容量来要求每次导尿量,嘱家长记导尿日记,如果每次导尿量超过安全容量,需要增加导尿次数),能有效治疗逼尿肌无反射的患儿的排尿困难和尿失禁。膀胱顺应性良好的患儿也可同时采用增加膀胱出口阻力手术改善尿失禁。如尿道黏膜下注射胶原质、透明质酸、聚糖酐等。

(3)药物治疗:临床用于改善排尿功能的药物缺乏。α-肾上腺受体阻滞剂和肌松药可能对括约肌高张力者有效,但是其副作用和效果差限制了临床的应用。

(4)神经切断术和括约肌切开手术:支配尿道括约肌的神经切断术或括约肌切开手术虽然可以彻底解除尿道梗阻,但是因为严重的并发症和尿失禁而不得不放弃这种方法。

(5)膀胱皮肤造瘘:以前认为是一项有效的保护上尿路的方法,现在一般只用于高膀胱内压(充盈期$>40cmH_2O$)暂时减压。

2. 扩大膀胱容量

(1)药物治疗:抗胆碱能药物常用于扩大膀胱容量和治疗膀胱过度活动引起的尿急、尿频和尿失禁。常用的药物有奥昔布宁(oxybutynin)、托特罗定(tolterodine)、曲司氯胺(trospium chloride)和丙哌维林(propiverine)都已应用于小儿 NB 治疗。但副作用如口干、便秘和发热等使其应用受到限制。奥昔布宁在儿童推荐从小剂量开始,根据临床反应调整剂量。托特罗定在儿童中应用通常 0.1mg/(kg·d),分两次服用。索利那辛在儿童的应用有待进一步积累经验。

理论上,地西泮(diazepam)有松弛逼尿肌和括约肌的作用。丙咪嗪(imipramine)和 β 受体兴奋剂(异丙肾上腺素)也有逼尿肌松弛作用,但是因为副作用太大,而不予推荐。

(2)膀胱训练:主要有以下两种治疗方法:①延迟排尿,即主动延迟排尿间隔时间,达到增加膀胱尿意容量、减少排尿次数、抑制膀胱收缩的目的。适用于:尿频、尿急、尿失禁或有逼尿肌不稳定,膀胱尿意容量小,但膀胱实际容量正常(如麻醉后膀胱容量正常），无明确的器质性下尿路功能障碍（如膀胱出口梗阻等）。对有严重低顺应性膀胱、器质性膀胱容量减少即有明确的器质性下尿路功能障碍者禁用。②定时排尿，即按既定的排尿间隔时间表进行排尿，达到控制膀胱容量，或减少尿失禁的发生，或预防膀胱高压对上尿路损害的目的。适应于：膀胱感觉功能障碍，膀胱尿意容量巨大；严重的低顺应性膀胱，尤其是伴有膀胱感觉功能受损害时。应注意的是：低顺应性膀胱者应根据膀胱测压结果，以逼尿肌压力小于 $40cmH_2O$ 时膀胱容量作为排尿量参考值，制定排尿时间，并定期随访膀胱压力变化，调整排尿间隔时间；对有残余尿或有 VUR 可在第一次排尿间隔数分钟后做第二次排尿（二次排尿法）。

（3）A 型肉毒素治疗：经内镜逼尿肌注射 A 型肉毒素（botulinum toxin or Botox，Allergan）已经开始用于治疗膀胱过度活动的 NB 患儿。尿控的有效率可达到 60% ~ 83%。

（4）膀胱扩大手术：

1）膀胱自扩大术（bladder autoaugmentation）适用于膀胱安全容量过小，逼尿肌反射亢进，经保守治疗无效者。将膀胱逼尿肌纤维沿膀胱前后纵形切开。肌层充分剥离，直到近膀胱颈处，保留完整膀胱黏膜，膀胱扩大，减低膀胱内压。但少部分患儿手术后可能再出现膀胱顺应性减低，可能是膀胱周围组织瘢痕形成，膀胱黏膜塌陷折叠造成。术后应配合 CIC 治疗。

2）其他膀胱扩大手术：其他用于膀胱扩大术的材料有结肠、回肠、胃，或扩张的输尿管。回肠扩大膀胱文献报道最多，手术时强调去管化技术预防肠蠕动引起的膀胱过度活动。无论哪种方法都强调能排空膀胱和较少并发症。因此，手术前患儿或父母掌握 CIC 很重要。主要并发症是肠黏膜分泌物、复发尿路感染、电解质紊乱、结石形成和癌变。

（5）扳机点排尿（triggering toilet）：骶上神经病变等引起的排尿困难，可使用诱发膀胱逼尿肌收缩的方法，这种方法是通过反复挤捏阴茎或会阴部、耻骨上区持续有节律的轻敲、指诊肛门刺激等对腰骶皮肤神经节段施以刺激，以诱发逼尿肌收缩，尿道外括约肌松弛,这种反射有时足以排空膀胱,但有时还需药物或手术方法降低膀胱出口阻力才能排空膀胱。

(6)电刺激:成人 NB 电刺激有 20 多年历史。儿童 NB 应用电刺激治疗的报道较少。Kaplan 曾经报道经尿道电刺激膀胱(transurethral electrical bladder stimulation)扩大膀胱容量,但是未见重复报道。不予推荐。刺激胫后神经(stimulation of the posterior tibial nerve)在儿童非神经源性 NB 的治疗效果好于 NB 的效果。经皮骶旁神经电刺激(parasacral transcutaneous electrical nerve stimulation)成功用于儿童膀胱过度活动的治疗,但缺乏 NB 的治疗经验。

3. **增加括约肌阻力**(increasing sphincter resistances)

(1)**药物治疗**:胆碱能和 α-刺激剂增加括约肌阻力效果不明显,但有严重的不良反应。

(2)**盆底肌训练**(Kegel 运动)**和生物反馈治疗**:主要用于较大儿童治疗压力性尿失禁的治疗。盆底肌训练通过反复主动收缩和松弛包括尿道括约肌在内的泌尿生殖器周围的骨盆横纹肌收缩盆底肌达到治疗目的。生物反馈治疗(biofeedback)是通过特定的仪器将患者不能直接感知的生物信号转化成患者能通过五官直接感知的信号,如视觉或听觉信号,以帮助患者建立相应的反应,从而达到治疗目的。它包括盆底肌肉生物反馈治疗和膀胱生物反馈治疗。膀胱生物反馈治疗的目的是通过向患者发出反映膀胱内压力变化情况的信号,提示患者何时进行盆底肌收缩,通过这种反映的强化训练,建立起的条件反射可治疗急迫性尿失禁。通过记录盆底肌肌电图和采用图像和声音信号形式指导患儿进行正确收缩和松弛盆底肌的生物反馈疗法能有效治疗 DSD。

(3)**康复电刺激治疗**:康复训练多采用非植入性电极,直接刺激外周效应器器官,避免了感染和疼痛,且操作上较为简便,因而被广大医师和患者所接受。一方面其直接作用于盆底肌,刺激尿道外括约肌产生加强尿控作用,还可以调节阴部神经的传入纤维,抑制逼尿肌收缩,改善膀胱储尿期功能。

（4）膀胱颈手术（surgery of the bladder neck）：膀胱颈无张力（incompetent）尿失禁可以用膀胱前壁延长尿道或双侧髂腰肌盆底悬吊术和膀胱颈锥状肌悬吊术治疗。

（5）人工尿道括约肌（artificial urinary sphincter,AUS）：儿童使用人工尿道括约肌 Scott device（AS800）取得了满意效果，括约肌袖套置于膀胱颈水平。从短期和中期来看效果是好的（可控性80%），但是由于技术的原因，再手术率高，每位患者平均需行三次手术，但从长期来看，人工尿道括约肌植入术对于控尿和保护自主效果是较好的，有利于 CIC 并可以避免膀胱扩大。AUS 的使用常需要配合使用 CIC,较大儿童可以用该方法治疗。

（6）注射填充剂（injection of bulking agents）：内镜膀胱颈黏膜下注射填充剂可以有效增加膀胱出口的阻力。

（7）尿流改道和可控性膀胱造瘘（urinary diversion and continent cystotomy）：尿流改道和可控性膀胱造瘘加强括约肌阻力的最后选择（尿道关闭）。根据 Mitrofanoff 原则，这项技术经历了多次技术改进，再植阑尾或去管化的肠段（monti）或输尿管都可以用作输出道。

总之，小儿 NB 注意治疗原发疾病，同时应依据膀胱括约肌功能障碍类型制订有效治疗方案以降低小儿储尿期和排尿期膀胱内压力，防治上尿路损害。治疗措施有进行 CIC 和（或）口服药物治疗，有选择地应用膀胱内灌注药物，生物反馈或骶神经刺激等。保守治疗失败时选用外科治疗，肾衰竭末期进行肾移植。这些治疗显著降低了 NB 患儿死亡率。

早期诊断和依据膀胱括约肌功能障碍类型进行针对性治疗是预防上尿路损害，获得良好疗效的关键，而神经系统和尿动力学监测是早期诊断和科学治疗的前提。5 岁以上脊髓脊膜膨出患儿膀胱壁分泌糖胺多糖（GAG）量增加是膀胱壁开始发生病理生理改变的标志，有望成为监测膀胱开始器质性损害的标志。尿动力学检查是诊断和制订小儿 NB 治疗方案的重要参考依据。提倡与肛肠外科、妇产科、骨科、康复科等科室联合评估 NB 相关的功能变化。推荐结合个体情况制订手术治疗方案。

但是从新生儿到婴幼儿和大龄儿童控尿发育确切神经机制以及导致 NB 的病理生理学机制尚不明确。对于一些严重 NB 患儿，还不能完全治愈；此外，ICCS（世界儿童尿控协会）虽已提出功能性尿动力学分类的标准化术语，但是儿童下尿路功能障碍的术语依旧较为混淆，更加清楚准确的分类急需提出以及小儿尿动力学检查过程需要进一步标准化。

【预后】　尿动力学检查是诊断和制订小儿 NB 治疗方案的主要依据。早期诊断和依据尿动力学膀胱括约肌功能障碍类型进行针对性治疗可以预防上尿路损害，获得良好效果。膀胱高压、逼尿肌-括约肌协同失调、慢性尿潴留等均是上尿路损害的危险因素，应尽早采取相应的治疗措施。但是从新生儿到婴幼儿和大龄儿童控尿发育的神经机制以及导致 NB 的病理生理学机制仍不完全清楚。一些严重 NB 患儿，还不能完全治愈，病程常进行性发展。应首先治疗导致 NB 的神经系统原发疾病，然后依据尿动力学分类进行 NB 的个体化治疗。清洁间歇导尿（CIC）联合抗胆碱能药物是 NB 基础的标准治疗方法之一。手术治疗联合 CIC 等非手术治疗才能获得好的效果。NB 患者应终生随访，推荐随访次数一般 3 岁以下患儿每年 3 次、学龄期儿童每年 2 次。推荐每次随访常规进行尿常规和泌尿系超声检查。影像尿动力学检查每年 1 次。病情进展时应及时调整治疗方案。

（文建国）

参 考 文 献

1. 王庆伟，文建国. 正常和神经源性膀胱括约肌功能障碍小儿尿动力学研究进展. 中华小儿外科杂志，2005，26（12）：666-668.

2. Danforth T L，Ginsberg D A. Neurogenic Lower Urinary Tract Dysfunction. Urologic Clinics，2014，41（3）：445-452.

3. Larijani F J，Moghtaderi M，Hajizadeh N，et al. Preventing kidney injury in children with neurogenic bladder dysfunction. International journal of preventive medicine，2013，4（12）：1359-1364.

4. Nevéus T, von Gontard A, Hoebeke P, et al. The standardization of terminology of lower urinary tract function in children and adolescents: report from the Standardisation Committee of the International Children's Continence Society. The Journal of urology, 2006, 176(1):314-324.

5. 文建国,译. 神经源性膀胱的评估与治疗. 北京:人民卫生出版社, 2010:246-251.

第十二章 膀 胱 外 翻

【概述】 膀胱外翻(exstrophy of bladder)在活产儿中发病率为 1/20 000 ~ 1/33 000,男性为女性 1.5 到 2.5 倍。Shapiro(1984)等报告膀胱外翻和尿道上裂患者子女 225 人中有 3 例膀胱外翻,其发病率为 1/70,是正常人群发病率的 500 倍。

【病因】 胚胎 4 ~ 10 周时泄殖腔膜内、外胚层之间的间充质向内生长,发育成下腹部的肌肉和耻骨,构成脐以下的腹壁。泄殖腔膜发育不正常将阻碍间充质组织的移行,影响下腹壁发育。泄殖腔膜破溃的位置和时间的异常决定了膀胱外翻、尿道上裂系列的各种类型,如膀胱外翻、泄殖腔外翻和尿道上裂等。其中典型膀胱外翻占 50% ~ 60%,尿道上裂约占 30%,其他 10% 为泄殖腔外翻及其他畸形如膀胱上裂合并重复膀胱等。

【诊断】

1. 临床表现 膀胱外翻包括骨骼肌肉、泌尿系统、男女生殖系统及直肠肛门异常。

(1) 骨骼肌肉异常:表现为耻骨联合分离、髋骨外旋、耻骨支外旋及外转。脐与肛门之间距离缩短。膀胱外翻常合并腹股沟斜疝,男孩尤其多见,可多达 81.8%,女孩膀胱外翻合并腹股沟疝 10.5%。

(2) 泌尿系异常:表现为下腹壁和膀胱前壁缺如,膀胱后壁外翻,在分离的耻骨联合上方呈一粉红色肿块,并可见喷尿的两侧输尿管口(图 12-1)。

长期暴露的膀胱黏膜可有鳞状上皮化生、炎性水肿、炎性息肉。如膀胱过小,严重纤维化,无弹性就难以做功能性修复。上尿路一般正常,也可合并蹄铁形肾、肾发育不良、巨输尿管等。功能性膀胱修复后几乎 100% 有膀胱输尿管反流,需同时做抗

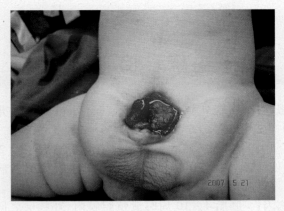

图 12-1 膀胱外翻外观

反流输尿管移植。部分型膀胱外翻,腹壁缺损较小,膀胱黏膜翻出不多。

（3）生殖系统异常:在男性表现为尿道背侧壁缺如。阴茎海绵体附着于耻骨下支,由于耻骨联合分离两侧阴茎海绵体分离很宽,阴茎变短。阴茎头靠近精阜,尿道板短,阴茎严重向背侧弯曲。

女性尿道阴道短,阴道口前移并常有狭窄,阴蒂对裂,阴唇阴阜分开。子宫、输卵管、卵巢一般正常,有时有重复副中肾管结构。

（4）肛门直肠异常:表现为会阴短平,肛门前移紧靠尿生殖膈,可伴肛门狭窄、直肠会阴瘘或直肠阴道瘘。

2. 辅助检查

（1）产前超声可以发现典型的膀胱外翻。

（2）做泌尿系超声、MR、静脉肾盂造影或者肾脏核素扫描,了解上尿路有无伴发畸形以及肾脏功能(图 12-2)。

（3）膀胱修复术后,一定要做排尿性膀胱尿道造影,了解有无膀胱输尿管反流。

（4）做骨盆平片,或者 CT 检查,观察骨骼有无异常。

（5）尿动力学检查:针对膀胱修复后,了解膀胱功能。

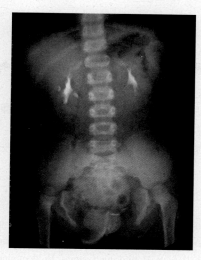

图 12-2　膀胱外翻 IVP

【治疗】　手术治疗非常困难,目的是修复腹壁和外翻膀胱,使能控制排尿,保护肾功能及在男性重建外观接近正常并有性功能的阴茎。有部分患者需要做尿流改道。

1. **功能性膀胱修复**　一般说来,在生后 72 小时以内做膀胱内翻缝合,不需做截骨术。1 岁做尿道上裂修复,4～5 岁时做抗反流输尿管移植、尿道延长、膀胱颈紧缩成形术。根据年龄、病情也可一期完成修复手术。

2. **髂骨截骨术**　可以采用后入路以及前入路。对于新生儿,可以在麻醉后对合骨盆,判断是否需要截骨。优点:①耻骨联合对合可减小闭合腹壁缺损的张力;②把膀胱放入骨盆环内可减小输尿管膀胱角及重建膀胱颈后便于悬吊尿道;③使尿生殖膈及肛提肌靠拢,协助排尿控制。

3. **尿流改道**　膀胱功能性修复后仍不能控制排尿或仍有反复严重尿路感染及肾输尿管积水可考虑尿流改道手术。目前应用较多的是阑尾输出道可控性肠扩大膀胱术。手术前需要和家长解释清楚改道手术后的并发症,包括结石、感染、远期恶变等。

【小结】

1. 膀胱外翻发病率为 1/20 000～1/33 000,男性为女性 1.5 到 2.5 倍。

2. 膀胱外翻包括骨骼肌肉、泌尿系统、男女生殖系统及直肠肛门异常。

3. 功能性膀胱修复包括髂骨截骨、膀胱内翻缝合、抗反流输尿管移植、膀胱颈紧缩成形和尿道上裂修复术。

4. 膀胱功能性修复后效果不佳可考虑尿流改道手术。

(张潍平)

参 考 文 献

1. Abel E. L, Church M. W, Dintcheff B. A. Epidemiology of bladder exstrophy and epispadias a communication from the International Clearinghouse for Birth Defects Monitoring Systems. Epidemiology of bladder exstrophy and epispadias: a communication from the International Clearinghouse for Birth Defects Monitoring Systems. Birth Defects Research Part A Clinical & Molecular Teratology, 1987, 36(2): 221-227.

2. Jayachandran D, Bythell M, Platt M W, et al. Register based study of bladder exstrophy-epispadias complex: prevalence, associated anomalies, prenatal diagnosis and survival. The Journal of urology, 2011, 186(5): 2056-2061.

3. Shapiro E, Lepor H, Jeffs R D. The inheritance of the exstrophy-epispadias complex. The Journal of urology, 1984, 132(2): 308-310.

4. Connolly J A, Peppas D S, Jeffs R D, et al. Prevalence and repair of inguinal hernias in children with bladder exstrophy. The Journal of urology, 1995, 154(5): 1900-1901.

5. Inouye B M, Tourchi A, Di C H, et al. Modern management of the exstrophy-epispadias complex. Surgery Research and Practice, 2014 (3): 587064.

6. 黄澄如. 实用小儿泌尿外科学. 北京: 人民卫生出版社, 2006.

7. Coran A G, Adzick N S, Krummel T M, et al. Pediatric Surgery. 7th ed. Philadelphia: Saunders Co, 2012: 1519-1529.

第十三章　尿道上裂

【概述】　尿道上裂(epispadias)多与膀胱外翻并存。单纯尿道上裂少见,在膀胱外翻尿道上裂系列中占30%左右。其胚胎学基础与膀胱外翻相同。男性发病为女性4~8倍。

【诊断】

1. 临床表现

(1) 男性尿道上裂表现为阴茎短而上翘,阴茎头扁平,尿道口异位于阴茎背侧,包皮悬垂于阴茎腹侧(图13-1)。男性可分为阴茎头型、阴茎体型及完全型三种。阴茎头型尿道口位于阴茎头或冠状沟背侧,无尿失禁;阴茎体型尿道口位于阴茎体背侧,多在近阴茎体根处,个别可有不同程度尿失禁;完全型尿道口在膀胱颈部位,呈漏斗状,有完全性尿失禁,可伴有不同程度的耻骨联合分离或膀胱外翻。

(2) 女性表现为阴蒂对裂,阴唇分开,间距增大及耻骨联合分离,可分为部分型和完全型,以完全型多见并伴尿失禁。

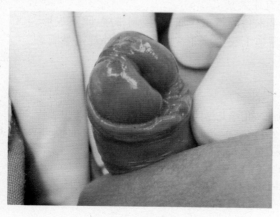

图 13-1　尿道上裂

（3）尿道上裂有尿失禁者膀胱容量小。输尿管口常位于不正常的三角区的外侧,几乎垂直入膀胱,约90%有膀胱输尿管反流。

2. 辅助检查

（1）泌尿系超声、静脉肾盂造影、增强 CT、MR 等了解上尿路情况。

（2）排尿性膀胱尿道造影,了解有无膀胱输尿管反流。

【治疗】 手术目的是重建尿道,控制排尿,在男性要求阴茎成形外观和功能接近正常。

1. 尿失禁者可用 Young-Dees-Leadbetter 手术延长尿道,成形膀胱颈。

2. 尿道成形术与尿道下裂相似。术式多种多样,要求尽量矫正阴茎上翘畸形,正位尿道口,外观尽量满意,排尿通畅。Thiersch-Duplay 尿道板卷管尿道成形术应用较多。

与尿道下裂治疗相比较,尿道上裂治疗非常困难,阴茎外观很难达到满意,而且阴茎上翘极少能彻底矫正。

【小结】

1. 单纯尿道上裂少见,在膀胱外翻尿道上裂系列中占30%左右。

2. 男性尿道上裂可分为阴茎头型、阴茎体型及完全型三种,部分有尿失禁。

3. 手术目的是重建尿道,控制排尿,阴茎成形。

4. 尿道上裂治疗非常困难,阴茎外观很难满意。

（张潍平）

参 考 文 献

1. 黄澄如. 实用小儿泌尿外科学. 北京:人民卫生出版社,2006.

2. Wein A J,Kavoussie L R,Novick A C. et al. Campbell-Walsh Urology. 10th ed. Philadelphia:Elsevier Saunders,2011.

3. Coran A G,Adzick N S,Krummel T M,et al. Pediatric Surgery. 7th ed. Philadelphia:Saunders Co,2012:1515-1529.

第十四章 尿 道 下 裂

【概述】 尿道下裂是最常见的男性泌尿生殖器先天畸形,发病率约为0.3%(0.1%～0.8%之间),尿道下裂的定义是尿道、包皮和阴茎腹侧正常发育过程的停滞,导致尿道开口于龟头、阴茎体腹侧、阴囊和会阴,常伴有包皮的异常分布、阴茎弯曲,重度的尿道下裂需蹲姿排尿,成年后发生性生活困难和性心理障碍。重度尿道下裂的新生儿若伴发阴茎发育不良和隐睾,在出生时可能会出现性别判断错误。外科手术是尿道下裂治疗的唯一手段,由于局部的解剖生理特点,现有的外科技术在尿道下裂的修复中仍然有一定并发症发生,使其成为小儿泌尿外科的热点之一。

【病因】

1. **胚胎学** 尿道下裂发生的准确原因仍不十分清楚。男性外生殖器胚胎发育的关键时期在胚胎的第8～12周,胚胎第8周开始出现男女性别分化,在激素作用下生殖结节增长形成阴茎,尿生殖窦的下端伸入阴茎并开口于尿道沟,然后尿道沟两侧的尿生殖褶由近端逐渐向远端融合,表面留有融合线成为阴茎缝,在第12周时冠状沟形成,龟头从阴茎体上凸显出来,尿道外口移到阴茎冠状沟部。所以,这时期由于内分泌的异常或其他原因导致尿道沟融合停滞,即形成尿道下裂,停滞愈早尿道下裂就愈严重。在尿道发育形成的同时包皮也开始发育,在阴茎体两侧出现幼稚的包皮褶皱逐渐向龟头背侧靠近,第12周时在冠状沟处形成皮肤返折,阴茎腹侧包皮是在生殖褶融合后形成的,所以尿道下裂患儿会出现腹侧包皮缺如、背侧包皮堆积的现象。

2. **遗传基因缺陷** 尿道下裂发病机制仍然不清,一定程度上反映了正常阴茎和尿道发育的复杂性,虽然已发现很多与遗传相关的证据,也发现了一些与尿道下裂发生相关的基因异常,以及一些泌尿生殖系上皮-间质细胞之间遗传信号分子间的某些关系,雄激素受体(AR)缺陷与类固醇激素代谢中酶的缺陷与尿道下裂发生的关系仍在探索,至今仍然没有找到尿道下裂发生的关键的缺陷机制。

3. **环境因素和内分泌紊乱因素** 胚胎早期的内分泌激素紊乱被认为是尿道下裂发生的重要因素。睾酮激素直接影响到男性外生殖器的形成,从促激素到磷酰化为双氢睾酮,再与受体结合发挥效应的任何环节发生障碍都可能导致尿道下裂的发生。近年来,环境因素的作用越来越受到专家们的关注,低体重儿和早产儿与尿道下裂发生的相关性已被证实,因低体重儿与雄激素不足相关,黄体酮治疗先兆流产和素食者孕妇的尿道下裂患儿发生率增加;近几十年来,随着工业化的发展和化学合成物的广泛使用,使尿道下裂与睾丸癌、隐睾、精液和精子质量下降的情况一样逐渐增长,都说明环境因素与尿道下裂发生的关系,已引起了学者们的研究兴趣。

【临床表现及病理分型】 尿道下裂的表现很有特征性,可以一望而知,典型的表现是:

1. **尿道开口异位** 患儿的尿道开口可因病情的严重程度从龟头的腹侧到会阴的任何一个部位,有时远侧尿道由于尿道海绵体发育不良,尿道壁很薄,形成膜状尿道,并可伴有尿道口的狭小。

2. **阴茎弯曲** 表现为阴茎向腹侧弯曲,多数为轻度弯曲,弯曲的程度往往与尿道下裂病情的严重程度一致,阴茎弯曲可以因为阴茎皮肤、筋膜引起,也可因尿道板发育的不良挛缩所致,严重者可以发生阴茎海绵体白膜的不对称。

3. **包皮异常分布** 龟头腹侧包皮因未能在中线融合,形成 V 形缺损,包皮系带缺如,包皮在龟头背侧呈帽状堆积。另外,重度的尿道下裂还可合并有阴囊的分裂和部分阴茎阴囊转位,表现为阴囊中缝处左右阴囊中隔分裂开各自处在对裂状态,阴囊的根部由正常阴茎腹侧的两侧转位到阴茎根部的背侧。

尿道下裂的病理分型通常是将 Kalalis 和 Barcat 分型法结合起来。Kalalis 分型便于描述和理解,Barcat 的分型是在术中根据矫正阴茎弯曲、切除膜性尿道壁后尿道口位置的分型,便于指导手术方式的选择。

Kalalis 分型(图 14-1A)为:龟头下型,冠状沟型,阴茎体型,阴茎阴囊交界型,阴囊型和会阴型。

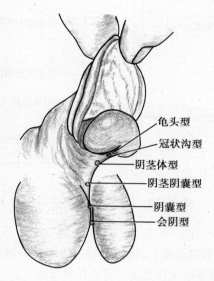

龟头型
冠状沟型
阴茎体型
阴茎阴囊型
阴囊型
会阴型

图 14-1A 尿道下裂 Kalalis 分型

Barcat 分型(图 14-1B)为:远侧型(包括龟头型、冠状沟型、阴茎体远侧型),中间型(包括阴茎中间型),近侧型(包括阴茎体近侧型、阴茎阴囊交界型、阴囊型和会阴型)。

尿道下裂常见的伴发畸形有腹股沟斜疝和睾丸下降不全,其发生情况与尿道下裂的严重程度相关,总体的合并发生率各约占9%。前列腺囊一般发生在会阴型或阴囊型尿道下裂中,其发生率约为10%~25%,是苗勒管退化不全或尿生殖窦男性化不全的残遗,开口于后尿道前列腺部,囊腔可向膀胱后方延伸,可导致逆行置入尿管困难,并发感染和结石,并带来生殖道感染。尿道下裂合并上尿路畸形的并不多见,少数病例可合并直肠肛门畸形和心血管畸形,重度尿道下裂合并小阴茎是临床

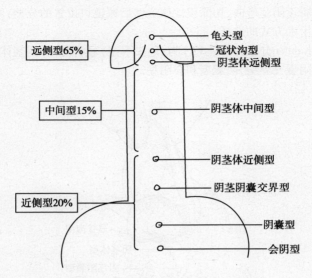

图 14-1B　尿道下裂 Barcat 分型

治疗上的棘手问题。

【诊断及鉴别诊断】　尿道下裂的诊断并不困难,但尿道下裂合并双侧隐睾时应注意鉴别有无性发育异常。

1. **查体**　外生殖器检查时注意有无阴道,是否存在隐睾,睾丸的大小及质地。

2. **检查染色体**　正常染色体为男性 46,XY,女性 46,XX。

3. **检测内分泌激素水平**　如睾酮、双氢睾酮。

4. **超声波**　可以了解性腺位置、结构和成分,了解盆腔内有无子宫、附件,并可发现有无前列腺囊。

5. **腹腔镜性腺探查**　以判明性腺的情况,根据抚养性别切除不相适应的性腺成分。

常需鉴别的性发育异常有:

1. **肾上腺性征异常**(女性假两性畸形)　外阴表现为阴蒂增大如尿道下裂阴道,尿生殖窦残留,开口前方与尿道相通,后方与子宫、阴道相通,染色体为 46,XX,睾酮水平升高,体内只有卵巢性腺。

2. **真两性畸形**　外生殖器表现为重度尿道下裂,合并隐睾,染色体 50% 为 46,XX,30% 为 45,XX/46,XY 嵌合体,20% 为 46,XY,性腺探查可发现体内有睾丸和卵巢两种性腺成分。

3. **混合性腺发育不全**　是新生儿期外生殖器异常的常见原因,染色体常为 45,XO/46,XY,表现为一侧为正常睾丸,另一侧是原始的条索状性腺,60% 的患儿表现为男性化不全、小阴茎,外生殖器对雄激素刺激较敏感。

4. **男性假两性畸形**　染色体为 46,XY,性腺为睾丸,但内外生殖器发育不正常,外生殖器外观可表现为男性化不全或女性。

【治疗】　手术矫治是尿道下裂治疗的唯一手段。由于尿道下裂复杂的畸形,局部的解剖生理特点,目前仍没有一种手术能够解决所有的病情,至今大约约有近 300 种的手术方式介绍,但仍然有较高的手术并发症发生。尿道下裂手术矫治的目标是:①使治疗后的阴茎达到接近正常阴茎的外观(包括阴茎弯曲的完全矫正、尿道开口于龟头正位);②具有良好的尿道功能,即与正常人一样站立排尿,接近正常的尿流率;③成年后能进行正常的性生活。

手术的年龄指征要根据患者的条件、医院的技术能力综合判断,现在国外已有在 0.5 岁时手术的情况,国内也有在 1 岁时开始手术的报道。根据现阶段情况,手术的年龄宜选择在患儿有性别意识之前进行,推荐的手术年龄在 1.5 岁~3 岁间。

尿道下裂修复手术基本应包含阴茎弯曲矫正、尿道成形、尿道口和龟头重建、阴茎成形几个步骤,重度的尿道下裂还需要做阴囊成形术,通常指的手术方式是针对尿道成形术,其他步骤基本相同。在尿道下裂修复中,又分为一期修复和分期修复,一期修复是指一次手术完成以上的所有步骤;分期修复是指第一期完成阴茎弯曲矫正,6 个月或一年后第二期再行尿道成形、阴茎成形和阴囊成形的步骤。现在一期修复是主要的手术方案,分期手术着重用在畸形严重的重度尿道下裂的修复中。

在一期修复手术的方案中以矫正阴茎弯曲是否需要切断尿道板而划分为两大类手术:①保留尿道板的尿道成形术有:尿道

口前移龟头成形术（MAGPI），尿道板纵切卷管成形术（Tip 或 Snodgrass 手术），Mathieu 术，Onlay（Duckett）术等；②切断尿道板的尿道成形术有：横行带蒂包皮内板尿道成形手术（Duckett），纵行带蒂岛状包皮瓣尿道成形手术，koyanagi 手术（尿道口为基底保留尿道板的带蒂包皮瓣尿道成形术，parameatal based preputial flap），等。

【常用手术方法介绍】

1. **尿道口前移龟头成形术**　尿道口前移龟头成形术（meatal advancement and glanuloplasty incorporated Procedure, MAGPI）于 1981 年由 Duckett 介绍，该手术没有真正意义的尿道重建，是利用背侧的尿道口前移，腹侧的龟头成形修复短段的尿道缺损，最好适应证是龟头下型尿道下裂，而且远侧段尿道非膜性尿道，对符合适应证的病例手术效果满意。手术方法：

（1）龟头纵向缝牵引线，在尿道口与龟头舟状窝背侧作纵向切口 0.3～0.5cm，再横向缝合 3～5 针，背侧前移尿道口（图 14-2A）。

（2）逆行放置导尿管，距冠状沟 0.8～1.0cm 环形切开包皮，在 Buck 筋膜浅面将包皮和阴茎皮肤脱套至阴茎根部（图 14-2B）。

（3）用小尖镊或缝线将腹侧正中的冠状沟皮肤向远侧牵拉，仔细解剖分离尿道与皮肤间隙，并将龟头腹侧两翼与阴茎海绵体游离（图 14-2C）。

（4）在龟头两翼作纵向褥式缝合 1～2 针，成形龟头并前移尿道口，作龟头正中切口横行缝合 3～4 针（图 14-2D）。

（5）纵向剪开阴茎背侧包皮，将两侧包皮转移至阴茎腹侧，裁剪多余的包皮，成形阴茎缝合（图 14-2E）。

2. **尿道板纵切卷管成形术**（TIP 或 Snodgrass 手术）　由 Snodgrass 在 1994 年首次报道，该手术的特点是在尿道板中央处纵行切开尿道板至白膜，向两侧游离扩展加宽尿道板，以使冠状沟段尿道易于成形，使尿道口可做至龟头并呈裂隙状，龟头外观较好。该手术适用于没有真正阴茎弯曲（不需切断尿道板）的远侧型和中间型尿道下裂，龟头小、尿道板发育不好，特别是龟

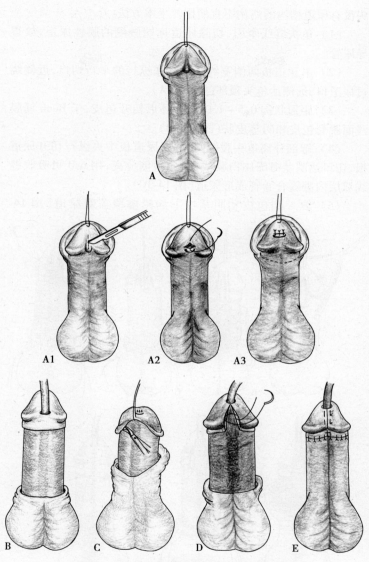

图 14-2 龟头型尿道下裂 MAGPI 手术

头没有尿道槽沟的病例不宜使用。手术方法：

（1）龟头缝线牵引，切除尿道远端腹侧的膜性尿道，放置导尿管。

（2）沿尿道板两侧宽约0.8cm作纵行的平行切口，近侧绕过尿道口，远侧达龟头顶部（图14-3A）。

（3）距冠状沟0.5～1.0cm处环形切开包皮，于Buck筋膜浅面脱套包皮和阴茎皮肤（图14-3B）。

（4）解剖分离龟头腹侧两翼，于尿道板中央纵行切开尿道板，切口达阴茎海绵体白膜浅面，向两侧分离，用6-0可吸收缝线双层内翻缝合卷管成形尿道（图14-3C）。

（5）取一侧包皮和阴茎皮下筋膜瓣覆盖新尿道（图14-

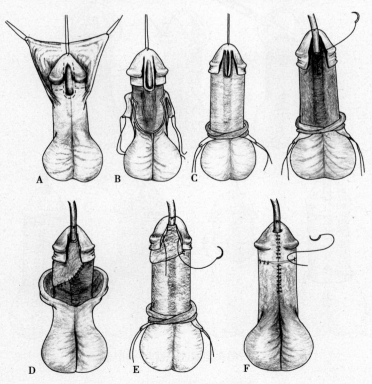

图14-3 Snodgrass 手术

3D)。

（6）成形尿道口缝合,龟头两翼作纵向褥式缝合成形龟头（图 14-3E）。

（7）裁剪包皮,从两侧将包皮转移至阴茎腹侧,成形阴茎缝合（图 14-3F）。

3. 尿道口基底皮瓣加盖尿道成形术（Mathieu 或 flip-flap 手术） Mathieu 于 1932 年发表该手术,手术利用尿道口近侧阴茎皮肤做皮瓣,向远侧翻转皮瓣与尿道板两侧切口缝合加盖后成形尿道。该手术适用于冠状沟型和阴茎远侧型尿道下裂,修复长度不宜超过 2cm,并且要求龟头发育良好,阴茎腹侧皮肤充分。手术方法：

（1）龟头缝线牵引后,用术中记号笔在阴茎上做切口标记（图 14-4A）。

（2）沿切口标记做尿道口两侧平行切口,宽度 0.6～0.8cm,远侧端达龟头顶部,近侧到尿道口平面,并与近侧的阴茎皮肤瓣切口延续,近侧皮瓣的长度应比修复长度多 1/4,宽度 1cm（图 14-4B）。

（3）距冠状沟 0.5～1cm 处环形切开包皮,于 Buck 筋膜浅面脱套包皮和阴茎皮肤。

（4）解剖分离龟头腹侧两翼,以尿道口为基底分离阴茎皮瓣时应尽量保留附于皮肤上的筋膜,保护皮瓣血供。

（5）翻转阴茎皮肤瓣,分别与尿道板两侧切口内翻缝合,成形尿道,并利用皮瓣上附着的筋膜对两侧缝合缘进行保护。

（6）将龟头两翼作纵向褥式缝合,尿道口腹侧间断缝合成形尿道口,龟头切口间断缝合（图 14-4C）。

（7）裁剪包皮,转移包皮及阴茎皮肤成形阴茎缝合（图 14-4D）。

4. 横行岛状包皮瓣加盖尿道成形术（onlay island flap） 该手术是 Elder、Duckett 等人于 1987 年根据横截岛状包皮瓣手术改进的。其特点是保留尿道板,用带蒂岛状包皮瓣与尿道板吻

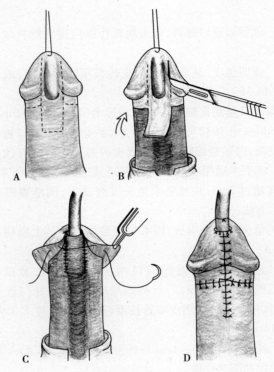

图 14-4　Mathieu 手术

合形成新尿道,该手术可以较长段地重建尿道,适用于不伴有真性阴茎弯曲的阴茎(体)型和阴茎近端型尿道下裂,由于利用尿道板和带蒂皮瓣成形尿道血供良好,没有环形吻合口,所以尿瘘和尿道狭窄发生率较低。

手术方法:

(1) 龟头缝牵引线,放置保留尿管,如 Mathieu 方法在尿道板两侧做平行切口,宽度 0.6~0.8cm,远端到达龟头顶部,近端绕过尿道口近侧(图 14-5A)。

(2) 距冠状沟 0.5~1.0cm 处环形切开包皮,于 Buck 筋膜浅面脱套包皮和阴茎皮肤,矫正阴茎弯曲(图 14-5B)。

(3) 根据尿道缺损长度,在包皮内板切取相应长度、宽度约 1.0cm 的带血管蒂的岛状包皮瓣(图 14-5C)。

(4) 解剖分离龟头腹侧两翼,将岛状包皮瓣转移至阴茎腹侧,尿道板与包皮瓣做连续缝合形成新尿道(图 14-5D)。

(5) 用包皮瓣筋膜蒂覆盖新尿道予以保护,成形尿道口和龟头缝合(图 14-5E)。

(6) 裁剪包皮,成形阴茎缝合(图 14-5F)。

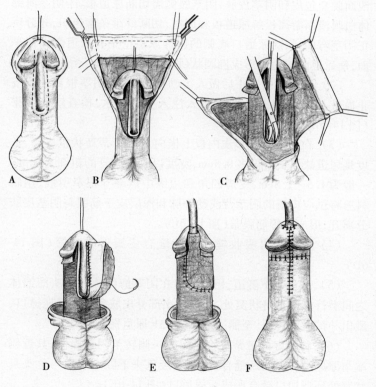

图 14-5　Onlay 手术

5. 横行带蒂包皮内板尿道成形术(Duckett 手术)　本手术是 Duckett 在 Asopa 和 Hodgson 带血管皮瓣卷管手术的基础上进一步改进,于 1980 年报道,由于采用岛状皮瓣的技术,保障了皮瓣血供,使修复尿道长度满足,手术后阴茎外观好,适用于伴有明显阴茎弯曲的尿道下裂作一期修复手术。如果联合原位卷管的 Duplay 手术就可以一期修复长段尿道缺损的阴囊型和会阴型尿道下裂。

手术方法:

(1) 距冠状沟 0.5~1.0cm 处环形切开包皮,于 Buck 筋膜浅面脱套包皮和阴茎皮肤,阴茎腹侧需切断尿道板,于阴茎海绵体白膜浅面游离松解尿道板和尿道,切断纤维条索组织,充分矫正阴茎弯曲,切除尿道口腹侧的膜性尿道壁至有尿道海绵体平面,使后退的尿道口形成椭圆状(图 14-6A)。

(2) 阴茎弯曲矫正后做人工勃起试验,在阴茎根部扎橡皮止血带,用头皮针从龟头顶刺入注入生理盐水,检查矫正效果(图 14-6B)。

(3) 在阴茎背侧包皮内板上横向裁取带蒂岛状包皮瓣,长度是尿道缺损长度再多 0.5cm,宽度以放置尿管的粗细为标准,一般为 1.5~1.8cm,皮瓣四角和边缘中点缝 6 根牵引线,用眼科剪将供应皮瓣的阴茎背浅动静脉和深层皮下筋膜与阴茎皮肤分离开,形成血管筋膜蒂(图 14-6C)。

(4) 用 6-0 可吸收缝线连续缝合皮瓣形成皮管(图 14-6D)。

(5) 做龟头下隧道,用眼科剪在阴茎海绵体与龟头海绵体之间潜行分离至舟状窝处,切除一小部分皮肤备用做新尿道口,戳出并扩大成隧道,至能通过 12~15F 尿道探子。

(6) 将做好的带蒂皮管经阴茎一侧转至阴茎腹侧,其近侧端与原尿道口做间断缝合,远侧端经龟头下隧道引出与龟头舟状窝处环形切口缝合形成新尿道口(图 14-6E)。

(7) 将皮瓣的血管筋膜蒂展开,覆盖于新尿道上(图 14-6F)。

(8) 阴茎背侧纵向切口包皮转向阴茎腹侧,裁剪缝合成形阴茎(图 14-6G)。

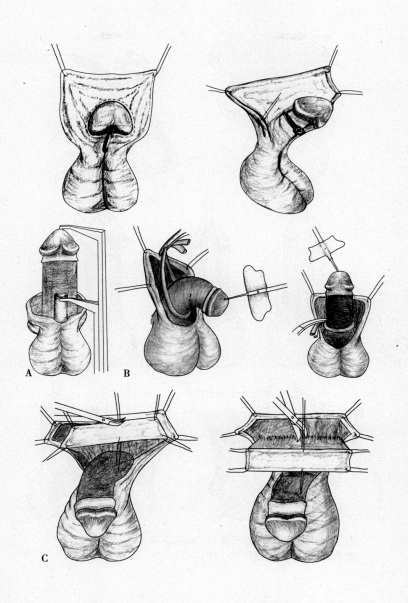

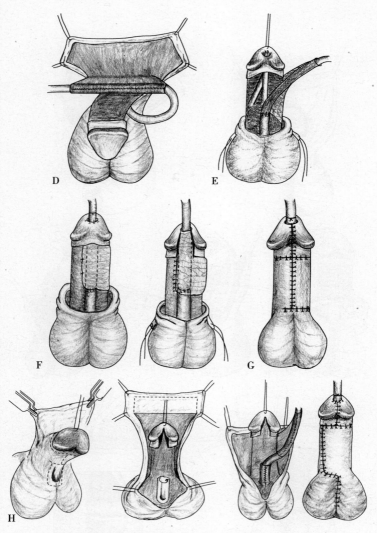

图 14-6 近侧型尿道下裂 Duckett 手术（A～G）Duckett
联合 Duplay 尿道成形术（H）

附：Duckett 联合 Duplay 尿道成形术（图 14-6H）。

6. 尿道口为基底保留尿道板的带蒂包皮瓣尿道成形术
（Koyanagi 手术）　是 Koyanagi 医师分别于 1984 年和 1994 年发表的一种能一期修复伴有重度阴茎弯曲的重型尿道下裂手术，特别适用于伴有部分阴茎阴囊转位的病例。该手术的特点是保留的尿道板与带蒂包皮瓣是连续的，不像 Duckett 手术或 Duckett+Duplay 手术在新尿道与近端尿道间有一个环形吻合口，这样就避免了尿道吻合口狭窄的发生，近些年该手术的运用有增加的情况。

手术方法：

（1）龟头缝牵引线后距冠状沟 0.5 ~ 1.0cm 处环形切开包皮，于 Buck 筋膜浅面脱套包皮和阴茎皮肤，阴茎腹侧切断尿道板，于海绵体白膜浅面松解尿道板，切除纤维索带，矫正阴茎弯曲（图 14-7A）。

（2）以尿道口为基底做尿道板两侧平行切口，宽度约1.5 ~ 1.8cm，近侧绕过尿道口，远侧向包皮延伸，沿包皮内侧环行切口外侧约 0.8cm 宽度，做"马套"状环形带蒂包皮瓣（图 14-7B）。

（3）龟头腹侧纵行切开至龟头顶部，在阴茎海绵体与龟头间做翼状解剖；在环形包皮瓣顶点处切断皮瓣，分别从两侧转至阴茎腹侧（图 14-7C）。

（4）将皮瓣顶端与龟头顶点缝合，并将包皮瓣内侧缘切口连续缝合重建尿道背侧壁（图 14-7D）。

（5）从尿道口处两层内翻连续缝合成形新尿道（图 14-7E）。

（6）成形尿道口和成形龟头缝合；在阴囊肉膜层向两侧游离松解，取一侧阴囊肉膜瓣或睾丸鞘膜瓣，对新尿道进行保护覆盖（图 14-7F、14-7G）。

（7）阴茎背侧纵行切开包皮，转移至阴茎腹侧裁剪包皮成形阴茎缝合，阴囊肉膜层间断缝合并成形阴囊缝合，矫正阴囊分裂（图 14-7H）。

7. 分期尿道下裂修复术　分期手术适用于伴有明显阴茎

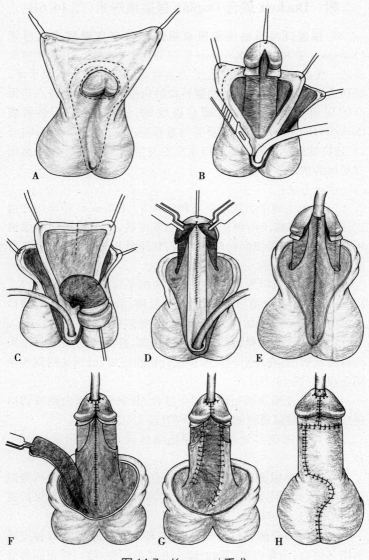

图 14-7 Koyanagi 手术

弯曲的重度尿道下裂,第一期只作阴茎弯曲矫正,第二期再作尿道成形术,两期之间应间隔至少6个月的时间。分期手术可以明显地降低手术的难度,有人报道其手术的并发症和远期疗效均较满意。

第一期手术:

(1) 龟头缝牵引线,在距冠状沟1.0cm处环形切开包皮,于Buck筋膜浅面脱套包皮和阴茎皮肤,阴茎腹侧切断尿道板,于海绵体白膜浅面游离尿道板并切除纤维束带,矫正阴茎弯曲(图14-8A),龟头腹侧纵行切开包皮至舟状窝适度向两侧分离(图14-8B)。

(2) 做阴茎勃起试验,见前"5、(2)Duckett手术"。

(3) 阴茎背侧纵行切开包皮,从两侧转至阴茎腹侧,包皮顶端缝合至龟头舟状窝处,并缝合包皮内侧切口,再缝合冠状沟切口(图14-8C)。

第二期手术(Thiersch-Duplay手术):

(4) 沿阴茎腹侧正中作平行切口,远侧达龟头顶点,近端绕过尿道开口(图14-8D)。

(5) 距冠状沟下1.0cm处环行切开包皮,脱套阴茎皮肤至阴茎根部,阴囊处在肉膜层向两侧适度分离,龟头向两侧作翼状解剖分离,可吸收缝线两层内翻缝合成形新尿道(图14-8E)。

(6) 成形尿道口,成形龟头缝合,如前,裁剪阴茎皮肤,成形阴茎缝合,间断缝合阴囊肉膜,成形阴囊缝合阴囊皮肤(图14-8F)。

【术后处理】 手术后常规要保留尿管10~14天,不需要做近侧转流(膀胱造瘘),患儿要绝对卧床,期间要保证有效的镇痛、镇静,保持足够尿量,保障尿管引流通畅,同时应注意多食用通便和软化大便的食物,可用开塞露引导排便,避免大便干结。术后静脉抗菌药物5~7天,伤口敷料每3~4天更换一次,若阴囊处放置橡皮引流条,应在术后2天内拔除。小幼儿应用四肢约束带,特别是夜间睡觉时。

【并发症】 尿道下裂并发症分为早期并发症和后期并发症。早期并发症主要是出血、感染、皮瓣缺血坏死,严重者可致成形新尿道裂开,导致残余尿道下裂、尿瘘;后期并发症常见的有尿瘘、尿道狭窄、尿道憩室。

113

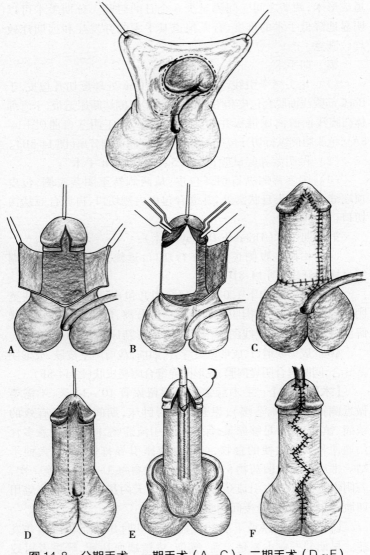

图 14-8 分期手术：一期手术（A~C）；二期手术（D~F）

1. 尿瘘可以发生在成形新尿道的任何平面,往往需在术后 0.5～1年后做尿瘘修补术。

2. 尿道狭窄通常以尿道吻合口狭窄和尿道外口狭窄多见。轻度的狭窄通过几次的尿道扩张可以缓解,但重度的狭窄可以导致排尿困难,往往需要麻醉下的带尿管扩张,甚至手术治疗。

3. 尿道憩室主要发生在带蒂包皮瓣尿道成形的手术方式中,由于憩室形成后会带来排尿阻力的增加,出现排尿不畅和对阴茎外观的影响,一般需要再次做尿道裁剪成形手术。

【预后及随访】 大多数尿道下裂的预后良好,但重度尿道下裂合并阴茎发育不良或有染色体异常或有双侧隐睾者会影响

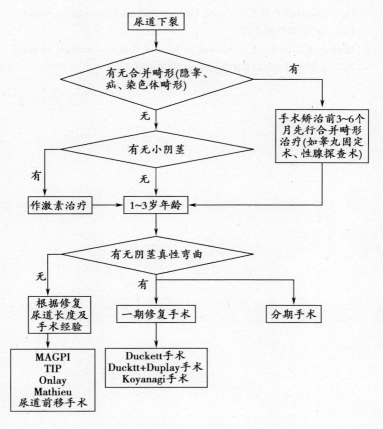

成年后的性功能和生育能力。尿道下裂术后应作长期随访,除了解排尿功能、有无并发症外,还要了解心理发育情况,特别是在青春期的第二性征发育和性心理,成年后的性心理和性功能与阴茎的外观是否满意有很大关系,所以手术矫治后的阴茎外观尤其重要。

(黄鲁刚)

参 考 文 献

1. 黄澄如. 实用小儿泌尿外科学. 北京:人民卫生出版社,2006: 324-355.

2. Mouriquond P D. E,Demede D,Gorduza D,et al.//Gearhart J P,Rink R C,Mouriquand P D E. Pediatric Urology. 2nd ed. Philadelphia:Saunders Elsevier,2010:526-543.

3. Hinman F J,Baskin L S. Hinman's Atlas of Pediatric Urologic Surgery. 2nd ed. Philadelphia:WB Saunders,2009:693-772.

第十五章　尿道瓣膜症

【概述】　尿道瓣膜（urethral valve）为尿道黏膜折叠形成，引起排尿困难、尿流受阻。临床上分为后尿道瓣膜症和前尿道瓣膜症两种。是男孩先天性下尿路梗阻中最常见的疾病之一。其梗阻程度不同，严重者多见于新生儿及婴幼儿，症状表现为呼吸困难、尿路感染、生长发育迟滞、营养不良等，常被误诊为内科系统疾病。

【后尿道瓣膜症】　后尿道瓣膜症（posterior urethral valve）分为三型。

1. Ⅰ型（精阜下瓣膜）　此型最常见（占95%），瓣膜附着于精阜远端后侧向前向下至尿道前壁外括约肌处两侧汇合，似斜形的隔，中间有裂隙。

2. Ⅱ型（精阜上瓣膜）　瓣膜向精阜近端延至膀胱颈。

3. Ⅲ型（隔膜型瓣膜）　在精阜的头端或尾端有一隔膜，形似眼的虹膜，中间有一小孔。

【病理】　瓣膜近端尿道扩张，膀胱扩张、壁肥厚，内压增高，产生膀胱输尿管反流，引起输尿管扩张及肾积水。在尿潴留的基础上，易发生反复尿路感染、造成肾瘢痕形成，肾功能受损、衰竭。

【诊断】

1. 临床表现

（1）新生儿期有排尿费力，尿滴沥，可触及胀大的膀胱和积水的肾、输尿管。尿路感染、肾功能进行性损害，有时可见尿性腹水。腹部肿块或尿性腹水压迫横膈也可引起呼吸困难，也可因肺发育不良引起呼吸困难，发绀、气胸或纵隔气肿。

（2）婴儿期除排尿困难外，可见生长发育迟缓或尿路感染所致的败血症。

（3）耻骨上可触及肥厚、扩张的膀胱。儿童期表现为排尿困难,尿线细或滴尿,充盈性尿失禁和反复尿路感染等。

2. 特殊检查

（1）排尿性膀胱尿道造影:为最重要的诊断方法,显示后尿道近端扩张、延长,梗阻远端尿道极细,膀胱颈肥厚、膀胱黏膜不光滑,有小梁及假性憩室形成。可见不同程度的膀胱输尿管反流。

（2）膀胱尿道镜检查:为最直接可靠的检查方法,于后尿道可清晰看见从精阜两侧发出的瓣膜走向远端,于膜部尿道呈声门样关闭。

（3）静脉肾盂造影:显示双侧肾盂、肾盏及输尿管扩张、积水,显影延迟,肾浓缩功能差。

（4）B超检查:可见膀胱、输尿管及肾盂、肾盏扩张。

（5）CT检查:可显示扩张的膀胱、双侧输尿管及肾盏,严重者可见腹水。

（6）肾功能不全时血肌酐升高,肾动态显像可用于评价分肾功能。

3. 诊断要点

（1）排尿困难,充盈性尿失禁。

（2）反复尿路感染。

（3）耻骨上可触及扩张的膀胱。

（4）排尿性膀胱尿道造影,见后尿道扩张、延长,膀胱颈肥厚,膀胱黏膜不光滑,有小梁及假性憩室,膀胱输尿管反流。

（5）膀胱尿道镜检查,于后尿道可见瓣膜。

【治疗】 据年龄、症状及肾功能受损程度而异。主要目的是纠正水、电解质失调,控制感染,引流尿液解除下尿路梗阻,保护肾功能。

1. 出生前治疗 孕期采用膀胱-羊膜腔分流术可有效纠正羊水过少,但并发症发生率较高,并对肾的转归及长期转归无影响。

2. 出生后紧急处理 新生儿后尿道瓣膜出现严重尿性腹水、引起呼吸困难或尿毒症时应紧急处理。包括导尿引流尿液、纠正酸碱平衡紊乱,间隙性腹腔穿刺放液减压,同时抗感染对症处理,待病情缓解后应尽早行尿液分流术。

3. **尿液分流**　适用于一般情况差,感染不易控制者。

(1)经皮穿刺膀胱造瘘术或经手术膀胱造口,膀胱造口的优点是不带造瘘管,减少了造瘘管对膀胱的刺激症状及继发感染的机会。

(2)肾造瘘或输尿管皮肤造口:极少用,主要用于上述引流方法无效时。

4. **瓣膜切除术**

内镜下瓣膜切除:为目前根治尿道瓣膜的主要方法。对婴幼儿可经尿道或经膀胱造口顺行进入电灼瓣膜。

5. 终末期肾衰竭但膀胱功能稳定的患儿,可进行肾移植治疗。

【预后】　随着对后尿道瓣膜的深入认识,产前、产后诊断和治疗技术的提高,其预后有较大的进步。但仍有的患儿在青春期或成年后发生肾衰竭,特别是合并肾发育异常造成的肾功能受损很难恢复。血清肌酐测定是观察预后的一个重要指标。血肌酐最低值高于 $80\mu mol/L$ 的患儿预后较差,研究显示尽管进行最佳治疗但 $10\% \sim 47\%$ 仍发展至终末期肾衰竭。

【随访】　后尿道瓣膜手术后应定期随访,观察排尿情况,膀胱是否排空,有无尿路感染,肾功能恢复情况,身高、体重是否增加等。术后 $3 \sim 6$ 个月复查排尿性膀胱尿道造影和静脉尿路造影。有部分患儿经电灼瓣膜或手术切除瓣膜后仍有持续排尿困难或尿失禁,应考虑膀胱功能异常,需行尿流动力学检查。如有膀胱肌肉收缩不良、膀胱颈肥厚或膀胱容量小,可选用抗胆碱类药物、间隙性导尿或膀胱扩容等措施改善症状。

【前尿道瓣膜】　前尿道瓣膜(anterior urethral valve)临床上较后尿道瓣膜少见。瓣膜一般位于阴茎、阴囊交界处的前尿道,往往同时伴有尿道憩室。

【诊断】

1. **排尿困难**　排尿费力、尿线细、尿滴沥、湿裤,膀胱内有大量残余尿。合并尿道憩室者排尿时和排尿后阴茎根部鼓包。

2. 严重者与后尿道瓣膜症状相同,反复尿路感染,继发性肾功能受损。

3. **排尿性膀胱尿道造影** 显示阴茎、阴囊交界处前尿道近端扩张,膀胱内有小梁和假性憩室,可有膀胱输尿管反流。

4. **静脉肾盂造影** 可了解上尿路有无扩张及肾功能情况。

【治疗】 治疗原则与后尿道瓣膜类似,主要目的是纠正水、电解质失调,控制感染,引流尿液解除下尿路梗阻,保护肾功能。

手术方式主要有经内镜瓣膜电切及前尿道开放手术切除瓣膜两种,对合并憩室的病例应一并手术切除。

(张 文)

参 考 文 献

1. Warde N. Urinary Tract Obstruction: Renal function reserve predicts long-term renal deterioration in children with posterior urethral valve. Nature Reviews Urology,2011,8(7):356.

2. Fine M S,Smith K M,Shrivastava D,et al. Posterior urethral valve treatments and outcomes in children receiving kidney transplants. The Journal of urology,2011,185(6):2507-2511.

3. Youssif M,Dawood W,Shabaan S,et al. Early valve ablation can decrease the incidence of bladder dysfunction in boys with posterior urethral valves. The Journal of urology,2009,182(4):1765-1768.

4. Sarhan O,Zaccaria I,Macher M A,et al. Long-term outcome of prenatally detected posterior urethral valves:single center study of 65 cases managed by primary valve ablation. The Journal of urology,2008,179(1):307-313.

第十六章　尿道外口囊肿

【概述】　尿道外口囊肿（external urethral meatus cyst）常见于学龄前期及学龄期男孩。多位于阴茎头尿道外口边缘及包皮系带处，少数位于冠状沟及阴囊中线。

【病因】　尿道外口边缘的尿道旁管因炎症发生梗阻，或在胚胎期腺管发育异常可导致囊肿形成。

【病理】　尿道外口囊肿为黏液性囊肿，壁薄，透明，无色或淡黄色，内含胶冻状或水样液体。可随年龄增长缓慢增大。

【临床表现】　尿道口旁囊泡状包块突起，可大可小，小如粟粒，大如豌豆，据外观易于识别。该病多无症状，大的尿道外口囊肿可影响排尿，使尿线分叉、散开，偏向一侧。少数可引起排尿困难；如继发感染则表面充血、红肿，严重者可形成脓肿或瘘孔。

【诊断及鉴别诊断】　该病根据外观易于诊断。

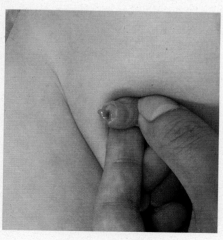

图 16-1　尿道外口囊肿

【治疗原则及方案】　小囊肿无症状可不予处理;稍大的囊肿可在表面麻醉下用针尖刺破或眼科剪剪除囊肿顶部,压迫止血,术后阿米卡星外用预防感染;大的尿道外口囊肿可用激光或手术切除,若影响排尿,术后可留置导尿管2天。

【预后】　尿道外口囊肿预后好。部分病例可见术后复发。

(张德迎　魏光辉)

参 考 文 献

1. 龚以榜,吴雄飞.阴茎阴囊外科学.北京:人民卫生出版社,2009:205.
2. 黄澄如.实用小儿泌尿外科学.北京:人民卫生出版社,2006:323.

第十七章 包 茎

【概述】 包茎(phimosis)系指包皮口狭小,阴茎外观形态正常,不能翻转包皮显露阴茎头。分为先天性和后天性两种。

【病因】 先天性包茎可见于每一个正常新生儿及婴幼儿,属生理性包茎。小儿出生时包皮口细小,包皮与阴茎头之间粘连,数月后粘连吸收,包皮与阴茎头分离。一般 3～4 岁后随着阴茎头及阴茎的生长,包皮大多可自行向上退缩,外翻包皮即可显露阴茎头。少数小儿的包皮口非常狭小,致使包皮不能退缩,可妨碍阴茎头甚至整个阴茎的发育。小儿包茎,因分泌物积留于包皮下,反复刺激阴茎头,可造成阴茎头包皮炎。后天性包茎多继发于阴茎头包皮炎及阴茎头和包皮的损伤,发生率约 0.8%～1.5%,属于病理性包茎。

【病理】 生理性包茎属小儿的正常包茎,包皮皮肤正常、弹性好。病理性包茎多系急性阴茎头包皮炎反复感染,包皮口逐渐发生瘢痕、形成瘢痕挛缩,失去皮肤弹性和扩张能力,包皮不能向上退缩,并常伴尿道口狭窄。

【临床表现】 包皮口狭小者如针孔时,排尿见包皮膨起、尿液积留于包皮内,尿线细,可发生排尿困难,若长期排尿困难可引起脱肛等并发症。尿液积留于包皮内经常刺激阴茎头及包皮,促使其产生分泌物及表皮脱落,形成过多的包皮垢,严重者可引起包皮和阴茎头溃疡或结石。积聚的包皮垢呈乳白色豆腐渣样,大小不等,小者如菜籽粒可从细小的包皮口排出,大者如蚕豆堆积于阴茎头冠状沟处,透过包皮可见略呈白色小肿块,常被家长误认为肿瘤就诊。包皮垢积留于包皮下,可诱发阴茎头包皮炎。急性发炎时,阴茎头及包皮潮湿红肿,可产生脓性分泌物,刺激阴茎头,发生痛痒,小儿出现抓扯阴茎。反复发生阴茎头包皮炎者,可发生瘢痕挛缩。

【诊断及鉴别诊断】

1. 先天性包茎一望即可诊断,但须检查包皮的颜色、弹性。

后天性包茎需详细询问病史,多继发于阴茎头包皮炎反复感染或阴茎头和包皮的损伤,须检查包皮口是否发生瘢痕、形成瘢痕挛缩,以及是否伴有尿道口狭窄。

2. **鉴别诊断**

(1) 隐匿阴茎:包皮口狭小,不能翻转包皮显露阴茎头,但阴茎外观短小,部分阴茎体隐匿于会阴部皮下。

(2) 小阴茎:部分小阴茎包皮口狭小,不能翻转包皮显露阴茎头。这类患儿阴茎体显露虽正常,但阴茎体长度、直径明显小于同龄儿正常阴茎平均值2.5个标准差以上的阴茎,可伴有阴茎海绵体发育不良、睾丸小或睾丸下降不全等。

【治疗原则及方案】

1. **治疗原则** 对新生儿及婴幼儿期的先天性包茎,如无排尿困难、包皮感染等症状,仅需注意局部卫生、不必治疗。对于确有症状者,可先将包皮反复试行上翻,以便扩大包皮口。手法要轻柔,不可过分急于退缩包皮。当阴茎头显露后,清除包皮垢,涂抹金霉素眼膏或液状石蜡使其润滑,并将包皮复原,否则可造成嵌顿包茎。大多数小儿经此种方法治疗,随年龄增长,均可治愈,仅少数需做包皮环切或环扎手术。

后天性包茎若包皮口形成纤维缩窄环,需做包皮环切或环扎手术。

目前共识的、对小儿包茎施行包皮环切或环扎手术的绝对适应症为:①包皮口有纤维性缩窄环;②反复发作的阴茎头包皮炎。手术时注意检查尿道口有无狭窄,决定是否需同时行尿道口扩张或尿道外口切开术。对于5岁以后包皮口狭窄,包皮不能退缩显露阴茎头者,需要根据小儿具体情况如有否凝血功能异常等以及家长的要求灵活掌握。对阴茎头包皮炎患儿,在急性期应用抗生素炎症控制后,局部每天用温开水或4%硼酸溶液浸泡数次;待炎症消退后,先试行手法分离包皮,局部清洁治疗,无效时考虑做包皮环切或包皮环扎术。炎症难以控制时,应做包皮背侧切开以利引流。

2. **治疗方案** 小儿包茎术式多,传统经典的是包皮环切术,近年开展较多、简单,且疗效可靠的是包皮环扎术,也有应用激光、冷冻技术治疗的。不论何种术式，术前常规检查血常规、凝血功能，除外手术禁忌症如血友病等；麻醉依患儿年龄可选择阴茎根部阻滞麻醉、基础加局麻、全身麻醉、硬膜外麻醉。现以包皮环扎术为例，介绍其手术步骤。

（1）先应用模具测量、选择合适大小的包皮环（图17-1）。

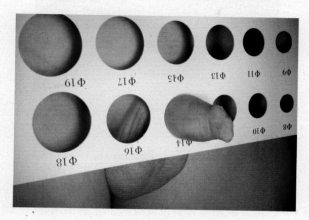

图 17-1　选择合适大小包皮环

（2）术区1%碘伏消毒，应用1%利多卡因5.0ml，依次在阴茎根部背侧白膜注射2.0ml，阴茎根部腹侧皮丘0.5ml、腹侧白膜0.5ml，阴茎根部左、右侧白膜分别1.0ml（图17-2）。

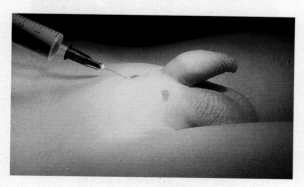

图 17-2　阴茎根部阻滞麻醉

　（3）在包皮口阴茎腹侧上止血钳两把,小剪刀分离包皮口、剪开部分阴茎正中背侧包皮(图17-3)。

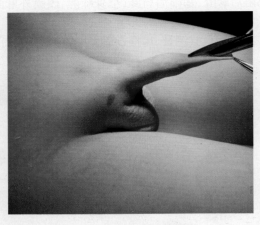

图17-3　阴茎背侧包皮剪开

　（4）在剪开的阴茎背侧包皮缘再上止血钳两把,上翻显露阴茎头,清除包皮内板下的包皮垢,分离阴茎头与包皮间的粘连(图17-4)。

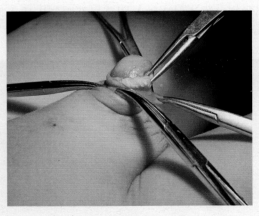

图17-4　清除内板下包皮垢

（5）提起4把止血钳,小直钳夹住包皮环,置入包皮内板内,包皮环的缺口对准包皮系带处,扣紧包皮外环(图17-5)。

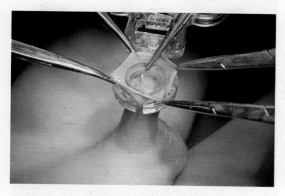

图 17-5 置入包皮环

（6）应用弹力线扎紧包皮环,去除包皮外环(图17-6)。

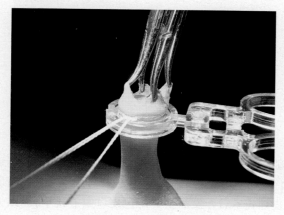

图 17-6 结扎包皮环

（7）切除包皮环以远的包皮,手术结束(图17-7)。

术区无菌"窗帘"纱布覆盖,手术时注意检查尿道口有无狭窄,如有狭窄,需同时行尿道口扩张或尿道外口切开术。术后应

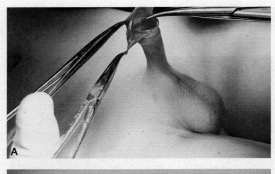

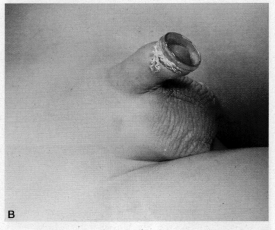

图 17-7
A. 切除多余包皮；B. 术毕外观

用 4% 硼酸溶液或 1：8000 高锰酸钾溶液浸泡、清洗，疼痛时局部可外涂复方利多卡因乳膏。术后包皮环大多 2 周自行脱落。

包皮环扎术后并发症主要是包皮口瘢痕狭窄，原因大多系包皮环选择过小、环扎切除包皮少以及包皮环脱落后未及时上翻包皮，必要时需再次手术；若包皮环脱落后及时复查、定时上翻包皮，可预防包皮口瘢痕狭窄。其次是出血，弹力线结扎包皮环松弛，或自行剪开结扎包皮环的弹力线，则需再次上包皮环结扎或缝合止血。极少因包皮环置入过深，环扎切除包皮过多，可能有阴茎勃起疼痛。

【预后】 包皮环扎术后护理简单、包皮环脱落后边缘整齐,阴茎外观满意,患儿及家属乐于接受,预后良好。

【小结】 先天性包茎大多数仅需局部清洗、上翻包皮等非手术治疗,不必手术。若先天性包茎反复发生阴茎头包皮炎,或阴茎包皮损伤,形成包皮口纤维缩窄环即后天性(病理性)包茎,则需行包皮环切或环扎手术。

【诊治流程】

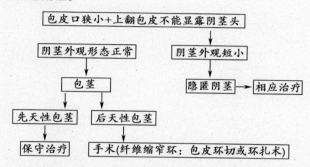

嵌顿包茎(paraphimosis)系指当包皮被翻至阴茎头上方后,如未及时复位,包皮环将阻塞静脉及淋巴循环而引起水肿,致使包皮不能复位,造成嵌顿包茎。包皮发生水肿后,狭窄环越来越紧,循环阻塞及水肿更加严重,形成恶性循环。

临床表现主要是水肿的包皮翻在阴茎头的冠状沟上方,在水肿的包皮上缘可见到狭窄环,阴茎头呈暗紫色肿大。患儿疼痛剧烈,哭闹不止,可有排尿困难。时间过长,嵌顿包茎及阴茎头可发生坏死。嵌顿包茎应尽早就诊,大多数患儿可手法复位。复位困难者,可用粗针头多处穿刺包皮,挤出水液减轻水肿,也有助于复位。复位失败,应做阴茎包皮背侧切开术;如嵌顿包皮已破溃或情况允许,可急诊行包皮环切术。复位成功的患儿,应择期行包皮环切或环扎术。

(马 洪)

参 考 文 献

1. Drake T,Rustom J,Davies M. Pediatric phimosis. Praxis,2014,103(2):

105-107.

2. 施诚仁,金先庆,李仲智.小儿外科学.第4版.北京:人民卫生出版社,2013:421-422.

3. 郭顺添,黄茂伦,李良波,等.包皮环扎术治疗小儿包皮过长803例.临床小儿外科杂志,2013,12(6):492.

第十八章　隐匿性阴茎

【概述】　隐匿性阴茎（buried penis 或 concealed penis）指因先天性发育异常或者后天性肥胖所致阴茎外观短小。

【病因】　隐匿性阴茎的病因分为两种：一是出生时即有阴茎短小，呈塔尖样，但阴茎体发育正常，患儿多无肥胖。其病因主要是胚胎时期肉膜肌异常附着于阴茎海绵体，进而影响阴茎皮肤发育，从而导致阴茎无皮肤包被而卷曲于皮下。第二种是出生时阴茎外观正常，其后随着患儿肥胖而逐渐出现阴茎外观短小，其病因主要是肥胖。

【病理】

1. Ⅰ型，部分阴茎型（轻度型）　锥状皮丘内可见阴茎头和部分阴茎体突出。

2. Ⅱ型，阴茎头型（中度型）　锥状皮丘内隐约可见阴茎头，不能见阴茎体。

3. Ⅲ型，皮丘型（重度型）　仅见锥状皮丘，不能见阴茎头和阴茎体。

【临床表现】

1. 阴茎外观短小　阴茎外观呈塔尖样，或者仅见"皮丘"。静息状态下阴茎外露长度小于阴茎实际长度的 50% 以上（图18-1）。

2. 阴茎发育正常　阴茎实际发育与同龄儿童没有差异（图18-2）。

3. 肥胖　先天性隐匿性阴茎不伴有肥胖；而后天性隐匿性阴茎主要为肥胖所致。

【诊断及鉴别诊断】

1. 病史　分清病因，了解患儿从何时开始表现阴茎外观短小：是先天发育所致，还是后天肥胖引起。

2. 体检　推压阴茎根部，将脂肪垫推开，即可看见正常发

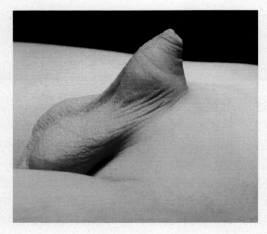

图 18-1 埋藏阴茎

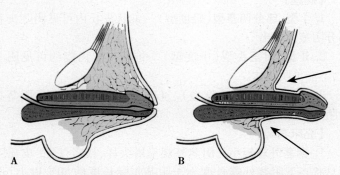

图 18-2 将隐匿性阴茎周围皮肤后推后显示正常阴茎体

育的阴茎体。

3. **鉴别诊断**

（1）小阴茎：阴茎短小,阴茎伸展长度低于相同年龄或相同性发育状态人群平均值 2.5 个标准差以上者（详见第三十七章）。

（2）蹼状阴茎：阴茎腹侧的皮肤从包皮口起与阴囊皮肤连接在一起,形成三角形的皮蹼;包皮、阴茎皮肤与阴囊皮肤之间没有明确的界限。

【治疗原则及方案】　病因不同、治疗方法不同。

1. **先天性隐匿性阴茎**　因存在发育异常,手术松解可取得明显疗效Ⅰ型患儿首选随访观察;Ⅱ型根据阴茎显露长度决定是否手术;Ⅲ型需手术。手术年龄建议选择在学龄前即 5 岁左右。

2. **后天性隐匿性阴茎**　病因是肥胖,主要以锻炼减肥为主;确实需手术整形也应在阴茎生长发育后再择期进行。

3. **手术方式**　术式众多,尚不统一。手术目的是解除包茎、肉膜肌异常附着和阴茎皮肤缺乏,并予阴茎阴囊整形,达到外观正常或接近正常。

总体而言,手术方式大致有以下四种类型:

（1）针对包茎,采取包皮口入路,其方法是包皮内外板错位切开,再交叉缝合或者转移皮瓣以解除包茎,虽能使阴茎皮肤部分松解,但阴茎根部难以松解固定。主要术式包括:Shiraki 术、Cssale 术及 Sugita 术及其改良术式。

（2）针对阴茎皮肤松解固定而采用阴茎根部环形切口入路。此类术式有利于阴茎皮肤的松解和固定,但多采用包皮内板代替阴茎皮肤,故术后水肿常难消退,且环形切口易形成瘢痕。主要术式包括:Johnston 术及其改良术式。

（3）切除耻骨联合前的脂肪层,采用阴茎根部背侧环形切口。该术式有利于阴茎背侧皮肤松解固定,但腹侧松解常受限,故术后阴茎腹侧臃肿,且切口也易形成瘢痕。主要术式包括:Maieel 术及其改良术式。

（4）阴茎腹侧纵行切口,该术式有利于阴茎充分松解与固定,但未对阴茎阴囊角的蹼状整形尚不理想。主要术式包括:Brisson 术及其改良术式。

4. **术后处理**

（1）术后留置尿管,阴茎阴囊予加压包扎。尿管一般留置 7 天;阴茎包扎太松容易出现阴囊血肿和阴茎水肿,包扎太紧则会影响阴茎血供和切口愈合。

（2）术后止血药:静脉滴注止血药一般不超过 3 天。

（3）术后抗生素：因留置尿管，可采用单联抗生素预防感染，拆除阴茎包扎敷料后即停止抗生素。

5. 术后并发症与预防

（1）术后出血：术中出血点未结扎或止血不完善。预防措施包括术中止血彻底，结扎血管确实，术后阴茎阴囊加压包扎，并加用止血药。极少出现需再次手术止血的情况。

（2）术后切口感染：切口局部红肿及少量渗液，有压痛或波动，术后体温不退或又上升。应早期拆除部分缝线，引流换药。预防措施包括术中严格遵循无菌操作、术后预防性使用抗生素等。

（3）术后阴茎水肿：可予敷料加压包扎，必要时可予弹力绷带加压。

【预后】　先天性隐匿性阴茎经过手术整形后基本能达到正常外观；后天性隐匿性阴茎通过锻炼减肥后阴茎能自行外露。

【小结】　隐匿性阴茎应注意分清病因，病因不同治疗方式迥异。后天性隐匿性阴茎主要是锻炼减肥，先天性隐匿性阴茎可选择手术整形。根据患儿具体情况选择手术方式，术后需留置尿管，注意加压包扎。隐匿性阴茎预后较好。

【诊治流程】

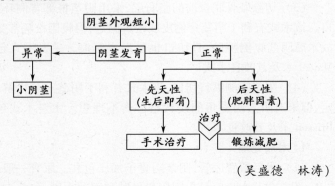

（吴盛德　林涛）

参 考 文 献

1. 李旭良. 小儿隐匿阴茎的诊断与治疗. 中华小儿外科杂志,2011,32

（11）:859-860.

2. Wein A J. Campbell-Walsh Urology. 9th ed. Philadelphia:Elsevier Saunders,2007.

3. 黄澄如. 实用小儿泌尿外科学. 北京:人民卫生出版社,2006:362-364.

4. 龚以榜,吴雄飞. 阴茎阴囊外科学. 北京:人民卫生出版社,2009:93-94.

第十九章　小儿鞘膜积液

【概述】　小儿的鞘膜积液(hydrocele)是由于腹腔液体经未闭的鞘突管进入鞘膜内积留过多而形成,多数为男童,在精索及睾丸部位形成囊肿。在睾丸附睾等炎症、外伤、肿瘤化疗时,可继发鞘膜积液。女孩偶有鞘突管积液,称为 Nuck 囊肿。

【病因】　鞘突管的闭塞过程出现异常,鞘突管仍然保持开放或部分开放,使睾丸鞘膜腔与腹腔之间有不同程度的沟通,腹腔积液经闭合异常的鞘突管在某一水平的积聚,即为临床所见的鞘膜积液。

【病理】　腹膜鞘状突的闭塞有时发生停顿、延迟或发育不完全,腹腔积液进入造成鞘膜囊积液。鞘膜积液的鞘状突管径细小,直径一般 0.2～1cm,小儿鞘膜积液的鞘状突均未闭合。

1. **睾丸鞘膜积液**　鞘状突管粗细不等而未闭,腹腔内液体经鞘状突管流入睾丸鞘膜腔而成,单纯性睾丸鞘膜积液也可鞘状突已闭合而睾丸鞘膜囊存在液体,在小儿成长过程中有部分可自行吸收。

2. **精索鞘膜积液**　鞘状突管在睾丸上极已闭塞,精索部位鞘状突管与腹腔相通而形成精索部位鞘膜囊积液,形成囊肿后有的鞘突管逐渐闭塞。

3. **交通性鞘膜积液**　鞘状突管持续与腹腔开放相通,鞘膜囊内液体可经鞘状突管进出腹腔。

【临床表现】　鞘膜积液一般无全身症状,腹股沟及阴囊突然或逐渐出现无痛性肿块,年长儿发生时可有少部分坠胀感,如果未闭鞘突管口径较粗,一夜平卧后,晨起肿块缩小,随着活动后而增大。平卧后肿块消失则为交通性鞘膜积液。新生儿出现睾丸鞘膜积液较常见,阴囊皮肤较薄,肿块可呈淡蓝色透明状,在发育过程中如果鞘状突管自行闭塞,鞘膜积液可逐渐吸收消失。少数鞘膜积液并发感染则出现肿块处皮肤红肿,有触痛。

1. **体格检查**　肿块呈囊性,透光试验阳性,边界清楚,与腹腔无明显连续。肿块经挤压后,张力可降低,但无明显体积缩小。

精索鞘膜积液的肿块位于精索部位,在体表腹股沟处可触及体积较小,呈卵圆形肿块,在肿块下方可扪及睾丸。

睾丸鞘膜积液的肿块悬垂于阴囊底部,呈椭圆形或圆形。如肿块张力较高,扪不到睾丸;若张力不高,可在囊性肿块内触及睾丸。

2. **B超检查**　提示囊性肿块,肿块与睾丸的关系,鞘膜囊液体的回声均匀等。可与其他阴囊内肿块(睾丸肿瘤、嵌顿性疝)相鉴别。如果鞘膜囊反复感染不能和其他疾病鉴别可做 CT等检查。

【诊断及鉴别诊断】　逐渐出现的腹股沟及阴囊囊性肿块,无疼痛感,边界清楚,肿块透光试验阳性,结合病史及上述体格检查,即可作出初步诊断。同时及早行辅助检查(主要是 B超),以排除其他疾病。

1. **腹股沟疝**　腹股沟或阴囊部有可复性肿物,无嵌顿时可用手按压复位,还纳时有肠管咕噜声,质地稍软,在哭闹、咳嗽、腹部用力情况下出现肿块。嵌顿疝可有哭闹腹痛等病史,局部红肿,B超检查为实质性内容物。

2. **睾丸肿瘤**　表现为阴囊肿块,边缘光滑,检查手感为实质性,有沉重感,肿块不能被还纳。透光试验阴性,但较小婴儿合并少量积液,透光试验会有所偏差。精索部位无肿胀。超声有助于协助诊断。

3. **隐睾**　睾丸位于腹股沟或阴囊上部出现较小肿物,质地稍硬,阴囊内不能触及睾丸,与精索鞘膜积液鉴别,体检及 B超检查可以帮助确诊。

4. **腹股沟阴囊血肿或脓肿**　局部可有青紫或红肿,较深感染表面皮肤改变不明显,不能确诊的可以手术探查。

【治疗原则及方案】　手术治疗为首选治疗方式,最为安全可靠,复发率也较低。鞘膜积液体积不大,张力不高,鞘状突在积液后可能关闭,积液在 2 岁前可被吸收,可以在 2 岁后手术。

有些儿童鞘膜积液量大而张力较高,有不适感的则需要提前手术。非手术治疗的穿刺抽液及鞘膜腔注入药物,需禁用。

手术治疗:

1. **术前准备**　常规禁饮食,一般不需使用抗生素。

2. **麻醉**　可采用静脉复合或全身麻醉。

3. **手术方式及切口**　予以高位结扎鞘状突,远端囊肿切开放出液体,小儿一般不做鞘膜翻转缝合。

(1)腹股沟切口方式:在腹横纹或腹横纹下方做一1cm左右小横切口或平行腹股沟斜切口,手术步骤包括外环处提出鞘状突管,将输精管及精索血管分离,鞘状突高位结扎,打开远端鞘膜囊放出液体;精索鞘膜积液也可完整将鞘膜囊切除。术毕注意睾丸的还纳位置。

(2)经脐腹腔镜:腹腔镜手术最近被应用于小儿鞘膜积液的治疗,脐部两处小切口放置穿刺套管,置入腹腔镜及分离钳,如果为交通性鞘膜积液,先将液体挤入腹腔,结扎内环口,如果非交通性,可以使用穿刺针等带线先结扎内环口,再将鞘膜囊中液体抽出。腹腔镜可探查腹腔内对侧鞘状突的闭合情况,可同时进行结扎。

4. **术后处理**　鞘膜积液患儿于术后6小时可以进食水,术后1~2个月避免剧烈活动等。

5. **术后并发症及预防**

(1)术后出血:鞘膜囊内出血及伤口出血,注意皮下出血点的止血,敞开的鞘膜囊壁止血后还纳,较大阴囊血肿需要手术探查止血。

(2)阴囊肿胀:鞘膜囊放出液体后局部肿胀在术后一周内逐渐减退,严重者可行物理治疗。

(3)睾丸回缩:注意睾丸提拉后的复位,有部分睾丸位置高的睾丸鞘膜积液,必要时需要做睾丸下降固定术。若鞘膜粘连睾丸回缩至阴囊上方则需手术处理。

【预后】　绝大部分病例治疗效果满意,先天性鞘膜积液儿童在观察过程中,婴儿期较多数可被吸收而无需手术治疗。手术治疗预后良好,复发率低。术后注意B超复查睾丸大小及位置。复发病例在首次手术后 3 个月后可再次手术。

　　【小结】　小儿出现腹股沟及阴囊囊性包块,体检及 B 超检查确诊后可观察至 2 岁,若积液无吸收及囊肿张力过大可手术治疗。术前术后需要注意睾丸位置。

（李　爽）

参 考 文 献

1. 黄澄如. 实用小儿泌尿外科学. 北京:人民卫生出版社,2006:394-397

2. 施诚仁,金先庆,李仲智. 小儿外科学. 第 4 版. 北京:人民卫生出版社,2009:250-255.

3. 郭应禄,周利群,译. 坎贝尔-沃尔什泌尿外科学. 第 9 版. 北京:北京大学医学出版社,2009:3981-3983.

4. Hall N J, Ron O, Eaton S, et al. Surgery for hydrocele in children—an avoidable excess?. Journal of pediatric surgery, 2011, 46（12）:2401-2405.

5. 姚干,李宇洲,杨庆堂. 微型腹腔镜治疗小儿鞘膜积液. 中国微创外科杂志,2003,3（1）:55.

第二十章　隐　　睾

【概述】　隐睾是小儿泌尿生殖系统最常见的畸形,男性新生儿发病率3%～4%,到1周岁为1%,其定义为睾丸未能降至阴囊,或睾丸在阴囊以外的位置,也可以包含睾丸缺失,这种情况有证据显示最初睾丸存在,但在发育过程中消失,其最大可能性是精索扭转或血管意外。治疗隐睾的主要目的是降低这些疾病发生的风险,如生育力受损、睾丸恶性变(为正常人群的2.75～8倍)、睾丸扭转和(或)相关腹股沟疝。当前标准的治疗是睾丸下降固定术,该治疗方法能降低但不能完全预防上述疾病发生的危险。

【病因】　睾丸的下降分为腹腔内期和腹股沟阴囊期,前者发生于孕早期(7～12周),孕22～25周时,睾丸位于内环口附近,腹股沟阴囊期发生于孕25～30周,为激素依赖。此过程涉及诸多因素,任何干扰此过程的内外因素均可导致隐睾发生,但迄今确切病因仍未明了,有睾丸引带学说、内分泌学说、环境因素学说和解剖学说等,其中睾丸发育不全综合征(testicular dysgenesis syndrome)学说近十年来较为流行,该学说将隐睾、尿道下裂、精子数量减少和睾丸癌症归为一个综合征,其病因是在特定的遗传背景下,不良环境因素(环境雌激素)作用可致发病,即该四种疾病为共同起源。通过基因敲除技术建立的动物隐睾模型,已确定 INSL3、RXFP2、LGR8、AR、ESR1 等基因与隐睾发生有关,但这些发现在人类尚不完全符合。有少数隐睾存在家族史,孕期母亲诸多因素可能与隐睾发生有关,如肥胖、抽烟、酗酒、麻醉药物使用及雌激素应用等。

【病理】　未降入阴囊的睾丸常有不同程度的发育不全,体积明显小于健侧,质地松软,睾丸附睾分离也较常见,个别的可见输精管中断,少数睾丸缺如者仅见精索残端或基本没有睾丸实体细胞(间质细胞、支持细胞、生殖细胞)的细小残端。曲细精管直径较正常者小,生精上皮较薄,尤其是基底膜上精原细胞数量较正常少,而这些精原细胞数量的多少直接决定了青春发育期后精子数量多寡。隐睾的病理改变与睾丸的位置相关,位置越高病损越重,也与睾丸下降时机相关,年龄越大,病损越重。

【临床表现】　隐睾可发生于单侧或双侧,单侧(60% ~ 70%)明显多于双侧。体检时,患儿平卧位双腿交叉,检查者用一手压住腹股沟上端近耻骨结节处,以阻止提睾肌反射,并向下挤压,另一手从阴囊向上仔细触摸睾丸,确定是否能触及,若能触及,需判断睾丸大小、活动度及位置高低。2 岁以上孩子当平卧位无法触及睾丸时,可让其站立,助手抵住患儿臀部,因受重力作用,部分病例可在腹股沟触及。通常,检查应在温暖的房间,从健侧开始(单侧病例),需评估并记录健侧睾丸大小位置情况。

【诊断】

1. **体检**　睾丸触诊是唯一可靠的诊断隐睾的方法,超声、CT、MRI 和血管造影均对诊断没有益处。

2. **分型**　根据触诊情况可将隐睾分为可触及型(80%)和不可触及型(20%)。

(1) 可触及型又可分为:①异位睾丸:最常见的是异位到腹股沟环外腹直肌外缘,少见的异位到肾周、耻骨联合前、会阴部、大腿内侧及对侧阴囊;②滑动性睾丸(gliding testis):当扪及的睾丸缓慢推入阴囊后松手,睾丸又回缩到阴囊入口处或上方;③回缩睾丸(retractile testis):于腹股沟下段或阴囊入口上方可扪及睾丸,睾丸能被缓慢推入阴囊,松手后睾丸停留在原位;④上升睾丸或后天性隐睾(ascending testis,或 acquired testis):少数大龄儿童,发病高峰在 8 岁左右,部分为肥胖儿童,家长能清晰反映患儿幼时双睾丸均在阴囊内,而就诊时睾丸位于阴囊入口上方或腹股沟。

(2) 不可触及型又分为:①腹腔内睾丸(abdominal testis):当剖腹或腹腔镜探查发现睾丸在腹腔或盆腔内;②内环口睾丸:又称窥视睾丸(peeping testis),腹腔镜探查时见部分睾丸位于内环口外侧;③消失睾丸(vanishing testis):诊断消失睾丸必须在腹腔内、腹股沟或阴囊见到精索血管盲端,如果没有见到,必须到膀胱边或打开后腹膜向上查找至肾下级。

3. **其他情况**　①一侧阴囊内睾丸明显增大,另一侧睾丸未及,可能提示该侧睾丸消失或萎缩,但不是绝对可以排除,仍需进一步按不可触及睾丸进行系列检查确定。②对于疑是隐睾患儿,需考虑矫正胎龄情况,如28周出生的,生后年龄应减去3个月为其矫正年龄,早产儿隐睾发病率明显高。③检查者需在每次检查时记录睾丸的质地及位置,因为这些会随年龄增大而改变。④当发现男性新生儿双侧不可触及隐睾时,需考虑性别发育异常(disorders of sex development,DSD),并立即联系内分泌科医师就诊,因为有可能是先天性肾上腺皮质增生症(CAH),该类重型患儿若未能及时诊断及治疗,常可在短时间内因电解质异常而死亡。⑤不论单侧或双侧隐睾,当合并尿道下裂或小阴茎时,都必须考虑DSD,而需要做相应的检查(见性别畸形章节)。⑥上升(后天)性隐睾需要考虑外科手术治疗,曾经认为该类隐睾适合激素治疗,但目前的证据表明手术仍应为首选。⑦双侧不可触及隐睾患儿排除了CAH后,需要测血清MIS激素水平及其他激素测试检查,以评估是否存在无睾症(anorchia),包括抑制素B、LH、FSH、睾酮水平。⑧年龄12个月以内双侧不可触及隐睾的46,XY男孩,如MIS和抑制素B测不到,FSH升高,没有必要再行hCG激发试验和外科探查,也可诊断无睾症。相反,如果激素水平正常,必须考虑外科探查。⑨无睾症缺乏生后睾酮分泌小高峰,对hCG激发试验无反应。⑩回缩睾丸每年必须检查一次直到青春发育期,并记录睾丸位置,注意部分病例会成为上升睾丸而需要外科治疗。

【治疗原则及方案】

1. **激素治疗**　隐睾治疗不再推荐激素治疗,包括hCG、促黄体激素释放激素、促性腺释放激素。激素治疗疗效差(6%～21%),远期效果不确切且复发率高,此外还可能引起生殖细胞凋亡。

2. **手术年龄** 目前美国泌尿外科协会(AUA)和欧洲泌尿外科协会(EAU)的指南中有差异,AUA 推荐为 6~18 月龄,EUA 推荐为 12~18 月龄(均包括矫正胎龄)。

3. **手术方式** 可触及隐睾应行经腹股沟和(或)阴囊切口的睾丸下降固定术。

(1) Bianchi 阴囊单切口睾丸下降固定术:理论上该手术适合所有可触及隐睾,但目前该手术的主要适应证为位置位于外环口外的病例,可行经阴囊皮纹切口,手术要点是手术开始前用记号笔在阴囊皮纹上做好切口标记,切口从阴囊最上方近阴茎根部的皮纹开始,切开皮肤分离皮下脂肪组织,找到睾丸鞘膜囊,牵引后沿鞘膜囊向上分离,锐性分离鞘膜囊及精索周围脂肪及纤维索带,至外环口,稍加用力牵引后可继续向上分离 1~2cm。再用小指从腹股沟外环处向上钝性分离 1~2cm。打开鞘膜囊,提出睾丸,查看睾丸大小、睾丸附睾联系程度,仔细了解输精管走向以及精索血管发育情况。查看鞘状突是否未闭,若未闭,给予充分、高位游离并结扎未闭。充分游离精索,切断睾丸引带,提睾肌纤维需完全松解,然后将睾丸向阴囊方向牵引,以无张力下能放至阴囊底部为标准。扩张阴囊袋,在皮下和肉膜间作潜行分离,至能容纳睾丸。确定精索血管无扭转,将睾丸放入扩张的囊袋至阴囊底部肉膜外,用 5-0 可吸收线将睾丸精索远端外筋膜和阴囊皮下组织缝合固定 2 针;皮内缝合阴囊皮纹切口。该手术的最大优点是几乎不留下手术瘢痕,也较适合肥胖的上升或后天性隐睾,因为这些患儿本身睾丸位置不高,多在外环口外或阴囊入口上方,皮下脂肪较为肥厚,经腹股沟切口暴露有时困难,而从阴囊切口常较易获得良好暴露,手术时间也短。

(2) 经典经腹股沟切口睾丸下降固定术:该手术适合触诊发现睾丸在腹股沟管内隐睾患儿,国内现多采用髂前上棘与耻骨结节连线中点附近的皮纹横切口约 1.5~2cm,这样可以避免腹股沟斜切口而留下明显瘢痕。其他步骤包括打开浅深筋膜,打开腹外斜肌腱膜,暴露腹股沟管,找到睾丸,高位游离未闭鞘状突,向上游离精索至后腹膜,切断睾丸引带,将睾丸拖至阴囊肉膜外缝合固定。

（3）腹腔镜下睾丸下降固定术：不可触及隐睾需在麻醉后再次进行仔细体检，若能触及，应行常规开放手术，若仍未能触及，则应行腹腔探查，腹腔探查可以选择腹腔镜和开放两种方式，其中腹腔镜为首先考虑，可采用三孔法或单孔法，若腹腔内发现睾丸，有三种术式可供选择：①直接睾丸下降固定术：要点是睾丸位于内环口附近或盆腔内，精索血管及输精管较为松弛或可见盘曲状，用腹腔镜抓钳将睾丸拖向对侧内环口，若基本能达对侧，表示精索输精管长度能适应睾丸一次下降至阴囊，之后切断睾丸引带，将睾丸经内环口从腹股沟向下拖至阴囊肉膜外缝合固定，少数因精索血管或输精管较短，可从腹壁下动静脉内侧打孔拖出。②Fowler-Stephens（FS）一期术：睾丸的血供70%来自精索内的睾丸动脉，25%来自输精管动脉，5%来自睾丸引带血管。该手术适合睾丸位置较高，通常离内环口2cm或更高，或术中发现精索血管或输精管较短，无法行一次性下降固定术。手术方法是在高位结扎切断精索血管，让睾丸利用输精管血管（紧贴输精管）和睾丸引带血管来提供血供，将睾丸拖至阴囊固定。术中切断精索血管后尝试将睾丸拖至对侧内环口，若能达到，即可行直接睾丸下降术。该手术要点是要尽可能保护好输精管血管和睾丸引带血管，不要对输精管和睾丸引带再进行广泛的分离。③FS二期术：当术中不能确定输精管血管和引带血管能提供足够血供时，或距离对侧内环口尚有距离，可行分期手术，即高位离断精索血管后不再做其他分离，待6个月后侧支循环建立，再行腹腔镜下睾丸下降固定术。三种方法报道的成功率分别为96.4%、78.7%和86%。

（4）腹腔镜睾丸探查或切除术：①若没有发现睾丸，应仔细观察睾丸血管末端的情况，从而决定下一步手术过程，消失睾丸的血管末端可以终止于从后腹膜腰大肌、腹股沟管到阴囊各处，即睾丸下降通道的任何地方；②如果对侧睾丸正常，而患侧精索血管输精管很短，睾丸形态变异或明显发育不良，10岁以上进入青春发育期的睾丸，可以考虑切除。

（5）睾丸自体移植术:需要显微外科医师参与,对手术技能要求较高。

【预后】 对于治疗后隐睾患儿的家属,仍应提醒存在睾丸肿瘤和生育力下降可能,要求患儿青春发育期后每月自行检查,以发现早期肿瘤症状,即睾丸增大。单侧隐睾的生育力基本同正常人群,但双侧隐睾即使早期手术治疗,生育力较正常仍会有明显下降。在睾丸下降术中行睾丸活检术受到限制,但对于判断双侧隐睾是否有生育力很有帮助,若没有发现生殖细胞,则可推断成年后基本没有生育能力。

【诊治流程】

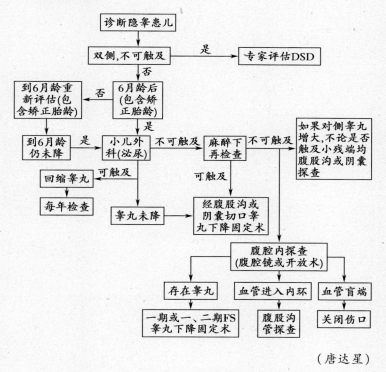

（唐达星）

参 考 文 献

1. Riedmiller H, Androulakakis P, Beurton D, et al. Guidelines on

paediatric urology. European Association of Urology,2005.

2. Kolon T F,Herndon C D A,Baker L A,et al. Evaluation and treatment of cryptorchidism:AUA guideline. The Journal of urology,2014,192（2）: 337-345.

第二十一章 睾丸扭转

【概述】 睾丸扭转(torsion of testis)又称精索扭转,是睾丸(精索)因其自身的解剖异常或活动度加大等原因沿其纵轴扭转,使精索的血液循环发生障碍,而引起睾丸的缺血性病变,甚至坏死。任何年龄组均可发病,多见于青少年和新生儿,25岁以下发病率为1/4000,在12~18岁阴囊急症中占50%~60%,左侧多于右侧,单侧多于双侧,可发生在正常位置的睾丸,亦可发生于隐睾。该疾患起病急,进展快,预后差,应是排名第一的小儿阴囊急症。

【病因】 睾丸扭转的病因尚不完全清楚,可能和先天性因素、后天性诱因有关。

1. 先天性因素

(1) 鞘膜壁层在精索上止点过高,远端精索完全包绕在鞘膜之内,睾丸后方与阴囊壁无附着,其活动度增加,与精索形成"钟摆样"结构而易发生扭转。

(2) 睾丸系膜过长,附睾与睾丸结合不全,其间系膜处也易发生扭转。

(3) 睾丸下降不全或呈水平位、异位等异常解剖位。

(4) 新生儿睾丸鞘膜囊与阴囊肉膜粘连疏松,在围新生儿期睾丸下降过程中,易发生睾丸与精索一同扭转。

2. 后天性诱因

(1) 睡眠中迷走神经兴奋,提睾肌随阴茎勃起而收缩增加,易引发睾丸扭转。另外,睡眠中两腿经常挤压睾丸,可使睾丸位置被迫改变。

(2) 寒冷季节温度刺激阴囊收缩活动增强或剧烈运动、外伤甚至睾丸肿瘤后都可能成为诱发因素。

(3) 新生儿期的诱因,如多胎分娩、臀位产、经宫内或产道挤压、产伤等。

【病理】 根据扭转的部位,睾丸扭转可分为两种类型:①鞘膜内型:也称为睾丸扭转,即在鞘膜内睾丸与附睾一同扭转或睾丸与附睾之间发生扭转,临床较多见,好发于青少年;②鞘膜外型:也称为精索扭转,即扭转发生在睾丸鞘膜之上,临床较少见,好发于新生儿及1岁内婴儿,隐睾扭转亦多为此类型。扭转方向多为外侧向内侧旋转,即左侧为逆时针,右侧为顺时针。

睾丸扭转后引起其血供障碍,而睾丸对缺血的耐受极差,较易导致坏死。睾丸扭转的病理改变及预后与扭转的程度及其持续时间有着重要关系。扭转90°,持续7天才发生睾丸坏死;180°,3~4天发生睾丸坏死;360°,12~24小时发生睾丸坏死;如扭转720°,2小时即发生睾丸梗死。睾丸扭转后,如在5小时内复位,睾丸获救率为83%;如在10小时内为70%;而10小时以上者仅为20%。

【临床表现】

1. 症状

(1) 突发性患侧睾丸部位疼痛,并逐渐加重,可向腹股沟、下腹部放射,病程长者疼痛反而减轻。婴幼儿则表现为哭闹、烦躁不安。少数患儿伴有反射性恶心、呕吐。

(2) 隐睾扭转时疼痛区多定位在腹股沟部;腹内型的隐睾扭转,疼痛表现在下腹部,如患侧为右侧,则临床表现颇似急性阑尾炎。

(3) 新生儿及较小婴儿症状常不明显。

2. 体征

(1) 患侧阴囊逐渐红肿,触痛明显,睾丸上移,或呈横位,有时伴有阴囊积液。病程长者因阴囊肿胀加重而内容物触诊不清。

(2) 可伴有精索部增粗、触痛。

(3) 提睾反射较健侧减弱或消失。

(4) Prehn征(阴囊抬高试验)阳性:即上托起患侧阴囊时,因睾丸扭转程度加重而疼痛加剧,常称为抬举痛。

(5) 如为隐睾扭转,可在患侧腹股沟部触及疼痛性肿块;腹内型的隐睾扭转,患侧下腹可有压痛,甚至有肌紧张。

（6）新生儿期常表现为阴囊呈紫黑色，伴有阴囊内不透光的肿块，有触痛。胚胎期已睾丸扭转者出生后阴囊则无触痛。

【诊断】 睾丸扭转发病往往比较突然，可在睡眠中发生，亦可有剧烈运动等病史，根据症状和局部体征可作出初步诊断，再利用一些其他检查协助诊断。

1. **实验室检查** 血常规检查，一般白细胞计数和分类不增高或轻度增高。

2. **影像学检查** 彩色多普勒超声目前已成为睾丸扭转的首选辅助检查方法，对诊断有较强的敏感性和特异性。影像提示患侧睾丸肿胀，其内部血流较健侧明显减少或消失。但也有患侧睾丸有血供而手术证实为睾丸扭转的假阴性现象。

3. **放射性核素^{99m}锝（^{99m}Tc）扫描** 该项检查对睾丸扭转诊断的准确率较高，表现为患侧睾丸因血流受阻而放射性不积聚的"冷结节"现象。但用于急诊诊断有一定的局限性。

【鉴别诊断】

1. **睾丸炎和附睾炎** 是阴囊感染性疾病，主要是炎症表现。其症状和体征与睾丸扭转相似，但起病较缓，常伴有发热，虽患侧阴囊红肿、触痛，但 Prehn 征阴性。外周血检查白细胞增多，彩色多普勒超声提示睾丸和（或）附睾内部血流增加。

2. **睾丸附件扭转** 睾丸附件是胚胎苗勒管的残留物，其扭转起病亦较急，好发于青少年。体检与睾丸扭转不同的是阴囊皮肤有时可见"蓝点征"，为扭转附件的表现，睾丸上级可触及痛性结节，Prehn 征阴性。彩色多普勒超声提示睾丸旁低回声小团块而睾丸血运正常。

3. **嵌顿性腹股沟斜疝** 常有腹股沟斜疝的病史，检查腹股沟部出现不能复位的疼痛性肿块，同时可伴有胃肠道症状，但阴囊检查睾丸正常、无触痛。

4. **腹股沟淋巴结炎** 腹股沟有浸润性边界不清的肿块区，触痛明显，但阴囊检查无红肿，睾丸正常。

5. **阴囊血肿** 一般有较明确的外伤史，阴囊或及周围组织青紫，彩色多普勒超声提示睾丸血运正常。

6. **急性阑尾炎** 右侧腹内隐睾扭转时表现与急性阑尾炎

相似,但阑尾炎时多伴随发热,阴囊检查睾丸正常,查血白细胞及 C-反应蛋白均增高。

【治疗原则及方案】　治疗原则是早期诊断,尽快解除睾丸扭转,恢复其血供,提高患侧睾丸的获救率。目前的治疗方法为手法复位和手术,但手法复位不能防止其以后再次发生扭转,根本的治疗仍为手术。通过检查对诊断明确或怀疑睾丸扭转者,均应紧急行阴囊探查手术。术中如证实为睾丸扭转,则行睾丸复位固定或坏死切除。因睾丸解剖异常多为对称性,健侧同样容易发生扭转,应同时或择期行健侧预防性睾丸固定术,尤其是患侧睾丸已被切除者。

对于青少年隐睾扭转的治疗原则应以切除患侧睾为主。因隐睾本身发育不良再加上扭转缺血,尤其是青春期后单侧隐睾扭转,无论是腹股沟型还是腹内型,即使扭转早期,睾丸固定亦无实际意义。

1. **手法复位**　睾丸扭转多为由外侧向内侧扭转,则手法复位方向应相反,即:左侧顺时针方向旋回,右侧逆时针方向旋回,最好在彩色多普勒超声引导下操作。复位成功标志:睾丸位置下降,精索松弛,疼痛减轻,且不再转回到以前的位置。另外,有些扭转程度较轻者,常可以自行复位。

2. **手术治疗**

(1) 术前准备:快速完成各项血、彩色多普勒超声等常规术前检查;详细向患儿家长交代病情并签字;一般来说,患儿阴囊疼痛较敏感,提倡在手术准备间给予基础麻醉后备皮。

(2) 麻醉:可选择全身麻醉,对于年长儿可采用椎管内麻醉或其他神经阻滞方法。值得提出的是,对于术前准备完毕而禁食水时间仍不够的饱胃患儿,不要等待,应在胃肠减压下尽早手术,术中为防止反流误吸,应行气管内插管。

(3) 手术:可取患侧阴囊横皮纹切口,切开鞘膜腔,清除腔内(血性)渗液,挤压出睾丸,将其扭转松解复位。此时观察睾丸,临床上常将病理检查同 Arda 的“三级评分系统”相结合来决定睾丸是否保留,即切取一深达髓质的楔形睾丸组织送检,温盐水纱布热敷睾丸促进血运,观察活检创面出现动脉渗血时间,

Ⅰ级:立即出现渗血;Ⅱ级:10分钟内出现;Ⅲ级:10分钟内不出现。一般Ⅰ、Ⅱ级可将睾丸保留,与阴囊肉膜缝合行固定术,Ⅲ级则行睾丸切除术。切口缝合前,根据术中渗出情况决定是否放置引流片,同时(或择期)行健侧睾丸固定术。

3. 术后处理

术后给以对症治疗,注意卧床休息,阴囊部可垫高托起以减轻疼痛、水肿。伤口按时换药,如有引流片则注意更换敷料并适时拔除。较大儿童睾丸切除者应注意心理疏导。

4. 术后并发症及预防

(1)睾丸扭转复发:睾丸扭转常与其解剖异常有关,若单纯手法复位或手术复位,不施行睾丸固定术,则扭转复发率很高。常规行睾丸复位固定术者,仍有复发病例报道,这与术中固定缝合不当或使用可吸收线固定等有关。推荐使用无反应的不吸收缝线进行睾丸与四周阴囊肉膜固定,切除大部分壁层鞘膜或进行鞘膜翻转,以增加睾丸与周围组织的黏附力。

(2)鞘膜积液:组织病变、炎性反应及手术刺激均可引起鞘膜腔内的积液。预防方法是术中操作轻柔,减少损伤,应切除大部分壁层鞘膜或进行鞘膜翻转,必要时放置引流片。

(3)切口感染:感染时切口可出现红肿、渗液。应及时给以引流换药。这可能与术前因阴囊区疼痛敏感而备皮不充分、术中组织损伤较多及止血不彻底、组织炎性反应等有关。

(4)阴囊血肿:少见,应注意术中操作轻柔、止血彻底,必要时放置引流片。

【预后】 影响睾丸扭转预后的主要因素是从发病到救治的时间及扭转的程度。最严重后果是睾丸切除,但发病后如能够早期就诊并及时治疗,还是能够挽救扭转的睾丸。睾丸对缺血的耐受力很差,有资料显示20%～30%的复位保留住的睾丸,日后会发生萎缩或功能不良。还有研究提示一侧睾丸扭转可能对健侧睾丸的功能亦产生影响。

【小结】 睾丸扭转发病急、进展快,是需立刻处理的阴囊急症。临床上凡遇到突发性睾丸部位疼痛的患者就应考虑睾丸扭转的可能,结合局部体征及彩色多普勒超声等检查,如诊断明确或怀疑,原则上均应急诊手术阴囊探查。探查的主要目的是明确诊断,如为睾丸扭转则视术中情况给以坏死切除或复位固定;如为其他疾患则给以相应的对症治疗。

睾丸扭转不仅对患侧睾丸造成损伤,而且可能对健侧睾丸功能亦产生影响,从而对患者的生理及身心引发不良后果。因此必须加强临床医师和广大公众对本病的认识,做到患者早期就诊、医师及时诊断和治疗,尽最大可能提高睾丸的获救率。

(徐国栋)

参 考 文 献

1. 黄澄如. 实用小儿泌尿外科学. 北京:人民卫生出版社,2006:399-403.

2. Rajifer J. Congenital anomaly's of the testis and scrotum//Walsh P C, Retik A B, Vaughan, et al. Campbell's Urology. 7th ed. Harcout Asia Pte Ltd,2001:2184-2186.

3. Hayn M H, Herz D B, Bellinger M F, et al. Intermittent torsion of the spermatic cord portends an increased risk of acute testicular infarction. The Journal of urology,2008,180(4):1729-1732.

4. Arda I S, Özyaylali I. Testicular tissue bleeding as an indicator of gonadal salvageability in testicular torsion surgery. BJU international, 2001,87(1):89-92.

5. Noske H D, Kraus S W, Altinkilic B M, et al. Historical milestones regarding torsion of the scrotal organs. The Journal of urology,1998,159 (1):13-16.

第二十二章 急性附睾炎

【概述】 急性附睾炎是阴囊内的感染性疾病,是儿童阴囊急症中的一个重要鉴别诊断,儿科病例中少见,常在进行阴囊探查手术时被证实,目前急性附睾炎的诊断多通过影像学检查确诊。

【病因】

1. 泌尿生殖道扩散

(1)尿路感染经输精管扩散到附睾致急性附睾炎。

(2)尿道扩张等泌尿道手术、长期留置导尿管可因尿道输精管反流致急性附睾炎。

2. 局部解剖异常 尿道狭窄、尿道瓣膜、输尿管开口异位进入精囊腺、前列腺囊畸形、泌尿生殖道反流、肛门直肠畸形并发泌尿道瘘等,经尿道精囊腺输精管反流致急性附睾炎。

3. 全身性感染血行播散致急性附睾炎。

4. 局部阴囊外伤后可有阴囊、附睾和睾丸的血肿,继发感染可并发急性附睾炎。

【病理】 急性附睾炎是一种蜂窝组织炎,可逐渐发展为化脓性改变。急性期,附睾肿胀高低不平;感染一般从附睾尾延至附睾头;附睾可见小脓肿;鞘膜分泌液可呈浑浊或脓状;精索变粗;睾丸继发于被动充血而肿胀,极少数病例睾丸同时发生炎症;炎症可累及鞘膜引起水肿、增厚、弹性降低。早期组织病理学见水肿和中性粒细胞、浆细胞及淋巴细胞浸润,以后出现脓肿,感染控制后可完全消失而无损害,但附睾管周围的纤维化可使管腔阻塞。

【临床表现】

1. 症状 急性起病,阴囊坠胀不适,局部疼痛,影响行动;疼痛可向同侧精索、腹股沟及下腹部放射;伴有全身不适及发热;可有尿路刺激症状、排尿困难等。

2. **体征** 检查时可见患侧附睾肿大,有明显触痛,硬结状,附睾肿胀在短期内很明显,有时睾丸与附睾界限不清;炎症重时,阴囊皮肤红肿;同侧精索增粗且触痛;有的病例可伴有鞘膜积液和精索静脉曲张。

【诊断及鉴别诊断】

1. **病史** 泌尿生殖道感染、手术、长期留置导尿管、局部泌尿生殖道解剖畸形、外伤等病史。

2. **症状体征** 局部特征性表现为患侧阴囊疼痛不适皮肤红肿,附睾硬结状肿大触痛。

3. **实验室检查** 尿液分析检验可见白细胞,尿液培养也可阳性,但附睾炎患者的尿液培养结果多是无菌的。因此,脓尿、菌尿、尿培养结果阳性是附睾炎有力的证据,但尿液分析正常并不能排除附睾炎。在儿童中革兰阴性菌(多为大肠埃希菌)是常见的致病菌;血细胞分析中白细胞数增加;血清 C-反应蛋白升高。

4. **影像学检查** 彩色多普勒超声检查和放射性核素扫描显像表现为局部(精索、附睾及睾丸)的血流增加,超声可发现肿大的附睾或(和)睾丸,常伴有鞘膜积液,积液在细菌感染时超声下可表现为强回声,严重时阴囊内出现广泛炎症,彩色多普勒超声表现为密集光点闪烁显像或界限不清。当前,急性附睾炎的诊断及鉴别诊断多是通过影像学检查进行,其中彩色多普勒超声检查是重要的鉴别依据。

确诊急性附睾炎后也需要进行肾脏、输尿管、膀胱、尿道的超声检查以及排泄性膀胱尿道造影检查。附睾炎患儿年龄越小,尿路感染、泌尿道影像学检查异常的可能性越大。

5. **鉴别诊断** 急性附睾炎发病年龄分散,初诊最常见的临床表现为阴囊红肿、疼痛,但急性附睾炎的表现范围变化大,从早期仅局部的附睾触痛到整个附睾触痛肿胀,再到阴囊广泛炎症、睾丸附睾结构触诊不清等,需要仔细鉴别。鉴别困难时,需实施急症阴囊探查手术。

其他需要与之鉴别的阴囊急症包括:

1. **睾丸扭转和睾丸附件扭转** 是需要重点关注的鉴别

诊断。

（1）睾丸扭转:呈新生儿期和青春期 2 个高发年龄段。发病急,疼痛剧烈。睾丸位置上升、提睾反射消失高度提示睾丸扭转,而急性附睾炎提睾反射一般存在,但从急性附睾炎较重的急性肿胀阴囊引发提睾反射有时比较困难。彩色多普勒超声检查见睾丸内血流减少或消失,与健侧比较血流差异明显。放射性核素扫描显像提示扭转侧血液灌注降低。

（2）睾丸附件扭转:好发于大龄儿童,是无菌坏死性炎症,发病较缓慢、阴囊红肿疼痛较轻。如果体检发现蓝斑征或痛性结节则是附件扭转的有力证据,彩色多普勒超声检查显示特异性征象为睾丸上极附近附睾头旁见不均质高回声结节,结节内无血流信号。

2. 急性睾丸炎 以流行性腮腺炎后引发的病毒性睾丸炎多见,细菌感染引起的化脓性睾丸炎较少。精索正常,彩色多普勒超声检查精索血管血流无异常。

3. 结核性附睾炎 一般很少有疼痛及发热,触诊附睾与睾丸界限清,肿块质硬,病灶常与阴囊壁粘连或有脓肿、窦道形成,输精管可有串珠样改变。

4. 阴囊血肿 多有外伤史,彩色多普勒超声检查可鉴别。

5. 鞘膜积液并感染 依据病史及体检、彩色多普勒超声检查。

【治疗原则及方案】 急性附睾炎治疗原则:尽快诊断,控制感染,减轻症状。

1. 抗生素治疗 尽早积极应用抗生素治疗,儿童中革兰阴性菌是常见的致病菌。

2. 手术治疗 绝大多数急性附睾炎经药物治疗后痊愈,手术不作为首选治疗方案。

（1）手术指征:①与睾丸扭转鉴别诊断困难;②抗生素治疗效果差、局部症状明显或加重;③附睾已形成脓肿、鞘膜腔积脓。

（2）手术方式与操作:①阴囊探查术:取一侧阴囊皮纹横切口,按层切开进入鞘膜腔,可显露附睾和睾丸,根据探查结果制订下一步治疗方案;②附睾包膜切开减压术:明显肿胀的附睾,其包膜过于紧张压迫附睾,导致疼痛,可以切开附睾包膜减压,缓解疼痛,利于恢复;③脓肿切开引流术:附睾形成脓肿,可在其包膜表面切开引流减压,鞘膜腔积脓可留置引流膜。

（3）注意事项:探查手术按层显露睾丸附睾时,因为组织肿胀,易致切开各层过程中偏离,剪开各层时注意不要损伤睾丸上下两极和附睾头尾。尽量避免经尿路的器械操作。

（4）术前准备:禁食禁饮。

（5）麻醉:可采用基础麻醉、硬脊膜外腔阻滞麻醉、全身麻醉。

（6）术后处理:手术探查确诊为急性附睾炎,术后继续积极抗生素治疗和辅助治疗。

（7）并发症预防:及时诊断、积极治疗后,一般不发生并发症。

3. 辅助治疗

（1）支持治疗:在急性附睾炎期间应限制活动、卧床休息、托高阴囊,这样可以减轻疼痛。相反,体育运动可加重感染症状。

（2）药物治疗:全身症状明显及发热的患儿,可口服止痛及退热药。应用非甾体抗炎药有助于炎症的消退,减轻症状。急性期外用止痛消炎中药敷于阴囊,消炎镇痛效果好。

【预后】　急性附睾炎及时诊断并得到积极治疗后,一般均可痊愈而不发生并发症。症状完全消失约需 2 周,附睾恢复正常大小和质地需 4 周或更长时间。双侧急性附睾炎可致患者生育力下降或不育,但临床上少见双侧发病。

【小结】　急性附睾炎及时诊断很重要,需与多种阴囊急症鉴别;鉴别困难时,尽快急诊实施阴囊探查手术以明确诊断和进一步治疗。

（吴文波）

参 考 文 献

1. 郭应禄,周利群,译. 坎贝尔-沃尔什泌尿外科学. 第 9 版. 北京:北京大学医学出版社,2009:3983.

2. 徐万华,李守林,倪连芳,等.小儿阴囊急症的鉴别诊断和手术治疗.中华小儿外科杂志,2007,28(1):21-23.

3. Doehn C,Fornara P,Kausch I,et al. Value of Acute-Phase Proteins in the Differential Diagnosis of Acute Scrotum. European urology,2001,39 (2):215-221.

4. Sakellaris G S,Charissis G C. Acute epididymitis in Greek children:a 3-year retrospective study. European journal of pediatrics,2008,167(7): 765-769.

第二十三章　睾丸附件扭转

【概述】　睾丸附件是指胚胎时期苗勒管（Müllerian duct）和沃尔夫管（Wolffian duct）的残余结构,无任何生理功能。在解剖学上,按其所在位置的不同又可分为 4 种类型:①睾丸附件:是苗勒管的残迹,多位于睾丸上极,呈带蒂的卵圆形小体,常附着于睾丸白膜上;②附睾附件:是沃尔夫管的残迹,位于附睾头部;③精索附件及输精管附件:其与输精管附件同为中肾管足侧部分的残迹。多数位于睾丸,其次位于附睾,极少数位于旁睾和输精管。91% ~95% 的附件扭转是睾丸附件扭转,睾丸附件扭转好发于学龄期儿童,最常见于 7 ~ 14 岁的儿童和少年,右侧较为多见,双侧同时发生罕见。睾丸附件扭转是导致儿童阴囊急诊最常见的原因。

【病因】　其诱发因素尚不明确,可能与睾丸附件在鞘膜囊内呈游离状态,当外力作用时,睾丸附件可随蒂发生旋转,从而导致扭转。

【病理】　鞘膜有不同程度充血增厚。鞘膜内可有渗液,为清亮或浑浊,或血性,渗液量不等。附件多发黑坏死;镜下可见到出血、坏死,溶解或结构辨认不清。附睾可有充血肿胀,睾丸一般无明显改变。

【临床症状】　睾丸附件扭转后,一般出现患侧阴囊疼痛,并逐渐红肿。疼痛程度不一,以隐痛为主,可有阵发性加剧,但几乎都能忍受,不过正常生活受到一定限制。很少伴有全身症状。

【诊断及鉴别诊断】

1. **病史**　少年儿童,突然出现一侧阴囊疼痛,并逐渐红肿。疼痛以隐痛为主,可有阵发性加剧,多可忍受,正常生活受到一定限制。很少伴有全身症状。

2. **体格检查** 阴囊一侧红肿,存在触痛,患侧睾丸与正常侧睾丸大小相当,附睾仍旧保持在睾丸后方。有时可在睾丸顶部扪及小(2～3mm)而固定的结节,透过覆盖其表面的皮肤可能看见呈蓝色的扭转并且发生坏疽的附件,即所谓的"蓝点征(blue dot sign)"。

3. **辅助检查**

(1) 超声检查:高频灰阶超声(HRUS)在睾丸上方或者附睾前下方可见直径 3～5mm 的圆形结节,内部回声不均匀,周围可见低回声。当扭转的附件坏死、脱落后,可在睾丸鞘膜囊内见到游离的、无血流信号的结节,即所谓的"阴囊珠(scrotum beads)"。彩色多普勒超声(CDUS)诊断睾丸附件扭转时,除了前面高频灰阶超声的征象之外,最主要的发现是睾丸、附睾的血供正常,而附件扭转的结节内无血流信号。

(2) 睾丸核素显像:该项检查主要用以区别睾丸扭转与睾丸附件扭转。包括经静脉弹丸式注射示踪剂——^{99m}Tc 后,再用核素成像扫描仪分别记录快速序列血流相(动脉相)和其后的静态图像,用以评估双侧睾丸的动脉血流以及血流灌注情况。在睾丸扭转后的急性期,快速序列血流相的典型表现为患侧睾丸核素分布减少,在静态图像上则显示患侧阴囊圆形的光子缺损区,即所谓的"牛眼征(bull eye sign)"。而睾丸附件扭转的核素显像表现则与阴囊炎症类似,在儿童中尤其如此。据报道,睾丸核素显像诊断睾丸扭转的敏感性为 80%～100%,特异性为 89%～100%。

4. **鉴别诊断**

(1) 睾丸扭转:发病急骤、突然,常发生于剧烈活动后或夜间和清晨起床时。左侧多见,少数可双侧。患侧睾丸剧痛,可向下腹及腰部放射,站立时加剧,面色苍白,步态改变,呈弯腰捧腹状,平卧时疼痛不减轻。患侧睾丸位置上移、横卧,睾丸托举试验(-),提睾反射消失。彩色超声可见患侧睾丸血流明显减少或消失。由于患侧睾丸血流灌注减少或消失,睾丸核素显像静态成像显示冷区病灶。

（2）急性睾丸附睾炎：儿童、青壮年起病相对缓慢，常有炎症或泌尿道侵入性检查或治疗史。一般为单侧。表现为患侧睾丸隐痛，当炎症导致附睾、睾丸体积增大明显时痛感加重，可向下腹及腰部放射。平卧时疼痛明显减轻。患侧睾丸位置因重力下降，睾丸托举试验（+），提睾反射存在。彩色超声显示患侧睾丸、附睾血流增强，晚期也可减少甚至消失。核素扫描患侧睾丸、附睾血流灌注增强，静态成像显影均匀，无冷区病灶。

【治疗原则及方案】　治疗的目的是为了减轻临床症状和炎症反应。对睾丸附件扭转与睾丸扭转进行准确的鉴别诊断是选择治疗方法的关键。目前，对睾丸附件扭转的治疗方案多数学者主张保守治疗。

1. **非手术治疗**　口服非甾体类消炎药物（NSAIDs）；穿能托起阴囊的内裤；卧床休息、限制活动1周。

2. 对于不能明确诊断、发病时间在24小时以内的患者，应积极手术治疗。

（1）术前准备：禁饮食，术前0.5～2小时给予有效抗生素。

（2）手术经阴囊切口：右手捏住患侧睾丸，尽量绷紧阴囊皮肤，在其中部横切口，并逐层切开。当切开鞘膜时，可有少许渗液或血涌出，将睾丸轻轻挤出切口，即可看到扭转坏死的睾丸附件。用细丝线结扎其底部，切除坏死附件。还纳睾丸进入鞘膜腔内，逐层缝合伤口各层，创口一般不必引流。

（3）手术后输液观察2～3天，临床症状缓解或消失，阴囊肿胀消退后出院休息一周。

【预后】　睾丸附件扭转经过及时正规治疗后预后良好。一般不会产生后遗症。

【小结】　睾丸附件扭转发病突然，疼痛明显。患侧阴囊红肿为主要表现。超声检查及睾丸核素显像检查可以帮助与睾丸扭转及睾丸炎症鉴别。可经过保守治疗治愈。诊断难以明确时，宜尽早手术治疗以免延误诊治。

【诊治流程】

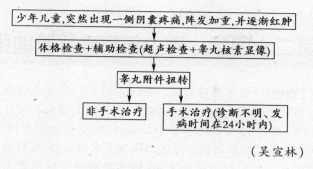

少年儿童,突然出现一侧阴囊疼痛,阵发加重,并逐渐红肿

体格检查+辅助检查(超声检查+睾丸核素显像)

睾丸附件扭转

非手术治疗　　手术治疗(诊断不明、发病时间在24小时内)

（吴宣林）

参 考 文 献

1. Kadish H A, Bolte R G. A retrospective review of pediatric patients with epididymitis, testicular torsion, and torsion of testicular appendages. Pediatrics, 1998, 102 (1): 73-76.

2. Skoglund R W, McRoberts J W, Ragde H. Torsion of testicular appendages: presentation of 43 new cases and a collective review. The Journal of urology, 1970, 104 (4): 598-600.

3. 龚以榜, 季旭良. 睾丸附件扭转 106 例报告. 中华泌尿外科杂志, 1991, 12 (3): 222-223.

4. Holland J M, Graham J B, Ignatoff J M. Conservative management of twisted testicular appendages. The Journal of urology, 1981, 125 (2): 213-214.

第二十四章　青少年精索静脉曲张

【概述】　精索静脉曲张(varicocele)是一种从儿童和青少年时期就已经开始的疾病,在 10 岁青少年中,该病的发生率约为 10% ,而在 13 岁的青少年中,该病的发生率上升到 15% ,由于大量亚临床型精索静脉曲张的病例并未被发现,实际发病率可能更高。在不育的成年人中,精索静脉曲张的患者占到了 30% ,占男性不育病因的首位。值得注意的是,精索静脉曲张成年人发病率低于青春期的原因与部分青少年患者成年后疾病不治自愈有一定关系。

【病因】　精索静脉曲张是指精索内蔓状静脉丛的不同程度扩张和迂曲。精索静脉的瓣膜功能是保护精索静脉免受大静脉静水压的影响,当精索静脉瓣膜功能受损,关闭不全,就会产生精索静脉曲张。90% 的精索静脉曲张发生在左侧,这与其解剖是密切相关的。左侧睾丸静脉汇入左肾静脉,而右侧睾丸静脉汇入腔静脉,左侧精索静脉行程长且汇入左肾静脉角度小,相较于右侧更易产生回流阻力增高。一些解剖异常会导致精索静脉曲张,例如睾丸静脉瓣膜缺如、异常静脉引流(如睾丸静脉和后腹膜静脉异常)、左肾静脉分叉伴精索静脉异常汇入点等。尽管由于肾脏肿瘤压迫所致的精索静脉曲张比例不到 1% ,临床上仍不能忽视这种可能性。

【病理】

1. 研究发现,精索静脉曲张会导致阴囊内容物温度升高,不利于精子产生。静脉压升高对于睾丸的影响难以评估。患者的睾丸活检提示精原细胞减少,生精小管萎缩,内皮细胞增生和支持细胞异常。

2. 精索静脉曲张可分为亚临床型和临床型　亚临床型:触诊和患者屏气增加腹压(Valsalva 试验)时不能扪及曲张静脉,经彩色多普勒检查可发现轻微的精索静脉曲张。

临床型:根据精索静脉曲张程度又可分为三度:

Ⅰ度(轻度):站立时看不到阴囊皮肤有曲张静脉突出,但可摸到阴囊内曲张之静脉,平卧时曲张之静脉很快消失。

Ⅱ度(中度):站立时可看到阴囊上有扩张的静脉突出,可摸到阴囊内有较明显的曲张之静脉,平卧时包块逐渐消失。

Ⅲ度(重度):阴囊表面有明显的粗大血管,阴囊内有明显的蚯蚓状扩张的静脉,静脉壁肥厚变硬;平卧时消失缓慢。

【临床表现】　表现为阴囊坠胀不适,睾丸或小腹抽痛,站立或劳累后加重,平卧或休息时减轻,站立时阴囊肿大且下垂,皮肤松弛,可见静脉丛扩张、弯曲、伸长。触诊时可扪及蚯蚓状曲张静脉团,平卧后曲张之静脉团缩小或消失,不消失者应考虑继发性精索静脉曲张,即由其他疾病如腹膜后肿瘤、肾肿瘤、巨大肾积水、异位血管等引起的精索静脉曲张。

【诊断及鉴别诊断】

1. **病史**　多为家长或患儿自己发现阴囊蚯蚓状团块就诊。

2. **体格检查**　需分别在平卧位和站立位检查,站立位时分别观察做 Valsalva 试验和不做 Valsalva 的区别。

3. **实验室检查**　精索静脉曲张明显者,血中睾酮水平可能降低;曲张静脉中 O_2 分压和 CO_2 分压及皮质醇浓度正常,但儿茶酚胺、5-羟色胺、前列腺素 E 和 F 含量增加。

4. **影像学检查**　首选 B 超检查,需要评估睾丸的体积和直径,与非曲张侧睾丸对比,是否出现睾丸缩小。

5. **鉴别诊断**　须与其他阴囊内肿块鉴别。

(1) 阴囊血肿:伴有灰色紫暗或有瘀斑,压痛明显,多有外伤史或手术史。

(2) 鞘膜积液:阴囊内及囊性肿块,表面无光滑,柔软有波动感,无压痛,与阴囊皮肤不粘连,睾丸、附睾不易摸到,透光实验阳性,穿刺可抽出清亮液体。

(3) 睾丸肿瘤:睾丸增大,压迫阴囊肿块体积无变化。

【治疗原则及方案】　青少年型精索静脉曲张手术适应证分为绝对适应证和相对适应证。

1. 绝对适应证

（1）精索静脉曲张引起患侧睾丸体积明显缩小。

（2）睾丸生精功能下降（异常的精液分析）。

（3）双侧可触及的精索静脉曲张。

2. 相对适应证

（1）较大的曲张体积（或分度较高）。

（2）患侧睾丸质地较软。

（3）不适感（如阴囊坠胀感或疼痛感）。

（4）GnRH（促性腺激素释放激素）激发试验异常。

（5）父母焦虑。

（6）异常的阴囊外观。

干预时机尚无统一意见，支持早期干预者认为青春期精索静脉曲张所致的睾丸发育不良可能被同期睾丸体积的快速增大所掩盖，有研究显示睾丸发育不良并不出现在小于 11 岁的患儿，在 11~14 岁之间的发生率为 7.3%，而在 15~19 岁之间发生率上升到 9.3%，这个结果显示随着性成熟的过程精索静脉曲张所致睾丸发育不良率在上升，支持在青春前期进行干预。

3. 治疗方法

（1）介入治疗：包括经皮穿刺栓塞治疗和顺行性硬化剂注射治疗。以左侧精索静脉曲张为例，经皮穿刺栓塞治疗是在放射线定位下，穿刺左股静脉，导管沿股静脉进入左肾静脉，再进入左精索静脉，到达左精索静脉较远端后进行栓塞，这样可以避免栓塞影响到左肾静脉。顺行性硬化剂注射治疗是在阴囊入口处切开皮肤，分离找到左精索静脉并置管入内，在内环口以上水平注射硬化剂，期间需要患者做 Valsalva 呼吸配合。介入治疗的优点是选择性的栓塞精索静脉，术后阴囊水肿的发生率很低，缺点是操作需在放射条件下完成，且有肾栓塞、肺栓塞的风险，如果精索血管太细导管也难以进入。

（2）手术治疗：

1）开放手术：腹部精索静脉体表投影处做小切口，探查找到腹膜外的精索静脉并行高位结扎术，手术操作位置深，寻找精索静脉困难，目前已较少采用。

2）显微镜下精索静脉结扎术：可以从腹股沟或腹膜外进路进行，找到精索静脉丛，分别结扎每支静脉，优点是显微镜下能够清楚分辨动脉、静脉、淋巴管，结扎静脉完全，复发率低。缺点是手术操作复杂，还需要特殊的手术显微镜及显微器械，用时较长。

3）腹腔镜下精索静脉高位结扎术：在腹腔镜监视下找到精索静脉，高位结扎，优点是寻找静脉容易，操作简单；缺点是有时难以辨认精索动脉和静脉，需行 Palmo 术结扎（即将精索动静脉一同结扎），术后可能引起睾丸萎缩，但据报道，术后实际睾丸萎缩率极低。该方法为目前的主流手术方法。

（3）术后并发症及处理：

1）阴囊水肿：是最常见的并发症，约80%的患儿在3个月内通过休息等保守治疗能自行消退，仍有约20%的患儿长期无法消退需手术治疗。

2）精索静脉曲张复发：是由于仍有手术中未发现的残留精索静脉引起，应再次手术寻找残留静脉并结扎。

【预后】　精索静脉曲张患儿预后良好。Palmo 手术患儿的一期治愈率达到98%，但对患儿精液质量的改善还缺乏大样本数据。

【小结】　青少年精索静脉曲张是常见病，通过手术治疗可得到良好效果，腹腔镜下 Palmo 术式治疗是目前主流的手术治疗方法，术后最常见的并发症为阴囊水肿。

（徐卯升）

参 考 文 献

1. Akbay E, Cayan S, Doruk E, et al. The prevalence of varicocele and vari-cocele-related testicular atrophy in Turkish children and adolescents. BJU international, 2000, 86(4):490-493.

2. Taşçi A İ, Resim S, Çaşkurlu T, et al. Color Doppler ultrasonography and spectral analysis of venous flow in diagnosis of varicocele. European urol-ogy, 2001, 39(3):316-321.

3. Kogan S J. The pediatric varicocele//Gearhart J P, Rink R C,

Mouriquand P D E. Pediatric Urology. Philadelphia：Saunders Elsevier，2001：763-774.

4. Kass E J，Marcol B. Results of varicocele surgery in adolescents：a comparison of techniques. The Journal of urology，1992，148（2 Pt 2）：694-696.

5. Esposito C，Valla J S，Najmaldin A，et al. Incidence and management of hydrocele following varicocele surgery in children. The Journal of urology，2004，171（3）：1271-1273.

第二十五章　性别发育异常

【概述】　性别发育异常(disorders of sex development, DSD),原来称为两性畸形(intersex disorders),是一种先天性染色体、性腺和表型性别的发育异常或不匹配,关于其发病率的数据有限,总体发病率大约为1/5500~1/4500。先天性肾上腺皮质增生症(congenital adrenal hyperplasia,CAH)和混合性腺发育不全是DSD最常见的两种病因,占新生儿期DSD 50%以上的病例。两者在世界范围的发病率分别为1∶15 000和1∶10 000,但是不同的人群发病率有差异。

【病因】　一个人的性别表型是在激素和转录因子的调节下,由内生殖管道和外生殖器的分化决定的,这些过程出现任何的不一致都会导致DSD。具体原因包括:①染色体异常。②*SRY*基因或性别决定的相关基因突变:*SRY*基因是睾丸发育的遗传物质,*SRY*基因或蛋白功能异常导致性腺发育异常。③单纯性腺发育不全。④雄激素合成异常:睾酮或双氢睾酮合成障碍可导致46,XY DSD的男性外生殖器发生不同程度的男性化不足;此外,46,XX DSD的女性也可以因自身肾上腺产生雄激素,或母体,或胎盘因素导致雄激素过多,外生殖器发生不同程度的男性化。⑤雄激素作用障碍:睾酮产生正常,但是雄激素受体不敏感或缺陷,受体缺陷的程度不同而出现不同的表现,如完全不敏感表现为女性外生殖器,轻度受体不敏感仅仅表现为男性不育,外生殖器为正常男性。⑥生殖器解剖发育异常:如泄殖腔外翻、阴道闭锁等。

【病理】　临床分型:根据染色体核型分为三大类型,每个类型又根据不同病因分为不同类型。

1. 46,XX DSD

(1) 性腺(卵巢)发育异常:包括卵睾DSD、46,XX男性(睾丸DSD,性腺为双侧发育异常的睾丸)、单纯性腺发育不全(性腺为双侧条纹性腺)。

（2）雄激素过量：包括胎儿原因：先天性肾上腺皮质增生症（CAH，21，11-羟化酶缺乏最常见，3β-羟类固醇脱氢酶-2-缺乏）；母体原因：男性化肿瘤，如妊娠黄体瘤、外源性药物；胎盘原因：芳香酶缺乏，P450 氧化还原酶（POR）缺乏。

（3）其他原因：泄殖腔外翻、阴道闭锁、苗勒管、肾、颈胸体节发育异常（Müllerian duct aplasia, renal aplasia, and cervicothoracic somite dysplasia, MURCS），以及其他罕见的综合征。

2. 46，XY DSD

（1）性腺（睾丸）发育异常：完全性腺发育不全（Swyer 综合征，又称 46，XY 女性，性腺为双侧条纹性腺）、部分性腺发育不全（又称发育不全男性假两性畸形，性腺为双侧发育不全睾丸）、双侧睾丸消失或退化综合征（睾丸在胚胎发育的某一阶段有功能，由于基因突变或发生睾丸扭转等原因导致睾丸在胚胎期消失或退化）、卵睾 DSD。

（2）Leydig 细胞发育不良或无应答：间质细胞发育不良、不发育或 LH 受体缺陷。

（3）雄激素合成异常：17，20-裂解酶缺乏、17β-羟类固醇氧化还原酶（3 型）缺乏、男性 CAH（胆固醇侧链裂解酶 StAR 缺乏、细胞色素 P450 氧化还原酶 POR 缺乏、3β-羟固醇脱氢酶缺乏、17α-羟化酶缺乏）。

（4）雄激素受体和受体后缺陷：完全性激素不敏感综合征（syndrome of complete androgen insensitivity，CAIS）；部分雄激素不敏感综合征（syndrome of partial androgen insensitivity，PAIS）和轻度雄激素不敏感综合征（syndrome of mild androgen insensitivity，MAIS）。

（5）睾酮在外周组织中代谢异常：5α-还原酶缺乏。

（6）抗苗勒管抑制物质（anti-Müllerian hormone，AMH）合成、分泌或其受体异常：苗勒管永存综合征（persistent Müllerian duct syndrome，PMDS）。

（7）其他：如重度尿道下裂、泄殖腔外翻。

3. **性染色体** DSD

（1）45，X DSD：包括 Turner 综合征及其变型，只有一条功能正常的 X 染色体存在,为双侧条纹性腺。

（2）47,XXY DSD:包括 Klinefelter 综合征及其变型,有至少一条 Y 染色体和至少 2 条 X 染色体,双侧睾丸发育异常,成年后睾丸曲细精管玻璃样变。

（3）45,X/46,XY DSD:包括混合性腺发育不良和卵睾DSD,45X/46XY 核型最常见于混合性腺发育不良,一侧为睾丸,一侧为条纹性腺。

（4）46,XX/46,XY DSD:如嵌合体和卵睾 DSD,25% 卵睾DSD 的核型为包含一条 Y 染色体的嵌合体。

【临床表现】　不同年龄的患者常常以不同的原因就诊。

新生儿常因以下原因就诊:模糊外生殖器、明显的女性外生殖器伴有阴蒂肥大,或后阴唇融合,或腹股沟/阴唇包块、明显的男性外生殖器伴有双侧睾丸未降,或小阴茎,或单发的会阴型尿道下裂,或轻度尿道下裂合并睾丸未降、有 CAIS 家族史、外生殖器表型和核型不一致。

大龄儿童就诊的原因包括:存在原来没有认识到的模糊外生殖器、女孩腹股沟疝、青春期延迟或不完全、女孩原发闭经或男性化、男孩乳腺发育、男孩肉眼或周期性血尿。

【诊断及鉴别诊断】

1. DSD 诊断之前需要遵循的原则

（1）不能单纯根据外生殖器的第一印象作出性别判断。

（2）由专业人员对患儿家长进行开放性的、无保留的、保护隐私的谈话。

（3）在临床证据充分的情况下制订多学科、整体性、以患者为中心的治疗计划。

2. 病史　询问详细的家族史和母孕史。父母是否为近亲结婚;家族中有不育、闭经、多毛可能提示家族两性状态;家族中不能解释的新生儿死亡,提示可能为 CAH;很大一部分 DSD 患者有遗传因素,通过家族病史可提示为常染色体隐性遗传疾病,如类固醇生物合成缺陷;X-连锁遗传疾病,如雄激素不敏感综合征;母孕期暴露史,包括口服外源性激素、避孕药,辅助生殖技术的应用;母亲异常男性化或 Cushing 综合征面容,提示可能为母亲因素导致的 46,XX DSD;早产和胎盘功能不良和胎儿生长受限病史可能与男性的男性化不足有关。

3. **体格检查** 重点检查外生殖器以及内分泌疾病的特殊体征,包括牵拉阴茎长度、直径;会阴处开口的数量、各自开口的位置、形状和色素沉着情况;阴唇融合的情况;肛门的位置,是否有前移;外生殖器不对称也是一个重要的体征,卵睾 DSD 和混合性腺发育不良通常表现为单侧外生殖器的男性化。外生殖器男性化程度可依据 Prader Ⅰ~Ⅴ分级评估(图 25-1);检查外生殖器后需要对性腺进行触诊,仔细检查阴囊、阴唇、腹股沟确定性腺是否存在,如果存在,确定性腺的大小、质地、硬度以及是否对称;肛诊是否可以扪及子宫,但是青春期前女性子宫很小,正常子宫触诊也可能为阴性。DSD 体格检查可以从完全正常的女性外生殖器到完全正常的男性外生殖器,即使是同一疾病,外生殖器表型也可以有很大差别,主要取决于性腺及其功能,以及雄激素发挥作用的各个通路是否正常。

(1)双侧性腺均不可触及可以为任何一个类型的 DSD,46,XX DSD 最常见,其次为 45,X/46,XY DSD。

(2)一侧性腺可以扪及高度提示为睾丸,少见的情况为卵睾,可以排除 46,XX DSD(因为卵巢和条纹性腺不下降)。

(3)双侧性腺可以触及,提示 46,XY DSD,多为部分雄激素不敏感或雄激素合成缺陷,罕见的情况为卵睾 DSD。

(4)与其他畸形同时存在的生殖器畸形常为性腺发育不全。

(5)阴茎发育很好,提示宫内曾有相当水平的睾酮存在。

(6)直肠指检触诊有子宫,提示苗勒管结构的存在。

(7)皮肤色素沉着提示 3β-羟固醇氧化还原酶缺乏导致的 CAH。

(8)年长儿身材矮小提示为 XO 染色体系 DSD。

(9)璞颈、盾胸、两耳低位、两乳头距宽提示 Turner 综合征。

4. **实验室检查**

(1)确定核型,Y 基因性别决定区(sex-determining region Y gene,SRY)。

(2)新生儿模糊外生殖器出生后立即行血清学检测排除

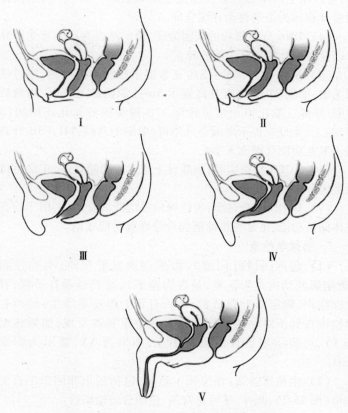

图 25-1 Prader Ⅰ~Ⅴ分级

Ⅰ级:女性外生殖器合并阴蒂肥大;Ⅱ级:阴蒂肥大合并部分阴唇融合,形成漏斗形尿生殖窦;Ⅲ级:阴蒂似阴茎,阴唇阴囊完全融合,尿生殖窦共同开口于会阴;Ⅳ级:阴囊完全融合,尿生殖窦开口于阴茎根部;Ⅴ级:正常男性

失盐型 CAH,早期检测血清电解质,睾酮及双氢睾酮 DHT(雄激素水平出生后会很快下降)、雄烯二酮、促性腺激素水平(包括ACTH、皮质醇、FSH、LH)。出生 3~4 天后检测血清 17-羟孕酮(出生应激可导致生后 1~2 天类固醇前体生理性升高)。

(3) AMH 和抑制素 B(inhibition B):由功能性支持细胞产

生,可以用于判断是否存在功能性睾丸组织。低 AMH,正常抑制素 B 提示为苗勒管永存综合征。

（4）DNA 分析特殊的基因突变:确定是否有雄激素受体异常以及睾酮合成通路中酶的异常。

（5）hCG 刺激试验:反应正常提示雄激素不敏感,还可排除无睾;睾酮/DHT 比值升高提示 5α-还原酶缺乏;hCG 刺激后睾酮/雄烯二酮比值正常可排除 17β-羟类固醇氧化还原酶(3型)缺乏;无反应提示睾酮合成障碍;睾酮不升高,LH、FSH 升高提示睾丸功能衰竭或无睾丸。

（6）ACTH 兴奋实验:判断肾上腺皮质功能状态,正常可排除类固醇生成通路缺陷。

（7）GnRH 刺激试验:为性腺轴系功能试验之一,用于检查垂体储备功能,正常可排除低促性腺性腺功能减退。

5. 影像学检查

（1）超声:阴唇(阴囊)、腹股沟及盆腔超声,明确性腺(确定解剖结构是否正常,是否为卵睾),盆腔是否有子宫;肾上腺超声,确定肾上腺结构,是否有肾上腺皮质增生;超声和体检检查到不对称的解剖结构是一个重要的发现,如果核型为 XY,可提示混合性腺发育不全,如果为 XX,提示为卵睾DSD。

（2）生殖道造影:评价尿生殖窦,包括尿道和阴道汇合的部位(图 25-2),此外,还可见宫颈、输卵管或输精管。

（3）盆腔 MRI:辨别盆腔解剖结构。

6. 诊断性探查手术 如果经过实验室和影像检查仍然不能确定诊断和性腺性质,则需要行性腺探查,对性质不明的性腺需要行性腺活检(性腺活检需要纵向切取一条性腺组织,至少取上下两极性腺组织),可行腹腔镜探查盆腔结构,是否存在子宫、沃尔夫管结构或苗勒管结构,还可行阴道镜检查确定是否存在子宫颈。

【治疗原则及方案】

1. 非手术治疗

（1）诊断 CAH 的新生儿需要观察 2 周,因为在出生一周之

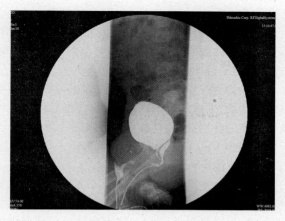

图 25-2 尿生殖窦造影，见阴道显影，尿道阴道
远端汇合，未见子宫

后失盐的症状才会表现出来,CAH 患儿首先需要在小儿内分泌
科进行系统治疗。

（2）激素替代治疗:对于切除睾丸选择女性性别的 CAIS、
PAIS 患者,以及保留的性腺功能不足以启动青春期及维持第二
性征者,需要在青春期前进行系统的内分泌治疗。

（3）心理治疗:从新生儿至成人期,给予规律的性、心理及
社会支持可以使 DSD 患者获得很好的远期效果。

2. 手术治疗

（1）外生殖器整形手术的原则:

1）手术前需要对患儿进行心理评估,和家长进行详细的、
无倾向性的谈话。交代和疾病相关的性功能、生育能力以及性
腺恶变的风险,手术治疗与观察的利与弊,患儿可能存在的社会
心理问题,性别选择的相关利弊,选择不同性别后生殖器整形手
术的术式,近远期并发症,近远期需要接受的内分泌治疗和心理
治疗,以及目前 DSD 治疗现状。最后在行外生殖器整形手术前
需经伦理道德委员会批准同意。

2）DSD 患者性别决定的总体原则:要培养患儿幼时以及
成年后的幸福感;支持患者自我决定性别的权利;尊重家庭,父

173

母-患儿的亲子关系。

3）性别决定要考虑以下几个方面：正常性功能的潜能，生育能力，性腺恶变的风险。性别决定最好推迟至诊断明确，生殖器的潜在功能已充分评估之后。

4）合适的性别决定要达到的目标：如果可以，获得生殖潜能；有好的性功能；采取最少的医疗干预；获得总体符合性别的外观；获得稳定的性别身份；具备良好健康的社会心理。

5）不同类型 DSD 性别决定的选择倾向：

46,XX DSD：性别认定常常为女性。

46,XY DSD：外生殖器女性化，并且不可能有正常功能的阴茎时建议选择女性（如 46,XY CAIS）。有显著的男性表型，hCG 刺激实验阳性，可选择男性（如 5α-还原酶缺乏更适合做男性）。50% 新生儿期按女性抚养的 17β-羟类固醇氧化还原酶（3 型）缺乏者，青春期后转为男性。

PAIS、睾酮合成障碍、不完全性腺发育不良：不论选择男性还是女性都有 25% 患者不满意。

混合性腺发育不全和卵睾 DSD：依据表型（阴茎大小），hCG 刺激实验结果，常选择女性，如果阴茎可做重建手术，功能性腺组织主要为睾丸可选择男性。

副中肾管抑制物 MIS 缺乏或受体不敏感：表型为男性，通常选择男性。

无阴茎：如果有正常睾丸，大脑男性化，很多初期选择女性的患者成年后又转为男性，并且可以生育。

46,XY 泄殖腔外翻：过去很多患者选择女性，但成年后又转为男性，切除健康的睾丸必须征得患者的同意，因为丧失了生育功能。

（2）术前准备：禁食水，需要行外生殖器整形者术前 0.5～2 小时给予广谱抗生素，术前开塞露灌肠，对于需要行复杂阴道成形术者需要肠道准备。CAH 的患儿在手术时，要使用应激剂量的激素替代。

（3）麻醉：全身麻醉。

（4）性腺切除：性别选择后，需要切除与选择性别不一致的性腺。此外,对于存在 Y 染色体物质的 Turner 综合征、46,XY 完全性腺发育不全和混合性腺发育不良患者,需要切除这些患儿的条纹性腺,以防止性腺发生恶变。按女性抚养的部分雄激素合成障碍的患者青春期时可发生男性化,诊断时即行性腺切除。对于完全雄激素不敏感的患者,由于睾丸可产生雌二醇,而雌二醇可导致女性化表型的转变,可保留睾丸在原位直至青春期结束以利于乳腺的发育。对于位于阴囊的发育不良睾丸有恶变的风险,建议在青春期时行睾丸活检,如果存在原位癌或小管内生殖细胞瘤,建议保留精子后行低剂量放疗。

(5)女性外生殖器整形:

1)手术时间:对于 CAH 患者建议先行系统内科治疗后,早期(2~6 个月)手术;对于需要复杂重建手术以及狭窄风险高的病例可延迟阴道成形术。

2)手术要达到的目的:保留正常的生殖器性快感和勃起功能,形成正常的尿道开口和阴道开口。

3)女性外生殖器整形包括三个步骤:阴蒂成形术、阴道成形术以及阴唇成形术。阴蒂成形术式:要保留阴蒂背侧的血管神经束以及阴蒂头,包括阴蒂短缩术和海绵体保留的阴蒂成形术。阴道成形术包括:阴道尿道汇合位置低者行尿生殖窦部分游离,中高位汇合者可行尿生殖整体窦游离;始基子宫或先天无阴道者行阴道替代。阴唇成形术:利用阴蒂体背侧皮肤形成小阴唇;大阴唇通常位于新阴道开口上方,需将其后移,通过 YV 成形大阴唇,将阴道置于阴唇之间。

4)具体手术步骤:术前需要通过膀胱镜或超声检查评估泌尿生殖窦的阴道和尿道汇合的水平面,以判断需要采取的手术方式。截石位,膀胱镜下阴道及膀胱内各留置气囊导尿管一枚。靠近阴蒂冠状沟 5mm 切开,尿道板二侧做平行切口,共同开口处环形切开,会阴设计 Ω 形会阴皮瓣。在 Buck 筋膜上方将阴蒂皮肤脱套至海绵体分叉处,在阴蒂海绵体腹侧 6 点的两侧做两条纵行平行切口,提出阴蒂背侧的神经血管束予以保护,游离出阴蒂的两根海绵体,保留阴蒂头,如果阴蒂头过大,缩小阴蒂头需在腹侧近中线处进行。在海绵体分叉水平远端 1~

2cm 处切断阴蒂海绵体,将阴蒂头和海绵体近端残端缝合。游离会阴 Ω 形皮瓣,暴露尿生殖窦后壁部分,在直肠前方游离尿生殖窦(直肠内可以插入直肠探子或助手手指做指引,避免损伤直肠),将阴道后壁从尿直肠肌群中游离出来,纵行切开尿生殖窦,至正常阴道口径处,如果无张力可行阴道口成形,尿生殖道背侧多余的尿道板背侧纵行切开,转移到尿道两侧至阴道口下方,形成前庭。如果游离阴道长度不够,可考虑做尿生殖窦整体游离,需要在共同通道前方游离耻骨尿道韧带,后方进一步游离阴道直肠间隙。将阴蒂包皮背侧纵切,转移到尿道板黏膜两侧,缝合形成小阴唇,阴唇阴囊行 YV 整形,拉长,形成大阴唇。

5)　术后处理:皮质醇治疗,预防肾上腺危象的发生。麻醉清醒后 2 小时可恢复正常饮食;会阴部加压包扎 2~3 天后暴露,保持干燥,留置尿管 7 天;术后静脉应用广谱抗生素 3~5 天。

6)　术后并发症及预防:①阴蒂头缺血坏死:保留好阴蒂背侧的神经血管束,勿损伤;　②阴道口狭窄、阴道回缩:阴道远端 1/3 通常是狭窄的,因此,阴道后壁切开要达到正常阴道口径,并且游离阴道足够长度,保证吻合无张力;③尿失禁:尿生殖窦整体游离可能损伤盆底肌群和尿道括约肌,导致压力性尿失禁。术中仔细解剖尿生殖窦,保护尿道括约肌。

(6)　男性外生殖器整形术:

1)　手术方式包括:矫正阴茎下弯、重建尿道、阴囊成形、睾丸固定、切除苗勒管残余物。输精管和子宫及近端阴道很近,并且输精管常常长入近端阴道壁肌层,建议必要时可保留苗勒管结构以防损伤输精管以保存生育功能,或者出现临床症状时再行苗勒管残余物切除。如果有小阴茎,可先用睾酮或双氢睾酮治疗使阴茎增大,同时可以确定阴茎对雄激素的反应。对于睾丸切除或无睾丸者,如果有必要,可以在婴儿期植入睾丸假体,并在青春期置换。如果男性患者在青春期发生男性乳腺发育,需要考虑行乳房切除整形术。

2)　尿道重建手术方式的选择:对于尿道重建,应用正确的组织和选择正确的操作是减少并发症的关键。决策开始时要对尿道口的位置、阴茎的大小、弯曲程度以及本身尿道腹侧覆盖皮肤的质量进行正确的评估。对于远端型尿道下裂,如果尿道板健康,有相当好的厚度和血供,龟头发育良好,并且阴茎无重度腹曲,可以沿中线纵行切开(也可能不需要纵切)后卷管(TIP/Snodgrass);如果尿道板过于狭窄,可采用 Onlay 尿道成形或Mathieu;如果为近端型尿道下裂,伴有阴茎重度腹曲,一般需切断尿道板,采取各种带蒂或游离皮瓣,一期或分期手术。尿道下裂具体式式、术后处理、并发症及预防可参考尿道下裂一章。

【预后】

1. 手术并不能解决性别发育异常患儿所有的问题,而且手术也不能使患儿的心理和性行为完全正常。此外,外生殖器整形手术远期均存在各种并发症,需要长期随访,部分患者需要再次手术治疗。

2. 患者及其父母需要接受心理辅导,至少每年需要看心理门诊一次,针对性地早期发现问题,对于自身形象、性别身份识别和认定以及同伴交往(如约会)等方面提供合适的心理支持。

3. CAH 患者需要在小儿内分泌科门诊治疗,长期激素替代。对于切除性腺患者需要长期激素替代治疗。性腺功能不良的患者需要在青春期前以及青春期监测外生殖器发育、骨龄、性激素水平,确定是否需要激素替代诱导青春期,促进骨骼发育。

4. 对于保留的性腺需要定期行超声检查监测是否有恶变,对于男性乳腺发育者需要监测乳腺癌的发生。

5. 关于生育功能　46,XX DSD 中 CAH 患者在得到很好治疗后可以获得女性化、有月经和生育功能。卵睾 DSD 保留卵巢组织后,青春期时卵巢功能可能是正常的,女性 46,XX 卵睾DSD 有怀孕的报告,而男性 46,XX 卵睾 DSD 未见生育报道。睾酮生物合成缺陷的患者未见报道有生育功能。5α-还原酶缺乏者有报道患者有精子生成和生育能力。部分雄激素受体不敏感者有自然生育报道,一些患者高剂量激素治疗后有可能做父亲。对非嵌合体的 Klinefelter 综合征及变异型和 Turner 综合征患者可采用辅助生殖技术提供潜在的生育能力。

【小结】　性别发育异常不能单纯根据外生殖器的第一印象

作出性别判断,并且即使经过详细的检查和评估仍有 1/2 以上的 DSD 患者不能作出诊断。首先通过详细的询问病史、体格检查、化验室和影像学检查,必要时手术性腺探查,作出一个明确的诊断,然后需要一个治疗小组,包括有治疗性别发育异常经验的儿科医师、泌尿科医师、内分泌科医师、心理或精神科医师,同患儿父母一起,基于诊断、患儿的解剖结构、性腺和生殖管道的潜在功能以及预后,远期可能存在的问题进行开放性的、无保留的、保护隐私的谈话,最后由患者父母或者患者在充分了解病情以及相关知识后作出决定确定一个合适的抚养性别。进行手术干预前需要伦理学评估。术后还需要进行长期的随访和心理干预治疗。

【诊疗流程】

1. **新生儿 DSD 患儿总的诊治流程**

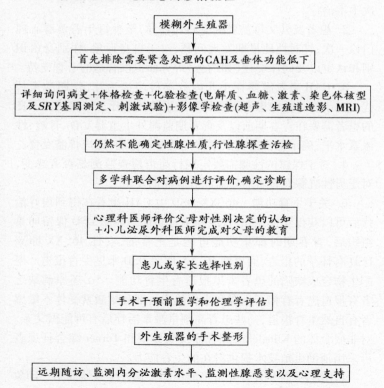

2. **新生儿模糊外生殖器诊断流程**（基于性腺是否可以触及、是否存在苗勒管结构、17-羟孕酮水平以及核型）

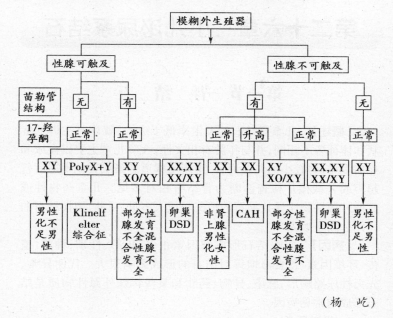

（杨　屹）

参 考 文 献

1. Wein A J,Kavoussie L R,Novick A C. et al. Campbell-Walsh Urology. 10th ed. Philadelphia:Elsevier Saunders,2011.

2. Romao R L P,Salle J L P,Wherrett D K. Update on the management of disorders of sex development. Pediatric Clinies of North America,2012, 59(4):853-869.

3. Calleja-Agius J,Schembri-Wismayer P. A review of the management of intersex. Neonatal Network,2012,31(2):97-103.

4. Hughes I A,Houk C,Ahmed S F,et al. Consensus statement on management of intersex disorders. Journal of pediatric urology,2006,2(3):148-162.

5. Hiort O,Birnbaum W,Marshall L,et al. Management of disorders of sex development. Nature Reviews Endocrinology,2014,10(9):520-529.

第二十六章　小儿泌尿系结石

第一节　肾　结　石

【概述】　儿童肾结石的发生率低于成人,就诊时主诉的症状和体征各不相同,并与年龄有相关性,大龄儿童主要以血尿和疼痛多见,对较小的儿童而言,出现泌尿道感染或其他不适后行超声或 X 线摄片检查诊断为肾结石相对多见。儿童药物性或其他外源性物质导致结石的情况较成人多见,由此,阳性结石的比例远高于成人。

【病因】　影响结石形成的因素很多,年龄、性别、种族、遗传、环境因素、饮食习惯等对结石的形成影响很大。代谢异常、先天性尿路畸形、感染、异物、药物和某些特殊外源性物质是结石形成的常见病因。

1. 代谢异常

（1）尿液酸碱度。

（2）高钙血症:引起高钙血症的常见疾病包括甲状旁腺功能亢进、乳-碱综合征、结节病或类肉瘤病、维生素 D 中毒、恶性肿瘤、皮质醇增多、甲状腺功能亢进、嗜铬细胞瘤、肾上腺功能不全、服用噻嗪类利尿剂、急性肾小管坏死恢复期、多发性骨髓瘤、甲状腺功能减退和维生素 A 中毒等。

（3）高钙尿症:原发性高钙尿症分 3 型:吸收性高钙尿症、肾性高钙尿症和重吸收性高钙尿症。此外,一些病因明确的代谢性疾病也能引起继发性高钙尿症及尿路含钙结石的形成,例如远端肾小管性酸中毒、结节病、长期卧床、骨 Paget 病、糖皮质激素过多、甲状腺功能亢进和维生素 D 中毒等。其中,大约 0.5% ~3% 的尿路含钙结石患者伴有远端肾小管性酸中毒的存在。

（4）高草酸尿症:原发性高草酸尿症［Ⅰ型为乙醇酸尿症（glycolicaciduria），Ⅱ型为甘油酸尿症（glycericaciduria）］很少见。继发性高草酸尿症的原因包括维生素 C 的过量摄入、饮食中草酸及其前体物质的过量摄入、饮食中钙的摄入减少、肠源性高草酸尿症和维生素 B$_6$ 缺乏等。尿草酸增加的常见原因是肠源性草酸及其前体物的吸收增加。另一方面，小肠切除或短路手术后、脂肪痢或 Crohn 病时也可以出现与胆酸代谢紊乱和水分丢失过多有关的高草酸尿症。此外，有人认为高草酸尿症患者的肠道内嗜草酸杆菌数量减少。

（5）高尿酸尿症:尿液中尿酸分泌增加约占小儿代谢性原因导致肾结石的 8%。高尿酸尿不但增加患尿酸结石的风险，同时增加了患草酸钙结石的风险。小儿患痛风并不常见，因此小儿尿酸结石更常与潜在的先天性代谢性异常有关，如 Lesch-Nyhan 综合征、糖原储备疾病Ⅰ型或者骨髓增生异常。另有 5%~10% 的儿童因为进食生酮饮食来控制严重的癫痫疾病而发生结石。对于这些特殊人群而言，饮水量少、高钙尿、酸性尿和低枸橼酸尿均是结石发生的易感因素。

（6）胱氨酸尿症:胱氨酸尿在小儿代谢性疾病中占 4%~7%，是一种遗传性缺陷。其主要由于近端小管刷状缘对胱氨酸、氨基二羧酸鸟氨酸、赖氨酸、精氨酸等转运载体的缺失造成。由于胱氨酸不易溶解，所以容易在泌尿道中沉积形成结石。胱氨酸尿的遗传型较复杂，已发现的有三种类型。Ⅰ型最常见（占 70%），属于一种常染色体隐性遗传，是染色体 2P 上 *SLC3A1* 基因发生突变。其他类型的由多种类型组成，来源于 19 号染色体 *SLC7A9* 基因的杂合突变。

（7）低枸橼酸尿症。

（8）低镁尿症。

2. 局部病因 尿路梗阻、感染和尿路中存在异物是诱发结石形成的主要局部因素，梗阻可以导致感染和结石形成，而结石本身也是尿路中的异物，后者会加重梗阻与感染的程度。临床上容易引起尿路结石形成的梗阻性疾病包括机械性梗阻和动力性梗阻两大类。其中，肾盂输尿管连接部狭窄、膀胱颈部狭窄、海绵肾、肾输尿管畸形、输尿管口膨出、肾囊肿、肾盏憩室和马蹄肾等是常见的机械梗阻性疾病。此外,肾内型肾盂及肾盏颈狭窄可以引起尿液滞留,从而诱发肾结石的形成。神经源性膀胱和先天性巨输尿管则属于动力梗阻性疾病,后两者同样可以造成尿液的滞留,促进结石的形成。

3. **药物相关因素**　药物引起的肾结石占所有结石的 1% ~ 2%,分为两大类:一类为在尿液中浓度高而溶解度比较低的药物,包括氨苯蝶啶(triamterene)、治疗 HIV 感染的药物(如茚地那韦 indinavir)、硅酸镁和磺胺类药物等,这些药物本身就是结石的成分。另一类为能够诱发结石形成的药物,包括乙酰唑胺、维生素 D/维生素 C 和皮质激素等,这些药物在代谢的过程中导致了其他成分结石的形成。

【病理】　主要病理改变是结石对肾脏的直接损伤、尿流梗阻和继发感染。肾结石的病理改变和结石所在部位、大小、形态活动区、梗阻与感染的程度有关。结石对肾盂肾盏黏膜的直接损伤可引起局部上皮细胞脱落、溃疡形成、白细胞浸润及间质纤维组织增生。结石对肾脏的危害并不取决于结石的大小,而是取决于其造成尿流梗阻的程度。大的结石不一定引起严重的尿流梗阻,不一定会对肾脏造成严重损害。反之,嵌顿于肾盂输尿管连接部的小结石也能造成严重尿流梗阻而导致肾积水,使肾功能减退,严重时导致肾实质萎缩,甚至使肾脏变成一水囊。多数肾结石只引起部分性尿流梗阻,肾积水常不严重。肾结石继发感染时可加速肾脏的损害。肾结石既有积水又合并感染时可成为结石性肾积脓,使肾功能严重受损。

【临床表现】　通常情况下儿童肾脏结石无症状,可表现为镜下血尿,部分出现肉眼血尿。若结石阻塞肾盂或输尿管,则出现明显的临床表现,大年龄患儿出现腰部或腹部剧烈绞痛,婴幼儿可有阵发性哭闹、呕吐、面色苍白等,可能被误诊为阑尾炎。易继发尿路感染、肾积水、尿路梗阻,甚至出现肾功能不全。

血尿往往是儿童肾结石的首发症状,可自行消失,反复出现。约 2.16% 的问题奶粉患儿出现血尿,这远高于正常儿童的血尿筛查比率(0.5% ~1%)。部分患儿尿中可排出结石,或者出现暂时性无尿,提示梗阻形成。

婴幼儿肾结石临床症状主要表现为:①不明原因哭闹,排尿时尤甚,可伴呕吐;②肉眼或镜下血尿;③急性梗阻性肾衰竭,表现为少尿或无尿;④尿中可排出结石,如男婴结石阻塞尿道可表现为尿痛、排尿困难;⑤可有高血压、水肿、肾区叩击痛。

【诊断】

1. 影像学检查 对所有具有泌尿系结石临床症状的患者都应该做影像学检查,其结果对于结石的进一步检查和治疗具有重要的价值。

(1)B超:超声波检查简便、经济、无创伤,可以发现2mm以上X线阳性及阴性结石。此外,超声波检查还可以了解结石以上尿路的扩张程度,间接了解肾实质和集合系统的情况。对膀胱结石,超声检查能够同时观察膀胱和前列腺,寻找结石形成的诱因和并发症。但是,由于受肠道内容物的影响,超声波检查诊断输尿管中下段结石的敏感性较低。

超声可作为泌尿系结石的常规检查方法,尤其是在肾绞痛时作为首选方法。

(2)尿路平片(KUB平片):尿路平片可以发现90%左右X线阳性结石,能够大致地确定结石的位置、形态、大小和数量,并且初步地提示结石的化学性质。因此,可以作为结石检查的常规方法。在尿路平片上,不同成分的结石显影程度依次为:草酸钙、磷酸钙和磷酸镁铵、胱氨酸、含尿酸盐结石。单纯性尿酸结石和黄嘌呤结石能够透过X线(X线阴性),胱氨酸结石的密度低,后者在尿路平片上的显影比较淡。

(3)静脉尿路造影(IVU):静脉尿路造影应该在尿路平片的基础上进行,其价值在于了解尿路的解剖,确定结石在尿路的位置,发现尿路平片上不能显示的X线阴性结石,鉴别平片上可疑的钙化灶。此外,还可以了解分侧肾脏的功能,确定肾积水程度。在一侧肾脏功能严重受损或者使用普通剂量造影剂而肾脏不显影的情况下,采用加大造影剂剂量(双剂量或大剂量)或者延迟拍片的方法往往可以达到肾脏显影的目的。肾绞痛发作时,由于急性尿路梗阻往往会导致尿路不显影或显影不良,因此对结石的诊断会带来困难。

（4）CT 扫描：CT 诊断结石的敏感性比尿路平片及静脉尿路造影高，螺旋 CT 平扫是诊断泌尿系统结石的金标准。CT 值等资料也为治疗方法的选择提供参考。增强 CT 能够显示肾脏积水的程度和肾实质的厚度，从而反映了肾功能的改变情况。

（5）磁共振水成像（MRU）：磁共振对尿路结石的诊断效果差，因而一般不用于结石检查。但是，磁共振水成像（MRU）能够了解上尿路梗阻的情况，而且不需要造影剂即可获得与静脉尿路造影同样的效果，不受肾功能改变的影响。因此，对于不适合做静脉尿路造影的患者（例如造影剂过敏、严重肾功能损害、儿童和孕妇等）可考虑采用。

（6）放射性核素：放射性核素检查不能直接显示泌尿系结石，但是，它可以显示泌尿系统的形态，提供肾脏血流灌注、肾功能及尿路梗阻情况等信息，因此对手术方案的选择以及手术疗效的评价具有一定价值。此外，肾动态显影还可以用于评估各种方法治疗结石后的肾功能状况。

2. 实验室检查

（1）常规检查：结石患者的实验室检查应包括血液分析、尿液分析和结石分析（表 26-1）。

表 26-1　结石患者的常规实验室检查

结石分析	血液分析	尿液分析
	钙	禁食、清晨、新鲜尿液
	白蛋白[1]	试纸法检测
每个患者至少分析 1 颗结石	肌酐	pH
	尿酸[2]	白细胞细菌[3]
		胱氨酸检查[4]

注：[1]测白蛋白＋钙以矫正白蛋白结合钙对血钙浓度的影响，或者直接检测离子钙浓度；[2]可供选择的分析，考虑尿酸/尿酸盐结石时选择；[3]存在泌尿系感染则行尿液培养；[4]如果通过其他手段不能排除胱氨酸尿症则行尿胱氨酸检查

（2）复杂性肾结石的尿液分析：复杂性肾结石患者（指结石反复复发、有或无肾内残石和特别的危险因素的患者）可选

择进一步的尿液分析(表 26-2)。

表 26-2　复杂性肾结石患者的尿液分析

收集 24 小时尿液分析

钙、草酸、枸橼酸、尿酸、镁、磷酸、尿素、钠、钾、肌酐、尿量

1. 测定镁和磷酸以评估计算草酸钙(CaOx)和磷酸钙(CaP)离子活度积,如 AP(CaOx)指数和 AP(CaP)指数
2. 尿素、磷酸盐、钠、钾的测定用于评估患者的饮食习惯

(3) 尿液采集方案:见表 26-3。

表 26-3　尿液采集方案

收集 24 小时尿液 2 份	尿液 1 存于含有 30ml　6mmol/L 盐酸的标本瓶中
	尿液 2 存于含有 30ml　0.3mmol/L 叠氮化钠标本瓶中

1. 用于分析草酸、枸橼酸、磷酸的尿液必须先用盐酸酸化:①可预防贮存的尿液析出草酸钙和磷酸钙沉淀;②消除了维生素 C 对草酸盐的氧化作用;③预防尿液中细菌生长
2. 如果需要检查尿酸盐的排泄,则必须碱化尿液使尿酸盐沉淀溶解。添加了叠氮化钠的尿液可以进行尿酸盐分析
3. 用于测定 pH 的尿液不宜加入盐酸,可用叠氮化钠保存的尿液进行测定;由于尿液存放一段时间后其 pH 可能发生改变,故对于夜间采集的尿液必须在收集后立即检测

(4) 检查结果评价:测定血清血浆钙有助于甲状旁腺功能亢进(HPT)或其他与高钙血症有关疾病的诊断。若血钙浓度高(>2.60mmol/L),则应测定甲状旁腺激素水平,以确诊或排除 HPT X 线阴性结石伴有高尿酸血症者应考虑尿酸结石,但 CT 片上可显示。

禁食晨尿 pH>5.8 可考虑为完全性或不完全性肾小管性酸中毒,应同时作酸负荷试验及血液 pH、钾、碳酸氢盐和氯化物测定。

【鉴别诊断】

1. **胆囊炎**　右肾结石所致的急性肾绞痛需与胆囊炎相鉴

别,胆囊炎常有血常规白细胞升高、腹部查体 Murphy 征阳性、无血尿等,腹部超声及 CT 检查有助于鉴别诊断。

2. **急性阑尾炎** 右侧输尿管结石时的右下腹部疼痛易与阑尾炎混淆,需鉴别。急性阑尾炎时腹痛不像结石那样严重且呈持续性,局部有压痛、反跳痛和肌紧张,可有发热及白细胞计数升高,尿液检查可无红细胞,B 超和 X 线检查可无结石阴影。可与前者鉴别。

3. **胆石症** 右肾结石需与胆石症相鉴别,胆结石主要是右上腹痛且向右肩和背部放射,B 超及胆囊造影可发现结石阴影,可助鉴别。

4. **急性肾盂肾炎** 急性肾盂肾炎可有血尿,应与肾及输尿管结石相鉴别,但前者有发热等中毒症状,B 超及 X 线检查可助鉴别。

5. **肾结核及肾肿瘤** 肾结核及肾肿瘤可有肾区疼痛及压痛、镜下血尿等临床症状,应与肾及输尿管结石相鉴别,前者很少有绞痛,B 超及 X 线检查可助鉴别。

【治疗原则及方案】

1. **治疗原则** 积极治疗潜在的代谢性疾病,如原发性甲状旁腺功能亢进者摘除甲状旁腺。控制感染、解除尿路梗阻。改变尿 pH 可防止结石复发,胱氨酸更易溶于 pH>7.5 的尿液中,限制含草酸较多的饮食,对特发性低枸橼酸尿患儿口服枸橼酸钾。吸收型特发性高钙尿症应避免过量钙的摄入或服用磷酸盐。噻嗪类利尿剂能促进远端小管对钙的重吸收,而使尿钙降低。对肾绞痛可应用解痉剂阿托品或山莨菪碱肌内注射,无效时考虑吗啡或哌替啶。

2. **非手术治疗** 结石直径<0.6cm,光滑无毛刺,无明显梗阻或感染,可考虑非手术治疗。措施包括大量饮水、静脉补液,能有效稀释尿液中的结石成分,减少晶体沉淀。通常小结石可以自动排出。

3. **外科手术治疗** 根据不同情况可选择体外震波碎石(extracorporeal shock wave lithotripsy,ESWL)、微创经皮肾穿刺输尿管镜取石(minimally invasive percutaneous nephrolithotomy,

MPCNL)、输尿管软镜碎石取石术、开放性取石等。需结合医疗单位的实际情况来选择合适手段。

（1）体外震波碎石（extracorporeal shock wave lithotripsy，ESWL）：由于 ESWL 具有创伤小、并发症少、无需麻醉等优点，因此，成为目前治疗直径≤15mm 肾结石的标准方法。ESWL 适用于直径<15mm 的肾盂和上输尿管不透放射线的结石。应用低能量（电压 3～7.5kV）复式脉冲碎石机治疗，每次治疗不超过2500 次。由于冲击波的物理作用，可能损伤结石周围组织。复杂肾结石、鹿角形结石以及合并肾内狭窄的患儿，MPCNL 结合术后 ESWL 治疗可以代替开放手术。推荐 ESWL 治疗次数不超过 3～5 次（具体情况依据所使用的碎石机而定），否则，应该选择经皮肾镜取石术。治疗的间隔时间目前无确定的标准，但多数的学者通过研究肾损伤后修复的时间，认为间隔的时间以10～14 天为宜。

（2）经皮肾镜碎石取石术：

1）适应证：①所有需开放手术干预的肾结石，包括完全性和不完全性鹿状角结石、≥1.5cm 的肾结石、有症状的肾盏或憩室内结石、体外冲击波难以粉碎及治疗失败的结石。②输尿管上段 L_4 以上、梗阻较重或长径>1.5cm 的大结石；或因息肉包裹及输尿管迂曲、ESWL 无效或输尿管置镜失败的输尿管结石。③特殊类型的肾结石，包括小儿肾结石梗阻明显、肥胖患者的肾结石、肾结石合并肾盂输尿管连接部梗阻或输尿管狭窄、孤立肾合并结石梗阻、马蹄肾合并结石梗阻、移植肾合并结石梗阻以及无积水的肾结石等。

2）禁忌证：①未纠正的全身出血性疾病；②严重心脏疾病和肺功能不全，无法承受手术者；③未控制的糖尿病和高血压者；④盆腔游走肾或重度肾下垂者；⑤脊柱严重后凸或侧弯畸形、极肥胖或不能耐受俯卧位者亦为相对禁忌证，但可以采用仰卧、侧卧或仰卧斜位等体位进行手术；⑥服用阿司匹林、华法林等抗凝药物者，需停药 2 周，复查凝血功能正常才可以进行手术。

3）治疗方案和原则：①经皮肾取石术（PNL）应在有条件的

医院施行,推荐首选微造瘘 PNL,并在术中由有经验的医师根据具体的情况采用大小不同的通道和不同类型的器械进行手术;②开展手术早期宜选择简单病例,如:单发肾盂结石合并中度以上肾积水,患者体形中等偏瘦,没有其他伴随疾病;③复杂或体积过大的肾结石手术难度较大,应由经验丰富的医师诊治,不排除开放性手术处理(方法参照肾开放性手术);④合并肾功能不全者或肾积脓先行经皮肾穿刺造瘘引流,待肾功能改善及感染控制后再二期取石;⑤完全鹿角形肾结石可分期多次多通道取石,但手术次数不宜过多(一般单侧取石≤3 次),每次手术时间不宜过长,需视患者耐受程度而定。多次 PNL 后仍有直径>0.4cm 的残石,可联合应用 ESWL。

4)术前准备:大多数肾结石都能通过经皮肾镜手术取出,但是,如果患者可以采用 ESWL 治疗,而 PNL 的预期治疗效果并不比 ESWL 好时,则应用 PNL 必须慎重。虽然 PNL 是一种微创手术,但它仍然有一定的侵入性和风险。所以在决定使用这种治疗方法之前,必须对患者肾脏及其周围器官的解剖结构进行仔细的评估,以避免并发症的发生。

术前准备与开放手术大致相同。若尿培养有细菌存在,应该选择敏感的抗生素治疗,即使尿培养阴性,手术当天也应选用广谱抗生素预防感染。必须充分认识到手术的目的是为了解除梗阻、降低结石对肾功能的损害;结石的残留在术前是难以预料的,残留的结石可以在术后结合 ESWL 和中药进行治疗;对于无意义的残石可以定期复查。应该强调必须将术中术后均可能会发生出血、周围器官损伤、情况严重时需中转开放手术甚至需要行肾切除等情况以书面的形式告知患者及其家属。

5)手术步骤:

①定位:采用 B 超或 X 线 C 臂机下定位。为了显示肾集合系统,可行逆行输尿管插管造影。若肾盏扩张明显,可在超声定位下直接穿刺目标肾盏;若超声定位只能显示肾盂,则可先做肾盂穿刺注入造影剂,以利于下一步在 X 线定位下穿刺目标肾盏。若使用 CT 定位,则直接向肾集合系统穿刺,不需要术中造影或逆行插管。②穿刺:穿刺点可选择在 12 肋下至 10 肋间腋

后线到肩胛线之间的区域,穿刺经后组肾盏入路,方向指向肾盂。对于输尿管上段结石、肾多发性结石以及合并输尿管肾盂的接合处(ureteropelvic junction,UPJ)狭窄需同时处理者,可首选经肾后组中盏入路,通常选 11 肋间腋后线和肩胛下线之间的区域作穿刺点。穿刺上、下组肾盏时,须注意可能会发生胸膜和肠管的损伤。③扩张:肾穿刺通道可以用筋膜扩张器、Amplatz 扩张器、高压球囊扩张器或金属扩张器扩张。但是,具体使用哪种扩张器以及扩张通道的大小,必须根据医师的经验以及当时具备的器械条件以及治疗费用等情况来决定。④腔内碎石与取石:结石不仅能被直接取出,而且能够通过激光、气压弹道、超声、液电击碎后排出。带超声和吸引作用的弹道碎石器兼有气压弹道碎石、超声碎石以及同时吸出结石碎片的功能,使肾内压降低,尤其适用于体积较大的感染性结石患者。放置双 J 管和肾造瘘管较为安全,手术结束时留置肾造瘘管可以压迫穿刺通道、引流肾集合系统、减少术后出血和尿外渗,有利于再次处理残石,而且不会增加患者疼痛的程度和延长住院的时间。

6)常见并发症及其处理:主要的并发症是出血及肾周脏器损伤。如果术中出血较多,则需停止操作,并放置肾造瘘管,择期行二期手术。当肾造瘘管夹闭后,静脉出血大多可以停止。临床上持续的、大量的出血一般都是由于动脉性损伤所致,往往需行血管造影(DSA)继而进行超选择性栓塞。若出血凶险难以控制,应及时改开放手术,以便探查止血,必要时切除患侧肾。

迟发性大出血多数是由于肾实质动静脉瘘或假性动脉瘤所致,血管介入超选择性肾动脉栓塞是有效的处理方法。

肾周脏器损伤多为胸膜、肝脾或结肠穿刺伤,重在预防和及时发现,并做出符合外科原则的处理。

(3)输尿管镜碎石取石术:逆行输尿管镜治疗肾结石以输尿管软镜为主,其损伤介于 ESWL 和 PNL 两者之间。随着输尿管镜和激光技术的发展,逆行输尿管软镜配合钬激光治疗肾结石(<1.5cm)和肾盏憩室结石取得了良好的效果。

1)适应证:①ESWL 定位困难的、X 线阴性肾结石(<1.5cm);②ESWL 术后残留的肾下盏结石;③嵌顿性肾下盏结石,ESWL

治疗的效果不好;④极度肥胖、严重脊柱畸形,建立 PNL 通道困难;⑤结石坚硬(如一水草酸钙结石、胱氨酸结石等),不利于 ESWL 治疗;⑥伴盏颈狭窄的肾盏憩室内结石。

2)禁忌证:①不能控制的全身出血性疾病;②严重的心肺功能不全,无法耐受手术;③未控制的泌尿道感染;④严重尿道狭窄,腔内手术无法解决;⑤严重髋关节畸形,截石位困难。

3)术前准备:①术前准备与开放手术大致相同。若尿培养有细菌存在,选择敏感的抗生素治疗使尿液无菌;即使尿培养阴性,手术当天也应选用广谱抗生素预防感染。②必须告知患者及其家属手术主要是为了解除梗阻和结石对肾功能的损害,结石残留在术前是难以预料的,残留结石可结合 SWL 和中药排石,无意义残石可定期复查。③术前拍摄 X 线定位片,以确认结石位置。④手术间常规配备 X 线透视和 B 超设备。

4)操作方法:采用逆行途径,向输尿管插入导丝,经输尿管硬镜或者软镜镜鞘(9～13F)扩张后,直视下放置输尿管软镜,随导丝进入肾盏并找到结石。使用 200μm 激光传导光纤传导钬激光,将结石粉碎成易排出的细小碎粒。使用输尿管软镜配合 200μm 可弯曲的(钬激光)纤维传导光纤,可以到达绝大多数的肾盏,甚至包括肾盏颈狭窄的肾下盏。对于后者,如果软镜难以到达结石的部位,或者寻找结石困难,可以利用钬激光光纤切开狭窄的盏颈,再行碎石。对于肾盏憩室内结石,取净结石后,对憩室囊壁可以采用钬激光烧灼或者电灼。

钬激光配合 200μm 的纤维传导光纤,是目前逆行输尿管软镜治疗肾结石的最佳选择。综合文献报道,结石清除率为 71%～94%。逆行输尿管软镜治疗肾结石可以作为 ESWL 和 PNL 的有益补充。

5)并发症及其处理:①近期并发症及其处理:感染:应用敏感抗生素积极抗感染治疗;黏膜下损伤:放置双 J 支架管引流 1～2 周;假道:放置双 J 支架管引流 4～6 周;穿孔:为主要的急性并发症之一,小的穿孔可放置双 J 支架管引流 2～4 周,如穿孔严重,应进行手术修补(输尿管端端吻合术等);输尿管黏膜撕脱:为最严重的急性并发症之一,应积极手术重建(自体肾移植、输尿管膀胱吻合术或回肠代输尿管术等);出血:可参照 PNL 术后出血处理。②远期并发症及其处理:输尿管狭窄为主要的远期并发症之一,其发生率约为 0.6% ~ 1%,输尿管黏膜损伤、假道形成或者穿孔、输尿管结石嵌顿伴息肉形成、多次 ESWL 致输尿管黏膜破坏等是输尿管狭窄的主要危险因素。

远期并发症及其处理如下:①输尿管狭窄:输尿管狭窄内切开或狭窄段切除端端吻合术;②输尿管闭塞:狭窄段切除端端吻合术或输尿管膀胱再植术;③输尿管反流:轻度:随访;重度:行输尿管膀胱再植术。

4. 开放手术 近年来,随着体外冲击波碎石和腔内泌尿外科技术的发展,特别是经皮肾镜和输尿管镜碎石取石术的应用,使肾结石的治疗取得了突破性的进展,开放性手术在肾结石治疗中的运用已经显著减少。在一些结石治疗中心,肾结石病例中开放手术仅占 1% ~5.4%。但是,开放性手术取石在某些情况下仍具有极其重要的临床应用价值。

(1) 适应证:

1) ESWL、URS 和(或)PNL 作为肾结石治疗方式存在禁忌证。

2) ESWL、PNL、URS 手术治疗失败,或上述治疗方式出现并发症需开放手术处理。

3) 存在同时需要开放手术处理的疾病,例如肾内集合系统解剖异常、漏斗部狭窄、肾盂输尿管交界处梗阻或狭窄、肾脏下垂伴旋转不良等。

4) 对结石直径>3cm 或合并重度肾积水者采用肾盂切开取石,有助于术中探查是否合并肾盂输尿管交界处狭窄。

(2) 可供选择的手术方式:

1) 单纯性肾盂或肾窦内肾盂切开取石术。

2) 肾盂肾实质联合切开取石术。

3) 无萎缩性肾实质切开取石术。

4) 放射状肾实质切开取石术。

5) 肾脏部分切除术和全切除术。

【预后】 对肾结石应强调寻找和解除病因,如原发性甲状旁腺功能亢进、肾小管酸中毒、药物性结石等,其次需分析肾结石成分。尿酸及胱氨酸结石的防治效果较好。对感染性肾结石应强调手术取净结石,进行尿培养;长期使用有效药物控制感染性肾结石。对常见的特发性含钙肾结石患者,应常规测定血和尿的分析,特别是 24 小时尿各种成分的分析,才能发现异常,可按照防治肾结石方法进行矫正。对患者应定期随诊,以便调节饮食及药物的剂量,并纠正血和尿的异常,只有长期坚持才能减少结石复发。

【小结】 对于儿童肾结石,除必须明确结石多少、大小、位置、患肾功能状况等信息外,还需要详细的病史、代谢评估信息和术后的结石成分分析,尽可能明确结石形成原因,减少结石复发几率。

对肾结石进行外科手术治疗可以有效地清除结石。尽管可选择手段有数种,但所有的治疗方法均有各自的优缺点,需依据患儿病情特点,结合医疗单位和自身情况,慎重选择治疗方法。

(耿红全)

参 考 文 献

1. 吴阶平. 吴阶平泌尿外科学. 济南:山东科学技术出版社,2004.
2. 何群,张晓春,那彦群. 284 例泌尿系结石成分分析与代谢评价. 中华泌尿外科杂志,2005,26(11):761-764.
3. Guan N,Fan Q,Ding J,et al. Melamine-contaminated powdered formula and urolithiasis in young children. New England Journal of Medicine, 2009,360(11):1067-1074.
4. 叶章群,邓耀良,董诚. 泌尿系结石. 北京:人民卫生出版社,2003:411-464.
5. Wein A J,Kavoussie L R,Novick A C. et al. Campbell-Walsh Urology. 10th ed. Philadelphia:Elsevier Saunders,2011.

第二节　输尿管结石

【概述】　在儿童泌尿系结石中,输尿管结石常见,占

33%～54%。而输尿管结石 90% 以上是在肾内形成再降入输尿管,除非有输尿管梗阻性病变,原发于输尿管的结石很少见,所以输尿管结石的病因与肾结石相同。

【常见结石部位】 输尿管有 5 个狭窄部位①肾盂输尿管连接部;②输尿管与髂血管交叉处;③输尿管与男性输精管或女性阔韧带底部交叉处;④输尿管与膀胱壁外侧缘交界处;⑤输尿管的膀胱壁内段。在这 5 个部位结石容易形成停滞或嵌顿。据治疗时统计,输尿管结石在 70% 位于盆腔,15% 位于输尿管中 1/3,位于输尿管上 1/3 的最少,可能与上述 5 个生理狭窄有关。由于输尿管的蠕动和管内尿流速度较快,直径小于 0.3cm 的小结石比较易自动降入膀胱随尿排出。

【临床表现】 男性多于女性,小年龄儿童常诉说不清,表现为哭闹和血尿。大年龄儿童常能描述疼痛的部位。输尿管上、中段结石可引起一侧腰腹部疼痛和镜下血尿,疼痛多呈绞痛性质,可放射到下腹部、睾丸或阴唇。血尿一般较轻微,大多数仅有镜下血尿,但疼痛发作后可加重,约半数患者发生肉眼血尿。恶心、呕吐也是常见的症状。输尿管膀胱壁结石可引起尿频、尿急、尿痛,这可能与输尿管下段肌肉和膀胱三角区肌肉相连并直接附着于后尿道有关。

因输尿管管腔小,圆形结石容易形成梗阻,引起同侧肾积水和感染。如有肾积水和感染,体检可能触及肾脏并可有压痛,有时沿输尿管走行部位有压痛。直肠指诊可能触及输尿管下段结石。

【诊断及鉴别诊断】 儿童输尿管结石诊断一般基于症状、体征、X 线和 B 超检查,CT、磁共振等,诊断不困难,同时应了解结石部位、大小、数目、形态以及有无梗阻或感染等并发症,亦应监测肾功能、分析结石成分、尽可能查找泌尿系结石的原因。

1. **症状与体征** 疼痛、哭闹不适和血尿是其典型症状。如果一侧腰区突发疼痛或绞痛并血尿,首先应考虑输尿管结石的可能性。患儿哭闹,绞痛发作者身体卷曲,难以配合体检。有时肾区有叩痛或输尿管行程压痛明显。多数患儿有镜下血尿,并发感染时,尿中有白细胞,有时可见结晶尿,尿酸碱度随结石成分不同而变化。进一步的实验室检查包括血液、电解质、尿酸、肌酐测定及尿细菌培养等。

双侧肾输尿管结石引起尿路梗阻时出现无尿,或一侧结石并梗阻引起对侧反射性无尿尤应高度重视、急诊处理。结石梗阻致严重积水,可于腰部或上腹部触及包块。

2. 影像学检查

(1) 泌尿系平片(KUB):此项检查在泌尿系结石诊断中具有重要地位,是最常见的尿路结石诊断手段。儿童一半以上的结石可在 X 线平片上显影,通过 X 线平片可了解结石的位置、大小、形状、数目。与腰椎横突和骨盆相重叠的输尿管结石不易发现,尿酸结石平片不能显示。结石在平片上的显影由深到浅依次为草酸钙、磷酸钙、磷酸镁铵、胱氨酸、含钙尿酸盐。临床症状典型而平片无结石影,可能是小结石或 X 线不显影的结石。照相技术或条件欠佳、肠气多、肥胖等也可影响结石的诊断。

(2) 静脉尿路造影(IVU)和逆行造影:IVU 可以了解肾功能情况和肾盏、肾盂形态,判断肾内外型肾盂以及有无尿路梗阻和积水,同时有助于发现是否有泌尿系畸形等。当肾功能受损、血尿素氮轻度增高导致显影慢或不良时,可行大剂量造影或延缓造影。逆行尿路造影可清晰显示输尿管、肾盂、肾盏,可确定结石的位置与梗阻程度。但该检查需进行输尿管逆行插管,儿童不能配合常需麻醉后进行,因此不作为常规检查,一般用于平片和尿路造影诊断不明确、阴性结石者。

(3) B 超检查:B 超检查方便、迅速、无损伤,无须造影剂能显示肾实质和集合系统的形态,不仅能检查肾输尿管结石大小、数目、部位,还可测定肾皮质厚度和积水与否,尤其对阴性结石诊断有帮助。结石在 B 超中的征象是强光团或强光点伴声影。小结石和肥胖患儿结石超声诊断可出现假阴性,髂骨嵴和输尿管膀胱交界处之间的结石因肠管气体和骨性骨盆存在可能显示不清而出现假阴性。

(4) CT 扫描:CT 扫描检查在显示输尿管结石方面较 B 超和 X 线灵敏,能检测到轻微的肾盂积水并显示输尿管扩张程度。螺旋 CT 扫描诊断输尿管结石的精确率可达 97%。

(5) 放射性核素肾图检查:单纯诊断泌尿系结石不需此项检查,对极少数经过上述检查仍存疑问、上尿路梗阻或肾功能不良的患儿可考虑应用。

总之,对于肾输尿管结石的诊断,除了病史、症状、体征外,KUB 是最常用的一种方法。对于阴性或 KUB 未观察到而又疑为结石时,可选用 B 超、螺旋 CT 提高诊断率。在评估肾功能和上尿路梗阻程度方面,IVU 较为理想。

3. **鉴别诊断** 绝大多数输尿管结石诊断容易,临床上的误诊往往与检查不正确、不及时或经验不足有关。急腹症患儿如胆囊炎、胆石症、急性阑尾炎、胰腺炎、肠梗阻、卵巢囊肿扭转等所引起的疼痛易与输尿管结石发作时的疼痛相混淆,但胆道疾病发作时右上腹压痛、肌紧张、反跳痛、白细胞略升高。急性阑尾炎疼痛和体检阳性征局限于右下腹,尿常规多正常。卵巢囊肿很少见,一般尿检正常,病变局限于下腹部以助鉴别诊断。以上疾病依靠病史、症状、体征和检查一般能作出鉴别诊断。

腹腔内淋巴结钙化所在部位阴影于不同时间摄片变动很大,结石阴影没有这种现象。侧位片腹腔内淋巴结钙化和胆石症阴影位于椎体前方,而输尿管结石位于椎体前沿后方。

【治疗原则及方案】 治疗旨在解除患儿痛苦、清除结石、保护肾功能,尽可能预防其复发。治疗方式的选择依患儿的结石部位、大小、数目、单侧或双侧、肾功能等具体情况而定。一般有:保守治疗、经腔镜微创手术、ESWL、开放手术等。急性绞痛发作的患儿,应先解痉止痛,再处理结石。

1. **保守治疗** 小结石(直径≤3mm)无并发感染和肾积水、肾功能好、症状轻者采用保守治疗。可解痉止痛,碱化尿液。大量饮水、利尿、中西医结合治疗等。一般较小的输尿管结石可能排出。

2. **经腔镜微创手术** 随着输尿管(硬、软)镜技术、钬激光技术、气压弹道技术等的快速发展,保守治疗应用日趋减少。此外,微创经皮肾穿刺输尿管镜取石术(MPCNL)、腹腔镜技术也是处理儿童上尿路结石的另外两种腔镜方法。

（1）经输尿管镜手术：

1）适应证：大于 4mm 的结石需行手术干预治疗。①输尿管中、下段结石可采取硬性输尿管镜联合钬激光碎石或气压弹道碎石治疗；②输尿管上段结石，可选择输尿管（硬、软）镜联合钬激光治疗。

2）器械和设备除输尿管硬镜、软镜之外，还包括附属设备如电视摄像系统（图 26-1）、腔内碎石器（图 26-2）、液压灌注泵、导丝、支架管、输尿管镜导引鞘、活检钳、异物钳、套石篮等。目前使用较多的小儿输尿管硬镜有多种型号，如 WOLF 硬镜，外径包括 4.5/6.5F、6/7.5F、8/9.8F 等，其中 4.5/6.5F 有长短之分（图 26-3）。较多使用的软镜型号不多，较常见的有 STORZFlex-Ⅱ，最大外径 7.5F（图 26-4）。

3）儿童输尿管镜碎石术的手术技巧及术后注意事项：

术前准备：由于儿童输尿管结石常常合并尿路感染，故在术前应根据尿培养的结果或经验，预防性使用抗生素，减少术后感染的风险。患儿术前常规禁食禁饮。

体位：患儿在全身麻醉+气管插管（或喉罩）后，手术体位一

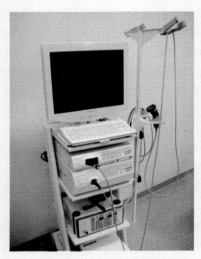

图 26-1 电视摄像系统

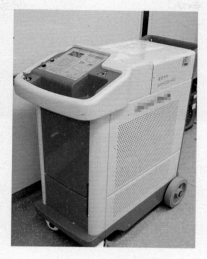

图 26-2 腔内碎石器

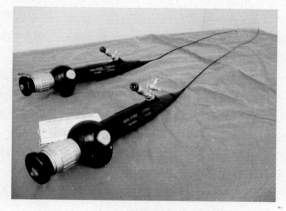

图 26-3 小儿输尿管硬镜 4.5/6.5F 型

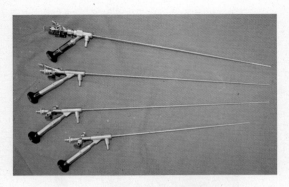

图26-4　小儿输尿管硬镜STORZFlex-Ⅱ型

般取截石位,完全截石位有利于拉直输尿管。

输尿管硬镜检查及导丝置入:输尿管镜推入膀胱后镜体先退至膀胱颈部,找到输尿管间嵴,顺间嵴找到输尿管开口。向手术侧输尿管内插入一输尿管导丝,在导丝的引导下,输尿管硬镜进入输尿管。

腔内碎石:一旦输尿管镜下见到结石后,观察结石周围的情况,目前多采用激光或弹道碎石,碎石效果好,而并发症少。

腔内取石:较小的结石可用取石钳在直视下钳夹后取出,或将取石钳、取石篮连同输尿管镜退至膀胱后松开,稍大的结石可用套石篮取出。

置入输尿管镜导引鞘进行输尿管软镜碎石:对于输尿管上端结石或者碎石过程中滑落至肾脏内的输尿管结石,可采用输尿管软镜碎石。此时,先向输尿管内插入导丝,再顺导丝将输尿管镜导引鞘插入输尿管口内,从而使输尿管导引鞘形成一个从尿道外口至输尿管近端开口的通道。再沿输尿管镜导引鞘置入输尿管软镜至输尿管上端或肾脏内,进行碎石。

对于不能置入输尿管镜或输尿管鞘的患儿,需先置入DJ管扩张输尿管2~4周后,再进行手术。

术后处理:①术后注意导尿管引流通畅,并观察尿液色泽,一般术后第1天可见淡红血尿,2~3天后则会转清;②留置双J管内引流者,一般在术后第2~3天拔除导尿管,双J管在术后

2~4周拔除;③术后应用抗生素预防尿路感染;④鼓励患者多饮水,并服用预防结石形成的药物等。

4)特殊情况下的输尿管镜碎石术:①碎石过程中结石滑落至肾脏内的输尿管结石,可采用输尿管软镜碎石。②合并输尿管狭窄:可采用输尿管气囊扩张和输尿管内镜切开等,再进行碎石。③孤立肾结石或对侧肾功能不好,危及患儿生命时宜及时采取措施,限时去除结石,解除梗阻,保留肾功能。不期待一次清除结石。④双侧输尿管结石可引起无尿,应尽早解除梗阻,改善肾功能。⑤多发或者巨大输尿管结石,可采用分次手术。

5)并发症的预防与治疗:输尿管镜技术操作熟练后,一般并发症很少。但初学者不注意时,可产生一些并发症。

术中并发症的处理:①输尿管黏膜下假道:这是最常见的而又容易被术者忽视的术中并发症。术中要注意:A. 逆行插管时,动作要轻巧,一旦遇到阻力或输尿管口和输尿管行程成角时,不要勉强反复试插,应在清楚地见到正确的输尿管腔后再插上导丝。B. 输尿管镜沿导丝上镜时,要密切注意是否导丝造成黏膜下损伤,如发现导丝不在腔内而在黏膜下,应及时拔出,并将导丝放回正确的腔内。②输尿管穿孔:黏膜下导丝切割伤、处理嵌顿结石或较长时间使用碎石器械等可造成输尿管壁的损伤。一旦发现输尿管穿孔征象(主要表现为尿外渗及感染症状),应立即沿导丝放入双J导管作为内支架管引流。如若不能放入导丝而患者症状明显,即行开放手术处理。或行经皮肾造瘘。③输尿管撕裂或黏膜撕脱:输尿管撕裂是输尿管镜取石术中最严重的并发症之一,可能发生在过大的结石用网篮套石强行拉出时,或在发生穿孔后未加注意,再盲目进镜操作而造成更严重输尿管完全断裂、撕脱。有时在输尿管狭窄的病例中,强行扩张输尿管或进镜致使输尿管严重损伤。输尿管撕裂伤,在行输尿管镜取石术中,只要术者操作谨慎是可以避免的。一般认为4mm以上结石不宜使用套石篮。④输尿管离断或全长脱出:是输尿管镜取石术中最严重的并发症之一,发生率很低。一旦发现输尿管撕脱断裂,应立即改开放手术探查。只要术者勿用暴力强行拔出输尿管镜,多可避免此种并发症。⑤输尿管内支架放置错误:非常少见。主要有三种情况:导管部分留置到胸腔;导管部分留置到腹腔;导管全长留置输尿管外膜下。留置内支架时,一定要看清导丝的位置,不可抵住黏膜或紧贴输尿管壁迅速推进导丝,否则很容易刺破黏膜或管壁。采用柔软的镍钛导丝常可避免。⑥肾脏破裂或肾周血肿:主要是肾脏自身存在病变或脆性增加,术中经输尿管镜灌注的液体量较大,导致肾脏裂伤、破裂或肾周血肿。一般留置好内支架后,保守治疗有效。应注意尽量减少水的注入,定时排水等原则。

术后并发症及处理措施:①出血:输尿管镜取石术后,留置内支架,多数患儿尿液呈淡红色,活动后尿的颜色加重,一般不需要任何特殊处理,支架取出后1～3天,常转为正常。②发热:患者原有尿路感染史,在输尿管镜灌流作用下可引起反流性感染,造成术后发热,感染加重。预防措施包括:术前尽量控制感染,术中应使用低压灌流。术后必须留置的引流管最好使用内径较粗的导管。③尿外渗:术后尿外渗,常见于术中输尿管管壁的损伤、术中灌注的液体量大、术后血凝块或脓苔阻塞输尿管管腔所致。一般留置好内支架,充分引流即可。④输尿管狭窄和闭塞:手术中如果损伤了输尿管壁深层,术后瘢痕收缩,则容易引起输尿管狭窄。可以采用输尿管镜直视下输尿管气囊扩张的方法来解决。在行输尿管镜操作时,要小心谨慎,尽量避免损伤输尿管黏膜。⑤输尿管支架存留、内缩或断裂:输尿管支架内缩,多可使用输尿管镜取出;较复杂的输尿管支架存留或断裂,一般也可以用腔内技术取出,开放手术不做首选。⑥输尿管支架结石形成:输尿管支架留置的时间过久或患儿成石体质较强,常在支架上形成结石,往往导致支架取出困难。此时,切不可强行拔出,可沿内支架将结石击碎,再取出内支架;内科溶石治疗或 ESWL(体外冲击波碎石术)排石后,再经尿道取出。

(2) MPCNL:可以作为处理输尿管上段结石的一种方法,特别是对于输尿管下段狭窄无法扩张开的患儿,先行处理。但由于 MPCNL 有大出血和脏器损伤的风险,应谨慎选用。

(3) 腹腔镜下输尿管切开取石术:经腹腔镜将输尿管切开也可以取石,但相比于自然通道的输尿管镜手术,经腹腔镜创伤较大。一般只用于经输尿管镜、经皮肾镜等治疗失败的输尿管结石,或伴有肾盂输尿管病变需同时手术治疗者。

3. ESWL　ESWL可用于治疗儿童输尿管结石,特别是输尿管上段结石。但如果结石较大或长期嵌顿一处引起包膜包裹,以及存在输尿管畸形、狭窄的患儿效果不佳。ESWL对小儿生殖系统有一定的损害,治疗后对患儿生长发育尤其是泌尿系统形态和肾功能的远期影响有待继续随访观察。

4. **开放手术**　儿童输尿管结石大部分均可通过腔镜手术治疗,开放手术已很少采用。手术治疗的适应证:①输尿管镜取石发生严重的并发症(输尿管离断、撕裂、狭窄等);②输尿管巨大憩室;③非开放手术治疗失败。

根据输尿管结石的部位,采取经腰、经腹或经耻骨上切口,暴露输尿管,术中注意固定结石以免滑脱,在结石上缘切开输尿管取石。用输尿管导管上下探查其通畅程度,然后缝合输尿管,放引流管。手术径路可经腹膜外切口切开取石,也可经腹输尿管切开取石。

【小结】　儿童输尿管结石治疗效果好,采用腔镜技术创伤小,恢复快。伴随医学工程的迅猛发展,纤维光束的引入、电子输尿管镜的产生,显著缩小了镜体的口径,输尿管(硬、软)镜日益精细,从而大大减小了输尿管镜本身对输尿管的损伤。加之操作技术的娴熟,经输尿管镜技术几乎能处理所有儿童的输尿管结石。因此,输尿管镜技术目前已成为儿童输尿管结石的主要治疗方法。特别是儿童处于生长发育期,泌尿系结石有高复发性,经输尿管镜手术可重复性操作好,损伤小。经输尿管镜手术很适用于严重梗阻、感染需及时采取有限的碎石方法,以保留肾功能的输尿管结石患儿。

儿童泌尿系结石具有高复发性,因此结石取出后,采取解除尿路梗阻、清除残留结石、控制感染、根据结石成分改变饮食种类等综合疗法,对预防结石复发有一定作用。

(赵天望)

参 考 文 献

1. Tan A H H, Al-Omar M, Denstedt J D, et al. Ureteroscopy for pediatric urolithiasis: an evolving first-line therapy. Urology, 2005, 65 (1): 153-156.

2. Schultz-Lampel D, Lampel A. The surgical management of stones in children. BJU international, 2001, 87(8): 732-740.

3. 赵夭望, 刘李, 涂磊, 等. 经输尿管镜钬激光碎石术治疗婴幼儿输尿管结石. 中华小儿外科杂志, 2011, 32(11): 837-839.

4. 赵夭望, 刘李, 涂磊, 等. 经输尿管软镜钬激光技术治疗儿童肾结石和输尿管上段结石. 临床小儿外科杂志, 2013, 12(6): 435-438.

5. 吴开俊, 陆伟, 李逊, 等. 小儿输尿管结石的输尿管镜和 ESWL 治疗. 中华小儿外科杂志, 2004, 25(1): 41-43.

第三节 膀胱尿道结石

一、膀胱结石

【概述】 膀胱结石多在膀胱内形成, 少数自上尿路下降而来, 膀胱结石有地区性, 多见于 10 岁以下的男孩, 似与营养有关。膀胱结石的成分主要为尿酸铵、草酸钙和混合结石。

【病因】

1. **营养不良** 流行病学调查表明小儿膀胱结石具有明显的地区性分布, 但随着生活水平不断提高, 居民营养状况明显改善, 该病已少见。

2. **下尿路梗阻** 有下尿路梗阻时, 如尿道狭窄、先天畸形、膀胱憩室、肿瘤等, 可使小结石和尿盐结晶沉积于膀胱而形成结石。

3. **肠道膀胱扩大术** 肠道膀胱扩大术后合并膀胱结石达 36% ~50%, 主要是因为肠道黏液所致。

4. **感染** 继发于下尿路梗阻或膀胱异物的感染。脊髓脊膜膨出或神经源性膀胱经常留置尿管, 是膀胱结石的诱发因素。

5. **代谢性疾病** 代谢性膀胱结石有胱氨酸、尿酸和黄嘌呤结石。

【病理】　膀胱结石多为单发,多发者少则 2～3 个,多则达数十个或数百个。膀胱结石大小差异很大,小者如沙石,大者可达 1kg 以上。

膀胱结石如表面光滑且无感染者,可在膀胱内存在相当长时间,也不至造成膀胱明显的病理改变,一般而言,因结石的机械性刺激,膀胱黏膜往往呈慢性炎症改变。膀胱镜观察时,最早期的改变是局部黏膜血管增多,继而黏膜充血。有继发感染时,充血更明显,且可出现大疱状水肿、出血和溃疡,在膀胱底部和结石表面黏附有脓苔。如结石造成膀胱颈梗阻,膀胱内可有小梁和憩室形成,并使膀胱壁增厚和肌层纤维组织增生。长期梗阻后可因反压力作用,使上尿路发生梗阻性病变,导致肾功能受损,且可因继发感染而致肾盂肾炎及输尿管炎。长期感染者可发生膀胱周围炎,使膀胱与盆壁组织发生粘连,甚至发生穿孔。结石长期慢性刺激,可使膀胱壁发生癌变。

一般而言,非感染性结石以尿酸、尿酸盐和草酸钙为主,感染性结石则以磷酸镁铵、磷酸钙和碳酸磷灰石为主。膀胱单发结石多为卵圆形,其他形状如圆形、多角形和珊瑚形等少见,憩室内和部分嵌顿于后尿道的结石可呈哑铃形。

【临床表现】

1. **疼痛**　可为下腹部和会阴区钝痛,也可为明显疼痛,常因活动而诱发或加剧。结石刺激膀胱黏膜可有尿频、尿急、尿痛,排尿终末时疼痛加剧,且可伴有终末血尿。患者常改变体位如卧位以求疼痛缓解。

2. **膀胱刺激征**　膀胱结石合并感染时,出现膀胱刺激症状、血尿和脓尿。

3. **排尿困难**　典型的膀胱结石症状是患者在排尿时尿流突然中断及男性患儿阴茎头部剧痛,这是由于结石突然嵌顿在尿道内口引起膀胱括约肌的痉挛所致。患儿常疼痛难忍,用手拽拉阴茎,哭闹不止,大汗淋漓,有时可伴有直肠脱出。当患者变换体位而使结石移动时,又可排尿而剧痛得以缓解。

4. **感染**　膀胱结石几乎都引起继发感染,因而患者可有脓尿,感染严重时原有的症状都会加重。极少数梗阻可引起输尿管肾盂积水或引起肾盂肾炎,甚至造成肾功能减退。

【诊断及鉴别诊断】

1. **X 射线检查**　据统计88%以上的膀胱结石可在平片上显示,表现为膀胱区大小不等的致密影。膀胱在充盈尿液时,可以在小骨盆腔内见到密度略高的大致轮廓,其形态及大小随膀胱内充盈的尿液量的多少而不同。CT 在检测结石方面优于超声。

膀胱造影和静脉尿路造影能较清楚地显示结石的大小、形态、位置和数目。但造影剂显示的阴影,需与淋巴结钙化、静脉石和有钙盐沉淀的膀胱肿瘤阴影相鉴别。

2. **B 超检查**　仰卧位超声检查,典型的膀胱结石可在膀胱三角区显示单个或多个强回声团,后方伴有声影。改变体位检查可见膀胱结石向重力方向移动。

其他疾病鉴别:①输尿管结石:改变体位不移动。仔细观察可见结石被黏膜低回声带包绕,结石以上输尿管扩张乃至合并不同程度的肾积水。②膀胱肿瘤:膀胱肿瘤的主要临床表现为间歇性或持续性无痛性全程肉眼血尿,主要声像表现为膀胱壁增厚,大多数为局限性增厚,极少数弥散性增厚。③输尿管囊肿结石:囊肿内结石随体位移动很少,静置探头仔细观察,可见结石强回声团被呈周期性增大和缩小的小囊腔包绕,囊壁较薄。患侧肾盂和输尿管积水。④膀胱憩室结石:膀胱憩室常合并憩室内结石。经过仔细观察结石的位置和活动范围,鉴别较为容易。

3. **膀胱镜检查**　在膀胱镜下能直接确定有无结石、结石大小、形状、数目,并可发现有无其他病变。膀胱镜检查是诊断膀胱结石最可靠的方法,无论阴性或阳性结石均可清楚诊断。

【治疗原则及方案】

1. **治疗原则**　一是祛除结石;二是纠正结石形成的原因。

手术指征:

(1) 体外冲击波碎石术:可以考虑用于那些由于合并症或拒绝手术而不适合手术的患者。清石率约为60%。

(2) 经尿道膀胱镜取石术:对于直径小于2cm的结石可用钬激光或超声、气压弹道在直视下碎石,碎石后将碎石块冲出。

(3) 耻骨上膀胱切开取石术:手术指征:①结石过大;②有

尿道梗阻;③膀胱憩室内结石;④膀胱异物结石;⑤合并有严重膀胱炎或肿瘤者;⑥有严重肾脏并发症者;⑦有输尿管反流者;⑧全身情况差不宜做长时间手术操作者。

2. **术式与操作** 经尿道膀胱镜碎石取石术。

（1）适应证:膀胱结石直径小于2cm。

（2）术前准备:合并泌尿系感染者,应使用抗生素控制感染。器械准备:4～10F膀胱镜,钬激光碎石机。

（3）麻醉:基础麻醉加骶管麻醉。

（4）体位:截石位。

（5）手术步骤:

1）膀胱镜检查:置膀胱镜后了解结石情况及膀胱内有无其他病变及结石形成原因。

2）碎石:钬激光光纤通过膀胱镜通道进入膀胱与结石接触,光纤一定要突出于镜端0.5～1.0cm。开始以小功率碎石,效果差时可增加,发射频率3～10次/秒,以"蚕食"法碎石。

3）冲洗排出碎石块:由于小儿膀胱镜工作通道细小,结石碎屑可经膀胱镜鞘冲洗出,也可经皮膀胱穿刺,在膀胱镜监视下经套管抽吸出。

4）反复尿道置镜,可放置导尿管引流。

3. **术后处理**

（1）使用抗生素预防感染。

（2）留置导尿管,1～2天后拔出。

【诊治流程】

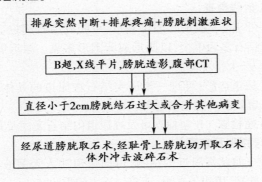

排尿突然中断+排尿疼痛+膀胱刺激症状

↓

B超,X线平片,膀胱造影,腹部CT

↓

直径小于2cm膀胱结石过大或合并其他病变

↓

经尿道膀胱取石术,经耻骨上膀胱切开取石术
体外冲击波碎石术

二、尿道结石

【概述】　尿道结石多位于后尿道,一般来自上尿路。男孩尿道结石最容易停留或嵌顿于尿道管腔膨大部和狭窄部的交界处。女孩尿道结石很少见,多合并有尿道憩室,有时可见膀胱小结石随尿流而嵌顿于尿道外口。

【病因】　尿道结石分原发性和继发性结石。原发性结石少见,多在尿道已有病变的基础上发生,如尿道狭窄、尿道憩室、尿道异物等;继发性结石多数是膀胱结石或上尿路结石排出过程中经过尿道时被阻。

【临床表现】　尿道结石引起的主要症状是排尿时疼痛、排尿困难和感染症状。排尿呈点滴状,可发生急性尿潴留和会阴部剧痛。如结石嵌顿于前尿道,可于阴茎根部或阴囊中线处触及结石。嵌顿于后尿道的结石偶尔可引起急性附睾炎症状如发热、附睾肿大和疼痛。

【诊断及鉴别诊断】　尿道结石的诊断除常规询问病史外,还应戴手套对前尿道进行触诊,对有无结石很重要。位于尿道口及舟状窝的结石多数肉眼可见或可扪及,前尿道结石可直接沿尿道于体表处扪及,后尿道结石可经直肠指诊扪及。用金属探子检查尿道时能感到探子接触结石和结石摩擦音。憩室内继发的结石及后尿道内结石诊断不明确,可拍摄 X 射线片或行膀胱镜检查。

1. X 射线检查

(1) 平片:一般平片即可确诊,可明确结石部位、大小、数目。尿道结石多为单个,以圆形或卵圆形多见。尿道憩室结石也多为单发,大小不一。

(2) 尿道造影:可进一步证实结石在尿道的具体位置,并可观察尿道狭窄和憩室情况等。

2. B 超检查　B 超检查可发现尿道内结石光团及其声影。

【治疗原则及方案】

1. 位于舟状窝附近的结石,可向尿道注入无菌液状石蜡,轻轻向外推挤,用钳子夹出,或将结石夹碎取出。

2. 后尿道结石可用尿道探子将结石推入膀胱,按膀胱结石处理。

3. 前尿道结石较大,不能推入膀胱者,以及合并尿道憩室,需尿道成形者,应行尿道切开取石术。

（史丽萍）

参 考 文 献

1. 谷现恩,梁丽莉. 尿石症的诊断与治疗. 北京:人民卫生出版社,2008.

2. 郭应禄,周利群,译. 坎贝尔-沃尔什泌尿外科学. 第9版. 北京:北京大学医学出版社,2009:2797-2807.

3. 施诚仁,金先庆,李仲智. 小儿外科学. 第4版. 北京:人民卫生出版社, 2013.

第二十七章 小儿泌尿系损伤

第一节 肾 损 伤

【概述】 肾损伤是小儿泌尿系外伤中最常见的。小儿肾脏体积较成人大,在腹腔内位置较低,肾周脂肪囊发育欠佳,腰腹肌薄弱及胸廓柔软,因此易受损伤;此外,儿童肾脏保留了胎儿期的分叶状态,也易破裂分离。合并畸形的肾脏更易受损伤,儿童肾损伤中经 CT 证实先前有肾脏畸形(如肾盂输尿管连接部梗阻、肾盂输尿管积水、马蹄肾)的病例是成人的 3~5 倍。

【病因】

1. **闭合性损伤** 主要病因依次为车祸、高坠伤、运动撞击等。快速减速性损伤可致肾蒂撕裂及肾盂输尿管交界处损伤。大约 4% 为三级以上肾损伤。

2. **开放性损伤** 主要病因依次为枪伤、刺伤。近 70% 为三级以上肾损伤。

【病理】 1989 年美国创伤外科协会器官损伤委员会(AAST)制定的肾损伤分级方法(表 27-1、图 27-1)已被广泛采用,用于判断肾损伤程度、治疗方式及预后。

表 27-1 肾损伤分级(AAST)

分级	类型	表　现
I	挫伤	镜下或肉眼血尿,泌尿系统检查正常
	血肿	包膜下血肿,无实质损伤
II	血肿	局限于腹膜后肾区的肾周血肿
	裂伤	肾实质裂伤深度不超过 1.0cm,无尿外渗
III	裂伤	肾实质裂伤深度超过 1.0cm,无集合系统破裂或尿外渗

续表

分级	类型	表 现
Ⅳ	裂伤 血管损伤	肾损伤贯穿肾皮质、髓质和集合系统 肾动脉、静脉主要分支损伤伴出血
Ⅴ	裂伤 血管损伤	肾脏碎裂 肾门血管撕裂、离断伴肾脏无血供

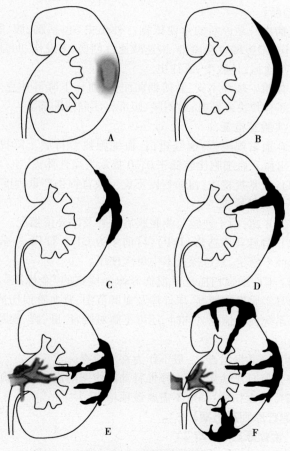

图 27-1 肾损伤分级
A、B：Ⅰ级；C：Ⅱ级；D：Ⅲ级；E：Ⅳ级；F：Ⅴ级

【临床表现】

1. **压痛、叩痛** 75% 严重肾损伤患者在患侧腰、腹部有压痛或叩痛。

2. **肿块、瘀斑** 55% 肾损伤患者在患侧腹、腰部有肿块或瘀斑。

3. **血尿** 30% Ⅱ级以上肾损伤患者出现血尿。

4. **休克** 5% 严重肾损伤患者出现休克。

【诊断】

1. **病史** 是诊断的重要依据。外伤史(包括胸、腹、腰、背部贯通伤,腰腹部直接撞击,快速减速性创伤、多发伤、肋骨及腰椎骨折);血尿;抢救史;既往史。

2. **体检** 烦躁不安、脉搏细弱而快、血压下降等休克表现;患侧腰部有肿块或瘀斑;患侧腰、腹部有压痛或叩痛。

3. **实验室检查**

(1) 血常规检查:血红蛋白、血细胞比容持续下降提示有活动性出血。血细胞比容低于 0.30 提示失血性休克。

(2) 尿常规检查:血尿程度不能反映肾损伤严重程度。

4. **影像学检查**

(1) B 超:用于连续监测腹膜后血肿及尿外渗情况。

(2) 静脉肾盂造影(IVP):目前多为 CT 所替代,一般仅在生命体征不稳定、紧急探查术中单次使用。

(3) CT:增强扫描是肾损伤影像学检查的"金标准",可迅速明确肾实质损伤情况、尿外渗及血肿范围、肾血管损伤情况和肾集合系统损伤情况。同时,还可了解对侧肾、肝、脾、胰及大血管情况。

(4) 磁共振检查:一般不作为常规检查。

(5) 肾动脉造影:行选择性肾动脉栓塞前进行该项检查。

(6) 核素扫描:一般不需要该项检查。

【治疗原则及方案】

1. **治疗原则**(表 27-2)

2. **保守治疗** 大多数肾损伤可通过保守治疗治愈。

(1) 绝对卧床至肉眼血尿消失。

表27-2 肾损伤治疗方式选择

临床表现与肾损伤分级	推荐治疗
Ⅰ、Ⅱ级肾损伤	非手术
孤立Ⅲ、Ⅳ级或血流动力学稳定Ⅴ级肾损伤	非手术
无法控制的肾出血或循环系统不稳定（Ⅳ级血管或Ⅴ级肾损伤）	绝对手术指征
持续或迟发出血，选择性血管栓塞无效	绝对手术指征
腹腔探查腹内损伤时发现扩大的搏动性腹膜后包块	绝对腹膜后探查指征（探查前立即IVP明确对侧肾功能）
穿通伤因循环不稳定而未能行放射学分级，探查发现腹膜后出血	建议腹膜后探查（探查前立即IVP明确对侧肾功能）
钝器伤因循环不稳定而未能行放射学分级，探查发现腹膜后出血	建议腹膜后探查（探查前立即IVP明确对侧肾功能）
钝器/穿通伤，影像学示Ⅲ级伴坏死肾碎片、Ⅳ级或Ⅴ级肾损伤，腹腔内并发伤，特别是十二指肠、胰、结肠损伤	建议腹膜后探查及肾缝合修补术

（2）密切观察血压、脉搏、呼吸及体温。

（3）监测血红蛋白及血细胞比容。

（4）注意腹部体征，可行B超复查。

（5）应用广谱抗生素。

（6）12周内禁止剧烈运动。

（7）第12周复查B超、尿常规。

3. **手术治疗** 探查手术一般采用全身麻醉，自剑突下至耻骨联合上经腹入路。行腹膜后探查时，先阻断肾蒂，能提高保肾几率。

（1）适应证：分为绝对和相对适应证。

1）绝对适应证：持续增大、搏动性腹膜后血肿；肾蒂断裂；持续、威胁生命的出血或休克；肾盂输尿管交界处断裂。

2）相对适应证：尿外渗并有失活组织；结肠、胰腺损伤，并发未行检查分期、Ⅲ级以及更高级别肾损伤；栓塞治疗失败；肾性高血压。

（2）肾修补和肾部分切除术：肾修补术是最常见的手术方式。适应于肾裂伤范围局限，肾血供无明显障碍者。存在失活肾组织可选肾部分切除术。肾重建手术原则：①肾完全暴露；②锐性清除失活组织；③缝扎血管止血；④肾集合系统无需致密缝合；⑤创伤处组织覆盖；⑥常规置肾周引流管。

（3）肾切除术：适应于Ⅳ级血管损伤；Ⅴ级肾蒂损伤及肾毁损伤。

（4）肾血管修补术：仅适应于孤立肾和双侧肾重度损伤。除此以外，肾血管损伤推荐行肾切除术。

（5）术后处理：①术后复查血细胞比容；②卧床至血尿消失；③肾周引流管术后 48 小时拔除；④如有尿外渗，置输尿管支架管；⑤3 个月内禁止剧烈活动。

4. 介入治疗 高选择性血管栓塞，适用于：①肾分支动脉导致持续出血；②动静脉瘘；假性动脉瘤；③持续肉眼血尿。栓塞后仍大量出血，需急诊行肾探查。

5. 并发症预防与处理 肾损伤并发症可分为近期和远期并发症。近期并发症包括尿外渗与尿性囊肿、肾周脓肿、迟发性出血。远期并发症包括肾性高血压、外伤后肾积水等。

（1）尿外渗与尿性囊肿：是肾集合系统损伤最常见的并发症。可表现为麻痹性肠梗阻，发热，腰腹部肿块不适，可用 B 超诊断。大多数能自行消退，如果持续存在，可经皮穿刺引流或经膀胱镜置输尿管内支架管引流。

（2）肾周脓肿：尿性囊肿并发感染导致肾周脓肿，应用广谱抗生素，可行经皮穿刺引流，必要时行肾切除术。

（3）迟发性出血：不常见，多由于动静脉瘘、假性动脉瘤引起，通常在外伤后 2 周内或在术后 2～4 周出现，可采用高选择性血管栓塞治疗。

（4）肾性高血压：少见，需长期随访。

（5）外伤后肾积水：根据对肾功能影响程度决定治疗方式。

【预后】 根据现有文献报道,肾外伤后远期并发症少,预后良好。目前,要求肾重度损伤(Ⅲ、Ⅳ、Ⅴ级)患儿伤后 3~6 个月行 B 超与放射性核素检查;伤后几年内,每年两次逐步过渡到每年一次血压与实验室检查(尿常规,BUN,肌酐)。

【诊治流程】

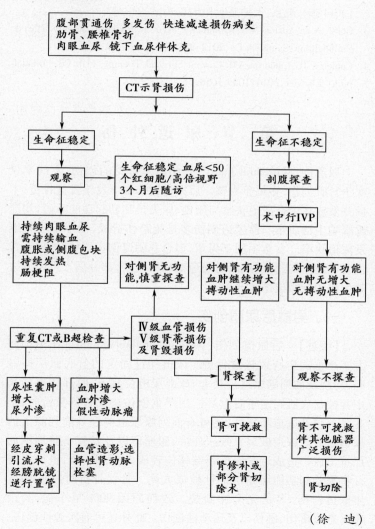

(徐　迪)

参 考 文 献

1. Wein A J, Kavoussie L R, Novick A C. et al. Campbell-Walsh Urology. 10th ed. Philadelphia: Elsevier Saunders, 2011: 3731-3744.
2. 那彦群, 叶章群, 孙颖浩, 等. 中国泌尿外科疾病诊断治疗指南手册 (2014 版). 北京: 人民卫生出版社, 2013: 469-473.
3. Coran A G, Adzick N S, Krummel T M, et al. Pediatric Surgery. 7th ed. Philadelphia: Saunders Co, 2012: 311-319.
4. Cameron JL, Cameron AM. Current Surgical Therapy. 11th Ed. Philadelphia: Elsevier, 2014: 1053-1058.

第二节　尿 道 外 伤

尿道创伤(urethral injury)是泌尿系常见的创伤,发病率仅次于肾脏创伤,多见于男孩。后尿道创伤多继发于骨盆骨折,术后并发症集中在尿道狭窄与闭锁、尿失禁和勃起功能障碍,均严重影响生活质量。前尿道创伤多是骑跨伤造成,治疗不当易继发尿道狭窄。女童不同于男童,多合并阴道创伤,急症处理非常重要,处理不当会造成尿道阴道瘘和尿失禁,部分病人可因尿失禁无法治疗被迫尿流改道。

一、男童后尿道创伤

【概述】　后尿道创伤(posterior urethral injuries)几乎都并发于严重钝伤所致骨盆骨折。尿道穿过固定的盆底肌层即盆膈,膀胱及前列腺尿道位其上、球部尿道位其下,膜部尿道居其中并被盆底肌固定于骨盆环。当严重创伤造成骨盆骨折时,小儿除有膜部尿道断裂外,还可有前列腺尿道撕裂及前列腺上的尿道断裂。尿道破裂导致尿外渗、尿潴留以及盆腔膀胱周围的严重出血。造成近端尿道断端移位较成人更为严重,进而也怀疑将来勃起功能障碍可能性较成人高。骨盆骨折时约10%发生尿道创伤,多是完全性断裂。致伤原因90%是车祸,其余10%是坠落伤、砸伤以及运动性创伤。此外还可有医源性创伤。

【临床表现及诊断】

1. 当有骨盆骨折或会阴创伤时须想到尿道创伤。临床上最常见的症状是尿道口少量出血、血尿、排尿痛及尿潴留。会阴部蝴蝶形血肿、阴囊膨隆、局部瘀斑说明有血肿及尿外渗（图27-2）。

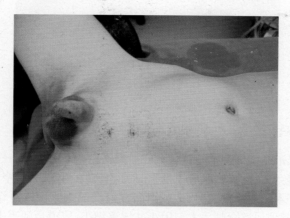

图 27-2　尿道外伤外观

2. X 线平片可发现骨盆骨折或耻骨联合分离。不要强行插导尿管，因其可使不全性尿道断裂进一步损伤成为完全性尿道断裂。膀胱尿道造影是尿道创伤的诊断依据，将导尿管插入尿道外口内 2~4cm，无菌条件下注入稀释的造影剂。后尿道创伤造影剂外渗在尿生殖膈之上，与腹膜外膀胱破裂不易区分，再辅以膀胱穿刺造影，可见膀胱壁完整，并向上移位。如尿生殖膈也破裂则造影剂广泛外溢于会阴部。造影剂全部外溢不能进入膀胱考虑后尿道完全性断裂。造影剂部分外溢同时也可进入膀胱考虑为不全性后尿道断裂（图27-3）。

后尿道创伤可并存其他泌尿系或内脏创伤。

【治疗】

如何修复后尿道创伤是泌尿外科最有争议和困难的问题之一。小儿病情稳定的前提下应尽早处理尿道创伤。一般来说，后尿道部分断裂公认单纯行膀胱造瘘即可。骨盆骨折合并完全

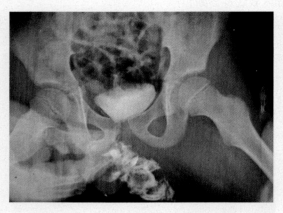

图 27-3 不全性尿道断裂造影

性后尿道断裂病程常拖延长久。后尿道完全断裂大体有三种处理方案：①急症仅行耻骨上膀胱造瘘，日后发生尿道狭窄，再行二期手术尿道修复；②急症或亚急症经会阴入路做尿道端端吻合；③各种尿道会师手术。因小儿尿道细小，尿道会师手术难以保证两尿道断端对合，在小儿后尿道创伤治疗中有很大局限性。目前小儿后尿道完全性断裂的治疗方法与争论主要集中在前两种。

单纯膀胱造瘘的优点有：手术简单、迅速，不暴露耻骨后血肿，继发感染机会少，但两尿道断端间形成瘢痕，日后不可避免地发生尿道狭窄或闭锁。如狭窄或闭锁段长，治疗困难。

急症经会阴后尿道修复的优点：如患儿情况稳定，医师经验丰富，造影检查确诊为完全性后尿道断裂并有膀胱前列腺向上移位，宜经会阴修复后尿道，效果满意。后尿道完全性断裂的急症处理不必强求一致，需考虑患儿病情特别是有合并伤时的全身状况和医师手术技术两个基本条件，当前研究并未证明急症修复与勃起功能障碍及尿失禁之间的关联，是原发损伤的严重性导致这些并发症的发生。

对于陈旧性外伤性后尿道狭窄与闭锁，应根据狭窄或闭锁段的位置与长度，选择经尿道镜内切开、经会阴尿道吻合、经耻骨与会阴联合入路后尿道吻合等术式。

二、男童前尿道创伤

【概述】　前尿道创伤(anterior urethral injuries)最常见于骑跨伤,当小儿从高处坠落骑跨在硬物上时,男童球部或阴茎阴囊交界部尿道被挤压于硬物和耻骨联合下缘之间造成创伤。猛踢会阴部也可造成同样创伤。偶见刺伤、枪伤或动物咬伤。医源性创伤则见于留置导尿管压迫阴茎根部尿道,造成黏膜损伤继发狭窄。从尿道外口钳夹尿道结石也可造成前尿道狭窄。

【临床表现及诊断】　小儿伤后不能排尿、疼痛及尿道出血。排尿动作加重疼痛、出血及尿外渗。球部尿道损伤时紧张而有力的阴茎筋膜限制血及尿外渗,如阴茎筋膜破裂,则血、尿外渗沿会阴浅筋膜(fascia perinei superficialis)弥散于阴茎、阴囊及会阴部;再向上可沿腹壁浅筋膜深层(Scarpa fascia)弥散至腹壁。

尿道造影可见造影剂外溢在球部尿道周围,膀胱穿刺造影可见膀胱充盈但位置正常,区别于后尿道断裂(图27-4)。

【治疗】　不完全尿道断裂,经尿道留置导尿管7～10天,经卧床休息及抗感染治疗,轻度尿外渗可自行吸收。前尿道完全性断裂急症处理没有争论,需急诊经会阴手术尿道端端吻合。

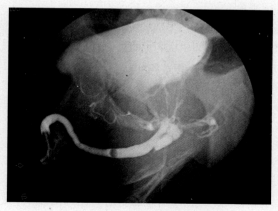

图27-4　不全性球部尿道断裂造影

三、女性尿道创伤

【概述】　女性尿道创伤较男性少见,其原因主要为女性尿道短、受保护的程度及活动度较大。尿道及阴道创伤并发于骨盆骨折时常是车祸所致严重创伤。女性尿道创伤几乎都合并阴道创伤。陈旧性尿道创伤中 90% 存在尿道阴道瘘。致伤原因最多见的是车祸骨盆骨折,其次还可见于骑跨伤、砸伤。其他少见原因还有贯通伤、无肛手术损伤和阴道异物压迫。

【临床表现】　当患儿有外伤病史伴骨盆骨折、伤后不能排尿或阴道出血均应做排尿性膀胱尿道造影以除外尿道创伤。骑跨伤或外阴撞击可造成软组织创伤,导致会阴部出血、淤血、水肿和疼痛。陈旧性尿道创伤则表现为排尿困难,需行膀胱造瘘,或因尿道阴道瘘表现为完全性尿失禁。

【治疗】　急症患儿不完全尿道断裂并且阴道无损伤可留置 Foley 导尿管。如尿道及膀胱显著移位尤其合并阴道创伤时,应在患儿情况稳定后尽早修复尿道及阴道。有膀胱颈裂伤应一并修复,留置硅胶气囊导尿管 2~3 周。

对尿道不加任何处理仅行初期耻骨上膀胱造瘘在女性不可避免地会造成尿道狭窄闭锁、尿道阴道瘘或两者兼有的并发症,而且二期手术修复尿道阴道非常困难,成功率明显低于急症修复,应尽量避免。

女童陈旧性尿道创伤多数病例是尿道远段或及中段闭锁,近端与阴道相通。成人的尿道阴道瘘多因产伤所致,可经阴道途径修复。小儿阴道细小,难于暴露操作。极少病例可经阴道修补尿道阴道瘘。绝大多数病例需做耻骨联合部分切除,经耻骨入路进行尿道阴道修复手术。女童陈旧性尿道创伤部分病例手术非常困难,效果不满意,尿道缺损过多无法修复或严重尿失禁无法治疗时,为改善生活质量可行阑尾输出道可控性尿流改道。

【小结】

1. 尿道外伤原因多为骨盆骨折所致。

2. 男孩尿道外伤急性期需经尿道口注入造影剂,明确外伤部位、性质。

3. 男孩完全性后尿道断裂根据情况选择膀胱造瘘或者急诊修复。

4. 男孩前尿道外伤治疗选择急诊修复。

5. 女孩尿道外伤多合并阴道损伤,治疗选择急诊修复。

(张潍平)

参 考 文 献

1. 黄澄如. 实用小儿泌尿外科学. 北京:人民卫生出版社,2006.

2. Wein A J,Kavoussie L R,Novick A C. et al. Campbell-Walsh Urology. 10th ed. Philadelphia:Elsevier Saunders,2011.

3. Schulte-Baukloh H,Stürzebecher B,Blömers F,et al. Orandi one-stage urethroplasty using the subcutaneous pedicle graft modification of Raatzsch long-term Results. Scandinavian journal of urology and nephrology, 2004,38(4):321-325.

4. Geavlete P A. Endoscopic Diagnosis and Treatment in Urethral Pathology:Handbook of Endourology. San diego:Elsevier academic press, 2015:97-104.

5. 黄澄如,白继武,梁若馨,等. 男童外伤性后尿道狭窄的治疗. 中华泌尿外科杂志,2003,24(8):558-60.

第三节　膀　胱　损　伤

【概述】　小儿膀胱是腹腔器官,大部分被腹膜覆盖,故当腹部损伤时膀胱受伤机会多,易出现膀胱损伤(Bladder trauma)。膀胱损伤的部位、程度,常常与膀胱是否充盈有关。

【病因】

1. **腹部钝性损伤**　最常见,因直接或间接暴力如挤压伤、坠落伤等致膀胱内压突然上升发生膀胱破裂,合并骨盆骨折时,可穿透损伤膀胱。难产过程中偶可出现新生儿膀胱破裂。

2. **膀胱穿透伤、刺伤、枪伤**　均不多见,偶发生于小儿坠落时尖物经直肠、阴道或腹壁刺伤膀胱,经尿道放入针、麦秸秆或体温表等异物后穿透膀胱。

3. **医源性损伤** 内镜检查或电灼、碎石时造成膀胱穿孔，行腹股沟斜疝手术时误将膀胱切开或结扎。

4. **病理性破裂** 慢性梗阻性膀胱功能障碍合并膀胱炎时可致膀胱破裂。膀胱病变如溃疡、肿瘤、憩室等亦可引起膀胱破裂。

【病理】 根据膀胱损伤的部位及程度分为膀胱挫伤、腹膜外膀胱破裂、腹腔内膀胱破裂和混合型膀胱破裂。

1. **膀胱挫伤** 多见，约占50%～80%。膀胱空虚时只发生裂伤，膀胱壁未破裂，损伤的范围仅限于黏膜或肌层。

2. **腹膜外膀胱破裂** 约占80%，膀胱轻度充盈时易向腹膜外破裂，多合并骨盆骨折，膀胱破裂常在膀胱前壁和颈部，膀胱破裂后尿液外渗到腹膜外膀胱周围组织中（图27-5）。

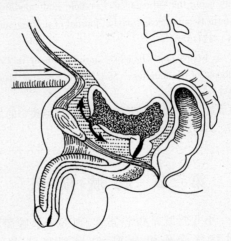

图27-5 腹膜外膀胱破裂

3. **腹腔内膀胱破裂** 约占20%，多发生在膀胱充盈时，膀胱破裂常在膀胱后壁和顶部，膀胱破裂后尿液进入腹腔，可引起严重的腹膜炎、氮质血症和代谢性酸中毒（图27-6）。

4. **混合型膀胱破裂** 少见，同时有腹腔内和腹膜外膀胱破裂，多为穿刺伤，常合并腹腔内其他脏器损伤。

【临床表现】

1. **腹痛、腹胀** 表现为耻骨上疼痛，下腹部膨胀，外渗的

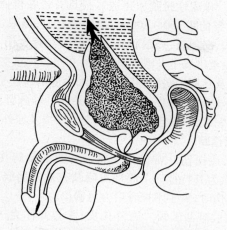

图 27-6　充盈的膀胱向腹腔内破裂

血、尿如形成尿性腹水,可出现腹痛、腹胀,甚至呼吸困难。

2. **血尿及排尿障碍**　单纯膀胱挫伤的主要症状是肉眼血尿或镜下血尿,患儿通常能够排尿,膀胱破裂裂口较大时通常不能连续排尿。但部分小儿虽然有血尿或不能排尿,但无严重的膀胱损伤;反之,有些严重损伤患儿则能排出清亮尿液。

3. **其他**　膀胱破裂后大量血、尿外渗,沿腹膜外输尿管上行,偶有经腹股沟管、闭孔及坐骨大孔积存于阴囊(大阴唇)、下腹、股部及臀筋膜深面。直肠指诊可触及软、有波动及压痛的肿块。膀胱损伤可并发其他腹腔内脏器损伤,因休克或骨折而被忽略。

【诊断及鉴别诊断】

1. **病史**　有下腹部外伤史、盆腔手术史或内镜操作史。出现血尿及排尿障碍,耻骨上剧烈疼痛,可迅速波及全腹。

2. **体格检查**　腹胀,腹部压痛,肌紧张及肠麻痹。腹腔内膀胱破裂时腹穿有尿性腹水。

3. **实验室检查**　白细胞总数和中性粒细胞可升高,可出现氮质血症和代谢性酸中毒。

4. **影像学检查**　X线平片可检查出是否有骨折、耻骨联合分离或异物。排尿性膀胱尿道造影最具有诊断价值,经导尿管注入 10% 泛影葡胺 100~200ml,使膀胱充盈,摄取正侧位 X 线片。如无造影剂外溢,提示膀胱未破裂或仅有裂伤。如造影剂进入腹腔,溢至横膈下及肠曲间,提示有腹腔内破裂;如造影剂进入膀胱前及其周围组织,膀胱受盆腔血肿的压迫呈倒泪珠样,提示有腹膜外破裂,但也有可能两者并存。静脉肾盂造影可显示泌尿系的完整性,发现膀胱移位、充盈缺损及尿外渗。

5. 鉴别诊断

（1）尿道损伤　常发生于骨盆骨折或骑跨伤,以排尿困难、尿道出血为其特征。下腹部可触及充盈的膀胱。尿道损伤合并膀胱损伤时,需手术探查后方可确诊。

（2）腹腔脏器破裂　有外伤史,常合并休克,有明显的腹膜刺激征,无排尿困难,腹腔穿刺可抽出血性液体,导尿和膀胱造影有助于鉴别。

【治疗原则及方案】　小儿膀胱破裂原则上均应积极手术探查,小的膀胱挫伤可留置导尿管。

1. 抗休克和抗感染治疗　膀胱破裂合并骨盆骨折或腹腔内脏器损伤,常因失血过多而引起休克,应积极对症治疗。膀胱破裂不论轻重均应早期给予抗生素预防感染。

2. 手术治疗　小儿膀胱破裂应急诊行膀胱修补术。脐下正中切口,清除尿液。切开膀胱前壁,探查膀胱,发现破裂口,用 3-0 或 4-0 肠线分两层修补裂口。在膀胱顶部留置蕈状导尿管,膀胱前间隙留置皮片引流。除非腹腔有严重污染,一般不放置腹腔引流。如合并有输尿管下端损伤,须同期做输尿管膀胱吻合,修复后留置输尿管支架管。

3. 术后处理

（1）术后禁食水 12~24 小时,给予静脉补液及电解质,继续应用抗生素。

（2）保持膀胱造瘘管引流通畅,膀胱前间隙皮片引流 48~72 小时后拔除。

（3）膀胱修补术后如恢复顺利,则手术后第 10 天经膀胱造瘘管注入造影剂,拍摄排尿前后正斜位 X 线片。如无造影剂外溢,提示裂口已经愈合,可夹闭膀胱造瘘管,观察24小时排尿情况,如无异常可拔除膀胱造瘘管。

4. 术后并发症及预防 并发症包括盆腔脓肿、败血症、延期血尿、膀胱结石及膀胱瘘。合并感染应积极治疗,一旦感染控制,须在一段时间内持续应用抗感染药物。延期血尿及膀胱瘘常并发于尿道长期留置导尿管的患儿。膀胱结石需取出。

【预后】 单纯膀胱损伤的患儿及时就诊,一般预后良好。裂伤范围达膀胱颈者可有暂时性尿失禁,但可逐渐恢复控制排尿。合并阴道、直肠损伤者,易形成膀胱阴道瘘或直肠瘘,需行Ⅱ期修补术。

【小结】 小儿腹部损伤时膀胱受伤机会较多,医源性损伤也是小儿膀胱损伤的原因之一。排尿性膀胱尿道造影最具有诊断价值。几乎所有的膀胱破裂均需手术探查,行膀胱修补术,小的腹膜外膀胱裂伤可留置导尿管。应注意合并的骨盆骨折及其他腹内脏器损伤。

【诊治流程】

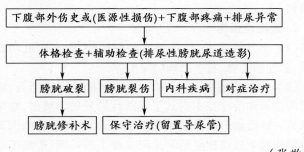

（张敬悌）

参 考 文 献

1. 李正,王慧贞,吉士俊. 实用小儿外科学. 北京:人民卫生出版社, 2001:1276-1278.

2. 黄澄如. 实用小儿泌尿外科学. 北京:人民卫生出版社,2006: 578-579.

3. 王果,李振东. 小儿外科手术学. 第2版. 北京:人民卫生出版社, 2010:581-582.

4. 郭震华,那彦群.实用泌尿外科学.第2版.北京:人民卫生出版社,
2013:334-335.

第四节 输尿管损伤

【概述】 在儿童,因外部创伤导致的单纯的输尿管损伤较
少见,多合并其他腹腔脏器损伤,而由开放手术、腹腔镜手术和
腔内泌尿外科手术所导致的医源性输尿管损伤是儿童输尿管损
伤的主要原因。输尿管损伤要尽早发现、尽早诊断,要及时处
理,尽早恢复尿路连续性,保护患侧肾功能。

【病因】

1. 腹部外伤 车祸或高处坠落时,胸、腰脊椎过度延伸或
侧弯,同时肾脏向上移位而肾盂输尿管连接部相对固定,输尿管
受强力过度牵拉而致部分或完全性肾盂输尿管连接部断裂。另
外,被枪击时高速弹头以及刀具等造成的穿通伤,也可导致输尿
管损伤。

2. 医源性损伤

(1) 开放性手术:如腹膜后肿瘤切除、腹会阴肛门直肠成
形术、急性肠套叠、右半结肠切除术等。

(2) 输尿管镜手术:输尿管镜的问世使尿路结石、输尿管
梗阻的诊断和治疗技术得到了飞跃性的发展。然而,输尿管镜
手术是一种微创但绝非微风险的手术方式,其并发的医源性输
尿管损伤后上尿路梗阻是常见而又棘手的问题,造成了患者极
大的痛苦,也大大增加了医疗开支,增加了医患矛盾。随着输尿
管镜技术的提高和输尿管镜设备的改良,医源性输尿管损伤的
发生率有下降趋势。目前,在青春期前儿童的发生率已经低
于2%。

(3) 腹腔镜手术:如阑尾切除、胆囊切除、巨结肠根治术、
高位闭肛手术等。Routh 等报道了该院 1986~2007 年总共收治
小儿医源性输尿管损伤 10 例,其中 3 例系腹腔镜手术所致,2
例为输尿管镜所致,另 5 例为肿瘤开放性切除所致。

（4）导致输尿管损伤的原因：

1）不熟悉输尿管周围解剖。

2）手术野较深，显露困难，或因肿瘤巨大、局部解剖变异，更因粘连严重以致解剖不清楚而致输尿管部分缝扎或全结扎、切开或切断、裂伤、钳夹致坏死。

3）手术中出血较多，而盲目钳夹、结扎或电灼。

4）腹腔镜手术时，术野未显露清楚就急于手术或手术器械陈旧而致损伤，使用超声刀及塑料 Trocar 或有助于减少损伤。

5）使用输尿管镜方法不正确、操作技术不够熟练，患者病情复杂、器械配备不完善、对输尿管镜可能引起的损伤认识不足等。输尿管镜手术时可因镜体过大、输尿管痉挛、结石过大而强行取石或反复取石导致输尿管黏膜撕裂或撕脱、输尿管穿孔或假道形成。

【病理】

1. **输尿管解剖** 输尿管位于腹膜后方，在腰大肌、脊柱与腹部肌肉保护下，外伤一般不易引起损伤。由于其细长、可弹性移动，走行与众多器官毗邻，在邻近器官手术时易于误伤。

2. **输尿管损伤分级** 美国创伤外科协会将输尿管损伤分为五级：一级：无局部缺血的血肿或挫伤；二级：撕裂<50% 输尿管横截面；三级：撕裂>50% 输尿管横截面；四级：输尿管完全横断并有<2cm 长的输尿管缺血；五级：撕脱并有>2cm 长的输尿管缺血。

3. **输尿管损伤病理特点**

（1）腹部外伤导致的输尿管损伤常合并腹腔其他脏器损伤，其中 10% 合并肾脏或膀胱损伤，90% 合并其他腹腔脏器损伤。

（2）开放和腹腔镜手术导致的输尿管损伤，多为术中钳夹、缝扎或广泛游离输尿管所致。电凝尤其是单极电凝的热效应可传导到周围 2cm 的范围，时间过长或功率过大可引起输尿管坏死，术中往往难以发现，需术后一段时间才能致输尿管瘘。

（3）输尿管镜手术导致的输尿管损伤：发生的原因主要包括：上尿路梗阻合并感染和其他疾病，各种原因导致输尿管黏膜炎症水肿、脆性增加、弹性下降,输尿管狭窄,发生输尿管镜嵌顿粗暴处理,使用粗的输尿管镜体,输尿管狭窄强行入出镜,反复多次快速出入镜,术者经验不足,操作时间长,麻醉不充分,操作不当等。

【临床表现】　本病早期常因无经典症状,及时诊断较为困难,除少数能及时发现外,多数于受伤数天或数周后才出现较明显的症状而被发现。

1. **血尿**　可以自行缓解或消失,如输尿管完全离断,可以没有血尿,故血尿的有无、轻重,并不能反映输尿管损伤的严重程度。

2. **尿液外渗**　可见于术中手术区有较多来源不明的液体,也可于术后 4～5 天后因输尿管壁血供障碍,导致输尿管坏死而出现迟发性尿液外渗。尿液由输尿管损伤处外渗到腹膜后间隙,引起局部肿胀、疼痛和腹胀。如腹膜破裂,可以出现腹膜刺激症状,一旦继发感染,出现全身和局部感染症状。

3. **尿瘘**　如输尿管阴道瘘等。

4. **腹部外伤其他脏器损伤症状**　如腹腔出血、休克等。

【诊断及鉴别诊断】

1. **病史**　腹部外伤、腹膜后和盆腔手术、输尿管镜手术病史。

2. **术中诊断**　手术尤其是盆腔手术过程中,术野不断有血水样液体渗出,或积聚于盆腔底部,术中发现可疑管状物断端。此时可静脉注射亚甲蓝,一般注射后见创口有蓝色液体溢出,可在经输尿管镜检查后确诊。术中见上段输尿管突出、充盈、扩张,应考虑其下段可能被误扎或钳夹,应进一步探查,疑有输尿管损伤时可行输尿管镜证实,必要时注射造影剂摄片检查。手术结束缝合关闭前常规检查输尿管也是术中发现损伤的关键。

3. **术后诊断**　部分输尿管损伤不能被早期诊断,且被认为是术后正常反应,多数在损伤后数天或数周后出现下面的持续症状时才会引起注意。

（1）尿外渗的症状:盆腔手术后 48～72 小时内出现切口漏液、阴道溢液及腹部囊性包块,若尿液外渗到腹腔内可引起尿性腹膜炎。

（2）尿路梗阻症状：当一侧输尿管部分被缝扎、扭曲造成部分梗阻时，可发生伤侧腰痛、腹部不适、肾积水、发热、并发感染等。如对侧肾功能正常，症状常被掩盖而不易发现。患侧肾脏长期完全梗阻可萎缩，如合并感染可引起肾盂积脓。如双侧同时被结扎，术后可出现尿闭，甚至尿毒症，血肌酐持续快速上升。

4. 影像学检查

（1）超声检查：无创伤，操作简单，但图像分辨力低。

（2）IVP 检查：IVP 是传统泌尿系疾病检查技术，但对密度分辨力差，不能检出瘘口以及肾盂、输尿管外的病灶，对少量对比剂外漏的小病灶常常遗漏，患者若出现肾脏功能明显减退或丧失，则会引起显示浅淡或不显示，即使延迟摄片，也无法良好地显示病变。

（3）螺旋 CT：分辨力较 X 线片高，成功率远高于 IVP，尤其是 MSCT 图像后处理技术可任意角度旋转，结合轴面像可清晰显示病变位置、大小、内部结构，病变与周围组织的关系及受累情况，多角度显示输尿管全程和病变细节。CTU 是经静脉注入对比剂后，对比剂由于肾脏的分泌功能使得肾盏、肾盂、输尿管及膀胱充盈，利用 MSCT 进行泌尿系范围内快速容积扫描，所得图像数据经计算机后处理，进行三维重组显示肾、输尿管的解剖结构，了解肾功能，从任意角度全方位观察病变与邻近组织间的关系，影像表现直观，易为临床医师和患者接受。在 CTU 扫描中，延迟时间的选择尤为重要，由于患者肾功能及泌尿系梗阻程度不同，延迟扫描时间也不尽相同。损伤输尿管在 CTU 的直接征象是尿液外漏，增强延迟扫描见对比剂经瘘口渗出。输尿管损伤后，外渗尿液除直接形成腹水外，还可表现为边界清楚而形态不规则的水样密度影即尿性囊肿。输尿管损伤后尿液外渗，可引起周围组织炎性反应、盆腹腔积液及肠管壁肿胀等腹膜炎表现。

（4）MRI：图像直观，可多平面成像，但其利用盆腔骨性结构作为测量标记物显示欠佳。

（5）输尿管逆行造影：对于经以上影像检查仍不能明确有无输尿管损伤者，膀胱镜输尿管逆行造影明确有无输尿管损伤。

【治疗原则及方案】 输尿管损伤的治疗目的是恢复尿路连续性，保护患侧肾功能，同时引流外渗，减少局部狭窄和尿瘘的形成。

1. **治疗原则** 手术方法的选择应根据患儿的具体情况而定，总的原则是：

（1）对输尿管镜术后黏膜损伤、穿孔或输尿管假道者，可置入输尿管支架，有望达到自发愈合。

（2）对输尿管中、下段损伤较短者，可行输尿管端端吻合术或输尿管膀胱再植术（膀胱内或膀胱外）。

（3）对输尿管中下段损伤有较长缺损者，可酌情行膀胱腰大肌悬吊、膀胱瓣管壁状成形或阑尾间置代替输尿管下段或上段输尿管与对侧输尿管做端侧吻合术。

（4）对上段不严重损伤者行患肾下移及输尿管端端吻合术，对输尿管上段缺损严重者可行回肠间置，或酌情行自体肾移植。

（5）若输尿管损伤严重，修复困难，日后并发症多。且对侧肾脏正常，可考虑切除患侧肾。

2. **手术时机** 能早期确诊的输尿管损伤，应立即修复，虽然个别情况保守治疗可以愈合，但期间发生的医患双方的纠纷对医方各方面造成的影响和损失，远远超过及时手术的价值，所以目前不主张保守治疗。一般情况下，如创伤发生后 5 天内确诊外伤性输尿管损伤者，可以立即行手术修补；如创伤发生后 6 天或更长时间后才确诊输尿管损伤的，行 PCN 肾造瘘，同时放置输尿管支架，转流尿液 3 个月后再行修复手术。

3. **手术方法** 应根据损伤的性质、部位、肾功能等，以及患儿年龄、术者技术条件等综合考虑治疗方法。

（1）开放手术：开放手术治疗输尿管损伤效果确切，是处理严重输尿管损伤的非常重要的方法。

1）单纯松解放置双 J 管内引流术：适用于术中明确诊断为输尿管被钳夹、结扎、牵拉成角，如无缺血和坏死者。

2）输尿管端端吻合术:适用于输尿管部分或完全离断,切除损伤段输尿管后仍能使输尿管无张力吻合者。

3）输尿管膀胱再植术、膀胱腰大肌悬吊术和输尿管膀胱壁瓣吻合术:用于中下段输尿管损伤,根据损伤段输尿管长度决定具体术式。输尿管端侧吻合术也可用于中下段输尿管损伤,方法是损伤侧输尿管经腹膜后过中线与正常侧输尿管端侧吻合,虽然其成功率高,但由于其可能导致对侧正常输尿管的并发症因而极少采用。回肠代输尿管术用于长段输尿管缺损,自体肾移植术一般用在复杂性严重输尿管损伤或多次尝试其他方法失败后。

手术要点:①手术时去除坏死、失活及炎症水肿的损伤段,游离输尿管时应注意保护输尿管外膜血运,不宜作过多分离,且尽可能作锐性分离,避免作长段游离。②游离长度适宜,以保证吻合口无张力、扭曲及成角畸形。③输尿管断端做斜切口以扩大吻合口,防止术后狭窄;断端准确对合,用 6-0 或 5-0 可吸收薇乔线无张力输尿管壁间断缝合。④术中放置双 J 管引流,吻合口处放置引流,双 J 管一般手术后 3~6 周拔除。⑤术后营养支持,适当应用抗生素预防感染。

（2）微创手术:开放手术治疗输尿管损伤效果确切,但手术时间及恢复时间较长、损伤较大,故近年来微创技术逐渐用于部分输尿管损伤的治疗。近年来,由腔镜手术中电热损伤造成输尿管损伤逐渐增多,此类损伤一般范围较小,长度多<1.5cm,适合腔内泌尿外科处理。只要输尿管管壁连续性存在,在输尿管镜下置入双 J 管较易成功,可以内引流减少漏尿,减轻损伤处的炎症反应,瘘口多能自行愈合,一定程度上减少局部瘢痕狭窄,利于输尿管损伤的二期修复,可能会避免开放手术。故对于大年龄儿童,可以选择输尿管镜术（URS）及经皮肾穿刺造瘘术（PCN）等微创技术用于医源性输尿管损伤的治疗。

1）URS:麻醉后取截石位,输尿管镜插入输尿管,辨认损伤处及输尿管近端,将斑马导丝跨过损伤处置入输尿管近端,经导丝向输尿管肾盂放置 1 根 4~5F 双 J 管行内引流术。术中行彩超或 C 形臂透视证实双 J 管达到肾盂以保证引流确切,留置气囊尿管持续引流。

2）PCN:彩超引导下行 PCN,视情况扩张建立相应口径通道,留置气囊型肾造瘘管以避免脱落。术中加行 PCN 的指征:对于有高热、局部炎症反应明显、有严重休克和多发伤者;URS 不成功者;输尿管完全离断者;输尿管损伤较大者;URS 术后不能耐受长期留置导尿者。

3）双输尿管镜联合会师法:输尿管软或硬镜经皮肾造瘘通道进入肾盂内顺行将斑马导丝置入输尿管近端瘘口处,与经尿道逆行进入的输尿管硬镜联合探查并会师,输尿管硬镜抓取导丝跨过瘘口放置双 J 管。

4）术式选择:术中和术后 48 小时内发现者,行急诊 URS;伤后时间>48 小时,如患者一般情况好,无明显感染、化脓者,均可行急诊 URS 或视病情加行 PCN 转流尿液。对输尿管损伤局部有外引流管且通畅的患者,可以试行双输尿管镜联合会师法。

4. **术后处理**　术后抗菌药应用,开放手术留置引流管者,根据引流情况,一般术后 3~5 天拔除引流管。输尿管内支架管者,均留置 3~6 周后拔除。拔除输尿管内支架管后每 3 个月复查泌尿系 B 超,术后第 6、12 个月时复查静脉肾盂造影,术后随访 1 年。

5. **术后继发狭窄及预防**

（1）开放手术狭窄段输尿管切除,输尿管再吻合术,留置输尿管支架。

（2）输尿管镜下狭窄段内切开或高压球囊扩张术:对大年龄儿童,如输尿管镜下明确存在机械性梗阻致输尿管镜无法顺利通过,且影像学检查证实狭窄段较短(<2cm)且不伴严重输尿管增厚的患者,可以考虑采用输尿管镜下钬激光内切开术或高压球囊扩张术。在输尿管镜直视下采用激光(钬激光或铥激光)将狭窄段全层放射状切开,要见到管周脂肪组织,并汽化瘢痕。镜体沿导丝直接通过扩张狭窄段,留置 4~5F 双 J 管 1 根。对易复发病例,每 3~6 个月更换双 J 管或再次行内切开术。

（3）预防措施:①在邻近输尿管区手术中要仔细辨认输尿管与周围组织的解剖,并注意局部病变引起的正常解剖的变异。

术前考虑到输尿管损伤可能性大者,应先行 IVP 检查了解肾功能与输尿管的形态和位置,并酌情于术前行输尿管导管插管以作为输尿管的标志。②手术良好暴露,术中仔细止血,在直视下钳夹出血处。避免因出血、暴露不清而大块钳夹组织或盲目电烧伤。③操作腹腔镜时要轻柔、显露要清晰,注意防止电灼或热传导损伤。④操作输尿管镜时遇有阻力时不可强行通过,可于先行输尿管扩张。

【预后】 输尿管损伤的治疗效果不仅取决于损伤原因、损伤部位、损伤段长短、有无其他合并症,还取决于诊断的早晚、手术方法的选择等。尽早发现、尽早治疗对改善预后至关重要。

【小结】 输尿管损伤一般选择手术治疗,要注意有无合并其他脏器损伤。输尿管修复要根据实际情况选择开放手术或微创手术,能早期确诊的输尿管损伤,应立即修复。不能一期修复者,要行肾脏造瘘转流尿液,择期再行输尿管修复术。

【诊治流程】

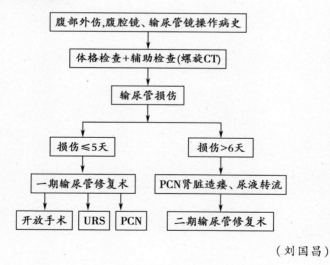

（刘国昌）

参 考 文 献

1. Routh J C, Tollefson M K, Ashley R A, et al. Iatrogenic ureteral injury: can adult repair techniques be used on children?. Journal of pediatric

urology,2009,5(1):53-55.

2. Payne CK. Ureteral injuries in the female:fistulas and obstruction//Raz S. Female Urology. Philadelphia:WB Saunders Company,1996:507.

3. Moore E E,Cogbill T H,Jurkovich G J,et al. ORGAN INJURY SCALING Ⅲ:CHEST WALL, ABDOMINAL VASCULAR, URETER, BLADDER, AND URETHRA. Journal of Trauma and Acute Care Surgery,1992,33 (3):337-339.

4. 郭应禄,周利群,译. 坎贝尔-沃尔什泌尿外科学. 第9版. 北京:北京大学出版社,2009:4137-4139.

5. 黄澄如. 实用小儿泌尿外科学. 北京:人民卫生出版社,2006:573-575.

第二十八章　肾母细胞瘤

【概述】　肾母细胞瘤又称肾胚胎瘤(nephroblastoma or renal embryoma),又称Wilms瘤(Wilms' tumor),是小儿最常见的原发于肾脏的恶性肿瘤。国外文献报告15岁以下小儿肾母细胞瘤发病率为(0.7~1)/10万,约占小儿恶性肿瘤的6%~7%。男女性别之比约为1.1:1。约75%年龄在5岁以下,发病年龄平均3.5岁,新生儿患病罕见。家族性肾母细胞瘤、双侧病变发病更早。肾母细胞瘤约占小儿肾肿瘤85%,其他原发于肾脏的肿瘤还有肾透明细胞肉瘤,肾恶性横纹肌样瘤,中胚叶肾瘤、肾癌,多房性囊性肾瘤,后肾腺瘤,错构瘤等。

【病因】　肿瘤可能起源于肾源性残余的不正常分化,可能与基因突变相关。

肾母细胞瘤患者中约1%~2%具有家族遗传性,所有双侧肾母细胞瘤及15%~20%的单侧病变与遗传有关。目前已经明确WT1基因和WT2基因与家族性肾母细胞瘤相关。

最近的研究表明,"位于X染色体上的肾母细胞瘤基因"(Wilms tumor gene on the X chromosome),或被称为"WTX",被证实在1/3的肾母细胞瘤患者体内被灭活,该基因可能与发病相关。

另外,约20%肾母细胞瘤患者存在16q染色体杂合子丢失,10%的病例存在1p染色体杂合体丢失。16q和1p染色体的杂合子丢失被认为与肿瘤复发和死亡风险相关。

根据美国肾母细胞瘤研究组(National Wilms' Tumor Study Group,NWTS)资料,患有马蹄肾的病人患肾母细胞瘤的危险性是正常人的7倍。亦有报道称肾母细胞瘤发生于多囊肾和发育异常的肾,但目前尚无充足的证据能证明这两种异常肾脏肾母细胞瘤的发生率高于正常肾脏。

【病理】　肾母细胞瘤是一边界清晰、有包膜的实体瘤,可发生于肾的任何部位。肿瘤剖面呈鱼肉样膨出,灰白色,常有出血及坏死呈黄色及棕色,可有囊腔形成。约5%病例合并钙化,多位于既往坏死区,呈线状位于周缘被膜区域,此与神经母细胞瘤之分散点状钙化不同。肿瘤突破包膜后,可广泛浸润周围组织及器官。肿瘤经淋巴转移可至肾门及主动脉旁淋巴结,也可形成瘤栓沿肾静脉延伸入下腔静脉,甚至右心房。血行转移可至全身各部位,以肺转移最常见,其次为肝转移。

　　显微镜下可见肿瘤由胚芽、间叶、上皮三种成分构成。胚芽成分为成巢状分布的中等大小的幼稚细胞,细胞核圆形或卵圆形,核仁不明显,胞质中等量,核染色质深染并可见核分裂(图28-1)。上皮成分是与胚芽幼稚细胞形态相似的肿瘤细胞,排列成原始肾小管形态(图28-2)。间叶成分肿瘤细胞呈梭形,其长宽之比大于3:1,细胞成分较胚芽型略少,其内可见骨骼肌、软骨或较成熟的结缔组织(图28-3)。

　　NWTS-1(1978年)提出肾母细胞瘤以上皮、间叶、胚芽三种基本组织成分及细胞未分化或间变程度为基础的组织学分类方案。肿瘤组织中三种基本组织成分之一占65%以上则分别定为上皮型、间叶型和胚芽型;如三种成分均未达65%则定为混合型。从以上各型中检出肿瘤具有间变者归入间变型或称未分化型(anaplasia)。肿瘤细胞间变诊断须具备下述三条标准:

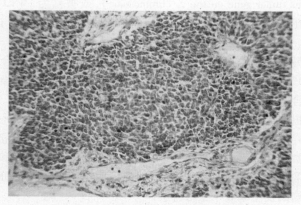

图28-1　肾母细胞瘤原始胚芽成分

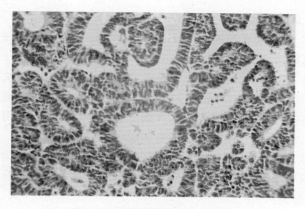

图 28-2　肾母细胞瘤上皮成分

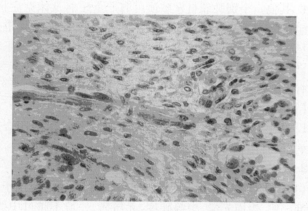

图 28-3　肾母细胞瘤间叶成分

①间变肿瘤细胞核的直径至少大于相邻同类肿瘤细胞核的 3 倍;②这些大细胞核染色质明显增多;③有多极核分裂象。间变型约占肾母细胞瘤 5%,在 2 岁以下小儿很少见,但 5 岁以上间变型占到肾母细胞瘤的 13%。间变型诊断应慎重,要求取材广泛,有学者认为应按肿瘤长轴每 1cm 取材一块。

　　NWTS-4 根据组织分型与预后的关系将肾母细胞瘤分为两大类:

　　1. 预后好的组织结构(favorable histology,FH)　上皮型、间

235

叶型、胚芽型和混合型。

2. **预后差的组织结构**(unfavorable histology,UH) 间变型。

【临床表现】

1. **腹部肿块或腹大** 为最常见症状。多在给小儿洗澡或更衣时偶然发现。肿瘤较小时不影响患儿的营养发育及健康状态,亦无其他症状。少数巨大肿瘤可引起慢性肠梗阻,还可伴有气促、食欲低下、消瘦,甚至贫血和恶病质。

2. **血尿** 约30%左右患儿有血尿,其中10%~15%为肉眼血尿。血尿出现与肿瘤侵入肾盂有关,与临床分期及预后并无直接关系。

3. **发热、腹痛** 偶有低热及腹痛,但多不严重,高热罕见。

4. **其他** 个别肿瘤自发破溃可有严重腹痛及休克症状,以急腹症就诊。下腔静脉有瘤栓梗阻时可有腹壁静脉曲张及腹水,但绝大多数病例并无栓塞表现。脑转移可出现颅内压增高症状,如头痛、喷射状呕吐,偶有以此为首发症状就诊者。骨转移可有局部隆起及疼痛。

【诊断及鉴别诊断】

1. **病史** 如果患儿就诊时有腰腹部包块、合并或不合并血尿等病史,需怀疑肾母细胞瘤可能。

2. **体格检查**

(1) 约95%病例在首次就诊时可触及肿块,一般位于上腹季肋部一侧,表面光滑,中等硬度,无压痛,一般不越过中线,早期肿块可有一定活动性。少数巨大肿瘤可越过中线,活动度消失,引起慢性肠梗阻时可有相应体征。

(2) 部分患儿可有高血压,可能与肾血管受压缺血,肾素分泌增加或肿瘤细胞分泌肾素有关,切除肿瘤后血压可恢复正常。

(3) 肿瘤自发破溃、瘤栓栓塞、肿瘤转移时有相应体征。

3. **辅助检查**

(1) 泌尿系平片:可见患侧肾区软组织密度影,偶可见钙化。

（2）超声：超声检查可分辨肿块为囊性或实性，肿块大小，了解有无腹膜后肿大淋巴结，还可检出肾静脉、下腔静脉瘤栓及确定瘤栓范围。

（3）CT：可进一步确定肿瘤浸润范围，肿瘤与周围脏器的关系，有无肝转移及腔静脉瘤栓。平扫与增强扫描的 CT 值变化有助于区别肾错构瘤。

（4）静脉尿路造影：静脉尿路造影约 2/3 患儿显示肾盂肾盏受压、被拉长、移位、变形。约 1/3 患儿因肾被严重压迫，肾盂被肿瘤充满或肾血管闭塞而不显影，如静脉尿路造影不显影，必要时可经膀胱逆行插管造影。

（5）胸部 X 线检查：肺为肾母细胞瘤最常见的转移部位，胸片应为常规检查。

（6）骨 X 线或骨扫描检查：疑有骨转移时可行相应检查，必要时局部穿刺活体组织检查。

（7）尿 VMA（3-甲氧-4-羟苦杏仁酸）检查和骨髓穿刺：有助于与神经母细胞瘤鉴别。

（8）染色体检查：肾母细胞瘤合并先天畸形时可行染色体检查。

4. 鉴别诊断　肾母细胞瘤需与腹膜后常见肿物：肾积水、畸胎瘤及神经母细胞瘤等相鉴别，确诊靠术后病理（表28-1）。

如患儿来自牧区，尚需考虑包囊虫症：肿物囊性，卡索尼（Casoni）试验阳性。罕见的小儿肾肿瘤如肾癌、横纹肌样瘤、透明细胞肉瘤以及炎症引起的肾脏肿物等须依靠病理组织学检查来确定。

5. 临床分期　目前北美儿童肿瘤学研究组（Children's Oncology Group，COG）采用的肾母细胞瘤分期是以外科手术及组织病理为基础（表28-2）。欧洲儿科肿瘤学国际协会（International Society of Paediatric Oncology，ISOP）则是在术前化疗后对肿瘤进行分期（表28-3）。两种常用的分期系统不要混淆。

表 28-1 肾母细胞瘤与腹膜后肿物鉴别

	肾积水	畸胎瘤	神经母细胞瘤	肾母细胞瘤
病程	长,肿物可间歇出现,可有腹痛,并发感染时有发热、脓尿	长	短	短
肿物特点	光滑,囊性,透光(+)	光滑,部分囊性	坚实,大结节状,多越过中线,较固定	光滑,实性中等硬,一般不过中线
常见转移部位	—	多为良性,如恶性,多转移至肺	骨髓、肝、骨、肾、眼眶,原发瘤可很小就有转移	肺
腹 X 线片	无钙化	骨骼或牙齿影	多见分散钙化点	罕见钙化
静脉尿路造影	肾盂肾盏扩大或不显影	肾受压移位	肾受压移位	肾内占位性病变或不显影
超声检查	囊性	大部分囊性	实质性	实质性
尿 VMA	—	—	+	—

表 28-2 COG 肾母细胞瘤分期系统

COG 肾母细胞瘤分期系统

I 期 肿瘤限于肾内,肾包膜完整,完整切除;切除前无活检或破溃;肿瘤未涉及脉管及肾窦,切除边缘无肿瘤残存。局域淋巴结阴性

II 期 肿瘤完整切除,切除边缘无肿瘤残存。局域淋巴结阴性。具有以下一项或更多:肾被膜受侵或针刺穿入;脉管系统受侵,扩散至肾实质外

III 期 肿瘤残存,限于腹部,伴有以下一项或多项:1 个或多个局域淋巴结阳性;肿瘤侵及腹膜或已突破腹膜;肉眼或镜下切除边缘有肿瘤残存;术前或术中肿瘤溢出,包括活体组织检查;肿瘤分为两块及以上取出

续表

COG 肾母细胞瘤分期系统
Ⅳ期　肿瘤有血源性转移,如肺、肝、骨、脑;或腹腔、盆腔以外的远处淋巴结转移,如胸腔
Ⅴ期　双侧肾母细胞瘤

表28-3　ISOP 肾母细胞瘤分期系统

ISOP 肾母细胞瘤分期系统
Ⅰ期　肿瘤限于肾内,如果肿瘤范围超过了肾轮廓,肿瘤有假包膜包绕;完整切除;无涉及肾窦及脉管
Ⅱ期　肿瘤扩展超出肾脏达肾周脂肪囊、肾窦、邻近器官,或是下腔静脉,完整切除,切缘无肿瘤残存
Ⅲ期　肿瘤不完整切除;腹腔、盆腔淋巴结阳性,肿瘤突破腹膜;脉管切除边缘可见肿瘤血栓
Ⅳ期　血源性转移;腹腔、盆腔外淋巴结转移
Ⅴ期　双侧肾母细胞瘤

【治疗原则与方案】　治疗原则:肾母细胞瘤需综合治疗,包括手术、化疗,必要时加用放射治疗。

1. 单侧肾母细胞瘤的治疗

(1) 手术治疗:患侧上腹横切口,必要时可过中线。切开后腹膜,游离瘤肾,如有可能先结扎肾蒂血管,肿瘤较大时可使解剖关系改变,注意勿伤及腹主动脉、下腔静脉、对侧肾血管和肠系膜血管。肿瘤内坏死区域较软,易于破溃,要求操作轻柔。同时注意保护周围组织,避免全腹腔污染。若术中肿瘤破溃将使术后腹腔种植或局部复发机会增加 6 倍。若术前影像学检查未提示肝脏及对侧肾脏病变,肝脏及对侧肾脏探查不是必需,疑有肿瘤时需探查并取活检。注意肾蒂及腹主动脉旁淋巴结有无肿瘤转移,术中应取活检。切除转移淋巴结并不能改善预后,但助于判定肿瘤临床分期,决定术后化疗及放疗方案。各种术前影像学检查对于腹膜后淋巴结转移诊断的假阳性和假阴性率分别达 18% 和 31%，充分显示术中取淋巴结活检的重要性。如肾外肾静脉或下腔静脉内肝静脉水平以下有瘤栓，则需游离下腔静脉，远、近端及对侧肾静脉分别阻断，切开下腔静脉，取出瘤栓，缝合下腔静脉。一般瘤栓与腔静脉壁无粘连较易取出。如果瘤栓与腔静脉壁有粘连，可经腔静脉切口向近心端插入气囊导管使气囊超越瘤栓上极，适当充盈气囊，向下轻柔牵引有助于控制出血和取出瘤栓。如瘤栓延伸至肝静脉水平以上则需术前化疗，使肿瘤和瘤栓缩小，方有可能取出瘤栓。如肿瘤巨大或浸润重要脏器，如十二指肠、胰头、肠系膜根部，不能完全切除肿瘤时，不可强行手术。取组织活检并放置银夹标记肿瘤范围，经化疗，必要时加放疗 3 ~ 4 个月后肿瘤缩小再行二次手术切除（图 28-4）。

目前有学者对肾母细胞瘤患者实行单侧部分肾切除术或是腹腔镜肾切除术，特别是在常规实施术前化疗的欧洲此类病例可见报道，但这些手术方式是否适当尚不确定，目前尚未被 COG 所推荐。

（2）化疗：应用联合化疗使肾母细胞瘤患儿的生存率大为提高，是近 50 年来肿瘤治疗上重要的进展。

1）肾母细胞瘤首选药物有长春新碱、放线菌素 D，用于肾母细胞瘤各型各期。

长春新碱（vincristine，VCR）：1 ~ 2mg/m^2 体表面积（体表面积 m^2 = 千克体重×0.035 + 0.1）。每毫克长春新碱溶于 20ml 生理盐水，静脉注射。每周一次，连用 10 周后改为每 2 周一次，作为维持量可用至完成化疗全程。单次极量为 2mg。1 岁以内剂量减半（1mg/m^2）。副作用有便秘、神经炎等。

放线菌素 D（actinomycin D，ACTD）：每疗程量为 80μg/kg 体重，分 5 天。即 15μg/kg×5 天，静脉注射。第一疗程与第二疗程间隔 1.5 个月，以后每 2 个月一疗程。单次极量 400μg。1 岁以下剂量减半，即 8μg/kg ×5 天。副作用有恶心、呕吐、脱发、口腔炎、骨髓抑制等。

2）其他可选用药物有阿霉素、顺铂、足叶乙苷（依托泊苷）等。

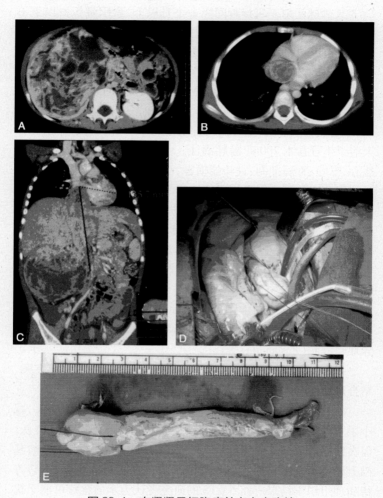

图 28-4　右肾肾母细胞瘤并右心房瘤栓

A. 5 岁女童腹部肿物，增强 CT 扫描显示右肾巨大肿瘤；B. 腔静脉瘤栓长入右心房；C. 瘤栓长约 13cm；D. 体外循环下打开右心房取瘤栓；E. 取出之瘤栓，左侧膨大端位于右心房内

阿霉素（adriamycin，ADR）：每疗程量为 $40\sim60mg/m^2$，分 $2\sim3$ 天静脉注射。每疗程间隔 1 个月以上，累积量 5 岁以下不超过 $300mg/m^2$，5 岁以上不超过 $400mg/m^2$。2 岁以下小儿慎用。副作用有脱发、口腔溃疡、骨髓抑制等，累积量超过 $500mg/m^2$ 可能导致不可逆心衰。阿霉素与长春新碱、放线菌素 D 配合用于预后好的组织结构 III 期、IV 期和预后差的组织结构 II～IV期。

顺铂（cisplatin，CDDP）：每疗程量为 $80\sim100mg/m^2$，分 $4\sim5$ 天溶于生理盐水 200ml 静脉滴注，一个月后可重复。副作用有恶心、呕吐、骨髓抑制、肾功能损害、听神经障碍等。肾功能不全时禁用。一般用于复发瘤或转移瘤的治疗。

足叶乙苷（etoposide，VP-16）：又称鬼臼乙叉苷，每次 $50mg/m^2$，连用 5 天，溶于生理盐水 200ml 静脉滴注，不能与葡萄糖溶液混合，滴注速度不少于 30 分钟，速度过快可致血压下降。副作用有恶心、呕吐、口腔炎、脱发、骨髓抑制等。用于复发瘤或转移瘤的治疗。

可选用药物还有卡铂（carboplatine）、替尼泊苷（teniposide，VM-26）、表阿霉素（epirubicin）、环磷酰胺（cyclophosphamide）和异环磷酰胺（ifosfamide）等。

（3）术后化疗：北京儿童医院根据 NWTS-3 和 4 化疗方案，结合国情制订了肾母细胞瘤术后化疗方案，如表 28-4。

（4）术前化疗：尽管术前化疗可使肿瘤缩小，包膜增厚，减小手术危险，避免肿瘤破溃扩散，提高完整切除率已得到公认，但在使用适应证上尚不统一。在欧洲 ISOP 认为在临床诊断基础上即可对大于 6 月龄患儿进行术前化疗 4 周或 8 周，不必等待病理组织学结果。而 NWTS 的研究者认为术前化疗可能干扰病理组织分型，影响间变型检出率，降低临床分期，还可能使某些双侧肾母细胞瘤漏诊。因而强调在病理组织学诊断基础上只对手术不能切除的巨大肿瘤、双侧肾母细胞瘤、腔静脉瘤栓达肝静脉以上者进行术前化疗。

（5）放疗：术前放疗适用于曾用化疗而缩小不明显的巨大

表28-4 北京儿童医院肾母细胞瘤术后化疗、放疗方案

组织学类型	分期	化疗方案	放疗
FH	Ⅰ期	VCR+ACTD 6个月	无
	Ⅱ期	VCR+ACTD 15个月	无
	Ⅲ期	VCR+ACTD+ADR 15个月 ACTD与ADR之间间隔1.5个月	有
	Ⅳ期	VCR+ACTD+ADR+CDDP 15个月 ACTD、ADR和CDDP三种药每用一种,顺序轮换	有
UH (间变型)	Ⅰ期	VCR+ACTD 15个月	无
	Ⅱ~Ⅳ期	VCR+ACTD+ADR+CDDP 15个月 VCR以外的三种药每用一种,顺序轮换	有

肾母细胞瘤。6~8天内给800~1200cGy。2周内可见肿瘤缩小再行手术。术后放疗用于FHⅢ期、Ⅳ期及UH即间变型Ⅱ~Ⅳ期(表28-4)。术后48小时与术后10天开始放疗相比疗效无明显差异。早期给予放疗并不影响伤口愈合。但术后放疗不宜晚于手术后10天,否则增加局部复发机会。NWTS-3结果显示FHⅢ期接受放疗剂量1000cGy与2000cGy效果相同,所以没有必要增大放疗剂量。

(6)支持治疗:肾母细胞瘤患儿由于恶性肿瘤消耗和化疗、放疗副作用,治疗期间支持治疗很重要。应有均衡的营养供应,必要时可以考虑肠内、肠外营养。骨髓抑制所致严重贫血患儿可给予输血。中性粒细胞计数低于0.5×10^9/L(白细胞计数低于1×10^9/L),可用粒细胞集落刺激因子(granulocyte colony stimulating factor,G-CSF)3~5μg/kg,皮下注射至中性粒细胞计数大于1.5×10^9/L(白细胞计数大于3×10^9/L)可观察停用。严重消化道反应可口服或静脉注射5-羟色胺-3受体拮抗剂枢复

宁（昂丹司琼）（ondansetron）2～4mg，每天 2 次，可明显缓解症状。

2. 双侧肾母细胞瘤治疗 根据 NWTS-1、2 资料，1547 例肾母细胞瘤中有同时发生的双侧肾母细胞瘤 74 例（4.8%）。根据 NWTS-4 资料有 7% 双侧肾母细胞瘤术前影像学检查漏诊。由于双侧病变发病率较高，术前影像学检查有假阴性可能，对于一侧肾脏发现肾肿瘤应仔细评估对侧。

双侧肾母细胞瘤患者治疗后 15 年肾衰竭的发生率接近 15%，所以手术原则是尽可能保留肾组织。建议术前化疗，使肿瘤缩小，便于分清肿瘤与正常肾组织的界限。目前 COG 提出的针对双侧肾母细胞瘤患者的治疗方案，推荐术前进行 6 周长春新碱+更生霉素+阿霉素化疗，6 周后可行 CT 或磁共振检查了解肿瘤对化疗的反应。若化疗反应不佳，可行活检术确定肿瘤性质，根据活检结果决定是否继续化疗。不管肿瘤对化疗的反应如何，化疗 12 周内，患者必须接受手术。12 周以后的持续化疗对减少肿瘤负荷没有意义。

首先选取肿瘤负荷低的一侧肾脏进行手术。如果该侧肾脏肿瘤完整切除，且肾脏功能良好，对侧肿瘤广泛侵犯的肾脏可行肾切除术。在能够保证切缘干净的情况下，可实施部分肾脏切除术或肿瘤楔形切除术。肿瘤剜除术在某些情况下可以考虑替代常规的部分肾切除术，比如位于肾脏中心的巨大肿瘤，如果移除大量的肾组织将会危及肾脏血供时。即便术前化疗后双侧仍有巨大肿瘤残留，多数患者能够成功地接受保留肾单位手术（renal sparing surgery）。双侧肾切除及肾移植罕有需要，如拟作肾移植，宜待 2 年后无肿瘤复发时进行。

3. 转移与复发瘤治疗 肾母细胞瘤最好发远处转移部位是肺。接近 12% 的肾母细胞瘤患者在确诊时已有血行转移，其中 80% 是肺转移。据 NWTS-1 结果分析，经治疗 15 个月以后才发生转移的患儿再经综合治疗，约 90% 可获存活，而治疗后 6 个月以内发生转移者仅 28% 可望存活。伴有肺转移的患者需化、放疗联合治疗。因转移灶对化疗敏感,所以多不需行肺切除术。在 COG 目前正在进行的临床试验中,针对Ⅳ期患者采用了以治疗反应为基础的新的治疗方案。采用 DD-4A 方案化疗 6 周后,影像学检查肺转移灶完全消失的患者,或者是残余淋巴结活检未见到肿瘤细胞的患者,将继续采用 DD-4A 方案化疗,而不接受放疗。肺转移灶未完全消失的患者将转而采用 M 方案化疗,并加用全肺野放疗。那些在确诊时即有肺转移灶并接受了转移灶切除的患者,因为在化疗中不能观察到转移灶对化疗的反应,而将接受 DD-4A 方案化疗及全肺野放疗。所以,医师在诊断时需对是否切除肺内病灶进行权衡。

肾母细胞瘤患者经历肿瘤复发的比率不高。部分复发瘤有较乐观的预后(低危复发),包括组织学预后好、原发瘤Ⅰ期或Ⅱ期,最早仅接受长春新碱和更生霉素化疗,复发前未接受放疗,确诊 12 个月之后复发。组织学预后好的肿瘤患者复发时若不能严格全部达到上述标准,将被列为"高危复发"。间变型、多处复发或是放疗野出现复发灶的肿瘤患者被认为是"极高危复发",预后差。根据以上的定义,NWTS 采用了以危险度为基础的肾母细胞瘤复发瘤治疗方案。在 NWTS-5R (NWTS-5 relapse study)中,58 名低危复发患者接受了长春新碱、阿霉素、环磷酰胺和足叶乙苷化疗,为期 24 周。4 年无复发生存率为 71%,总存活率为 82%。复发灶可行手术切除或放疗。全部符合低危复发标准的患者可接受标准化疗方案。对高危复发患者,NWTS-5R 采用了 CCE 方案,即环磷酰胺加足叶乙苷、卡铂加足叶乙苷交替化疗 90 周。60 例患者无瘤存活率为 42%,总存活率为 48%。异磷酰胺、卡铂和足叶乙苷在单药或双药化疗时各有不同的反应率,但在一个小样本试验中,异磷酰胺、卡铂和足叶乙苷(ICE)联合化疗可以达到 100% 的反应率或是 70% ~82% 的部分反应率。CCE 和 ICE 方案可用于肾母细胞瘤高危复发瘤患者,但最适当的化疗周期现在仍未得到确认。对高危复发但组织学预后好型的肿瘤患者以及极高危复发瘤患者,可使用高剂量化疗加自体干细胞移植(HDC/ASCR)治疗。一些小样本试验(患者数目 1 ~ 28 名)报道,无瘤存活率可达到36% ~61% 不等。在 COG 联合 SIOP 即将开展的 AREN0631 临床试验中,将组织学预后好的高危复发瘤患者作为研究对象,使用 ICE 与托泊替康交替化疗 2 周。随后患者被随机分组,一组继续接受 ICE 和托泊替康化疗,另外一组接受 HDC/ASCR。有研究报道组织学预后好型肾母细胞瘤复发患者对托泊替康的反应率可达48% 。对于间变型肾母细胞瘤复发瘤患者,常规化疗仅能提供极小的希望。新的治疗药物及方法有待进一步的研究。

【预后】 根据 COG 的报道,肾母细胞瘤在北美总的 5 年存活率在90% 以上。国内多个不同单位报道,经过规律综合治疗的肾母细胞瘤,尽管化疗方案有所不同,长期存活率也在80% ~90% 之间。双侧肾母细胞瘤患者预后较单侧病变者差,根据 NWTS-5 数据,68 例 FH 双侧病变患者 4 年无瘤存活率为66.7% ,20 例间变型双侧病变患者 4 年无瘤存活率仅为25.1% 。与预后相关的因素有:发病年龄,组织学类型,肿瘤分期,是否合并相关抑癌基因的突变及染色体杂合性缺失,以及是否复发、转移等。

【小结或诊治流程】 肾母细胞瘤是小儿最常见的原发于肾脏的恶性肿瘤,多种影像学检查对肾肿瘤有很好敏感性与特异性,一经发现需尽快干预,根据不同的临床分期,组织病理选择适当的手术、化疗、放疗相结合的综合治疗措施。

(王冠男 孙宁)

参 考 文 献

1. 黄澄如. 实用小儿泌尿外科学. 北京:人民卫生出版社,2006.

2. Dome J S, Fernandez C V, Mullen E A, et al. Children's Oncology Group's 2013 Blueprint for Research: Renal Tumors. Pediatric Blood & Cancer,2013,60(6):994-1000.

3. O'Leary M, Krailo M, Anderson J R, et al. Progress in childhood cancer:

50 years of research collaboration, a report from the Children's Oncology Group//Seminars in oncology. WB Saunders, 2008, 35(5): 484-493.

4. Godzinski J. The current status of treatment of Wilms' tumor as per the SIOP trials. Journal of Indian Association of Pediatric Surgeons, 2015, 20(1): 16-20.

第二十九章 肾上腺肿瘤

儿童肾上腺肿瘤(adrenal tumor)与成人相比,有如下特点:①90%起源于肾上腺髓质,如嗜铬细胞瘤、神经母细胞瘤、神经节细胞瘤。少部分起源于肾上腺皮质,如皮质腺瘤和腺癌,肾上腺皮质肿瘤仅占儿童恶性肿瘤的0.2%。②大部分为功能性肿瘤,如嗜铬细胞瘤儿茶酚胺分泌增多导致持续性或阵发性高血压;皮质束状带肿瘤皮质醇分泌增多导致 Cushing 综合征;皮质球状带肿瘤醛固酮分泌增多导致 Conn 综合征;皮质网状带肿瘤性激素分泌增多导致性征异常。而神经母细胞瘤和神经节细胞瘤多为无功能性肿瘤。③双侧肿瘤发生率较成人高,恶性肿瘤发生率较成人低。

第一节 肾上腺皮质肿瘤

【概述】 儿童肾上腺皮质肿瘤(adrenal cortical tumor)较为罕见,约占儿童肾上腺肿瘤的6%。按病理分型分为皮质腺瘤和皮质癌,皮质腺瘤包括皮质醇腺瘤和醛固酮腺瘤,皮质癌包括皮质醇腺癌、醛固酮腺癌、性激素腺癌及非功能性皮质癌。大多数儿童肾上腺皮质肿瘤为功能性肿瘤。

【病因】 发病原因不明。可能与基因突变有关,如抑癌基因 p53 突变、染色体 1p 缺失、染色体 22q 杂合性缺失等导致肾上腺皮质肿瘤发生率增加。

【病理】

1. 肾上腺皮质醇腺瘤多为单侧、单发。肿瘤边界清楚、表面光滑、包膜完整。切面色泽均一,同侧肾上腺非肿瘤部分及对侧肾上腺往往萎缩。肿瘤细胞呈巢状或索状排列,少见坏死。

2. 肾上腺醛固酮腺瘤(aldosterone-producing adenoma,APA)

多为单个、圆形、包膜完整的小腺瘤,体积多在 1~2mm。肿瘤切面呈橘黄色,由大量透明细胞组成,电镜下瘤细胞线粒体嵴呈小板状,显示出肾上腺皮质球状带细胞特征。多合并肾脏损害,肾小管上皮细胞空泡变性,散在性肾小管坏死,继发慢性肾盂肾炎,肾小动脉壁增厚,球旁细胞减少,颗粒消失。

3. 肾上腺皮质醇腺癌(adrenocortical carcinoma,AC)肿瘤体积较大,直径多超过 6cm,切面呈分叶状,色泽不一,组织软脆,广泛出血、坏死和钙化。肿瘤细胞多呈嗜酸性,巢状排列。如果高倍镜视野肿瘤呈多形性、核分裂、核仁多见,以及有血管和包膜浸润现象,则恶性肿瘤可能性大。

4. 肾上腺醛固酮癌极为罕见,直径常>5cm,形态不规则,粘连严重,病灶密度不均匀,多有坏死、钙化灶。

【临床表现】　肾上腺皮质肿瘤由于激素分泌导致的内分泌症状,使全身症状和体征的临床意义大于肿瘤局部症状和体征,往往临床表现多样多变。根据 2004 年国际儿童肾上腺皮质肿瘤协会(International Pediatric Adrenocortical Tumor Registry)的总结,男性化是最常见的临床症状;其次多合并 Cushing 综合征;醛固酮增多症和单纯的女性化较为少见;还有 10% 的患儿为无功能性肿瘤。

1. 男性化　包括女性男性化和男性性早熟,发生率 80%~90%。女性男性化表现为多毛、痤疮、声音低哑、阴蒂肥大。男性性早熟表现为阴茎增大、痤疮,提前出现胡须、腋毛、阴毛。

2. 女性化　包括男性女性化和女性性早熟。男性女性化表现为双侧乳房发育,乳晕色素沉着。女性性早熟表现为乳房发育和月经提前。

3. 典型的 Cushing 综合征　表现为:①脂肪分布异常,满月脸、水牛背、向心性肥胖。②蛋白质分解加速,合成减少。皮下血管脆性增加,皮肤紫斑,肌肉萎缩,骨质疏松,甚至出现病理性骨折。③糖代谢紊乱,空腹血糖升高。儿童生长发育缓慢,青春期延长,抵抗力低下,容易感染。需注意的是只有 8% 的肾上腺皮质肿瘤表现为单纯的 Cushing 综合征。

4. 典型的醛固酮增多症　表现为高血压、低血钾、碱中毒。严重者出现低钾性肌麻痹，烦渴、头痛、四肢感觉异常等。

5. 恶性肾上腺皮质肿瘤　常出现肝、肺转移和术后局部复发症状。

【诊断及鉴别诊断】　儿童肾上腺皮质肿瘤的诊断包括定性诊断与定位诊断两方面。

1. 定性诊断　通过生化检查判断患儿激素水平和变化规律，诊断是否存在 Cushing 综合征、原发性醛固酮增多症。通过药物试验判断激素变化原因，诊断上述综合征是否是肾上腺皮质肿瘤所致。

（1）肾上腺皮质醇腺瘤定性诊断依据：①血浆皮质醇水平升高，失去正常昼夜节律性变化；②24 小时尿游离皮质醇高于正常，如 17-羟皮质类固醇和 17-酮皮质类固醇；③小剂量地塞米松试验不能抑制皮质功能。

（2）肾上腺皮质癌定性诊断依据：①血浆皮质醇明显升高，大剂量地塞米松试验不能抑制皮质醇分泌；②醛固酮症患儿有低血钾表现，血浆和尿醛固酮测定明显升高；③男性化患儿24 小时尿 17-酮皮质类固醇明显升高；④女性化患儿血浆雌二醇、24 小时尿雌激素排量明显升高。

（3）醛固酮腺瘤定性诊断依据：①高血压患儿伴有低血钾；②测定尿或血浆醛固酮含量（PAC）、血浆肾素活性（PRA），当 PAC/PRA≥50，原发性醛固酮增多症诊断成立。

2. 定位诊断

（1）B 超是常用的筛查手段，准确率可达 95%。但对于肿瘤直径<1.0cm，由于肾上腺位置较深，形态不规则，确诊较为困难，容易漏诊。

（2）CT 是首选的检查手段，对肾上腺组织的分辨率较高，可以测定<0.5cm 的肿瘤，且不受患儿肥胖和肠道气体的干扰。小的肾上腺皮质腺瘤和腺癌的 CT 值密度相近，但仍然可以通过平扫、增强、增强剂清除 10 分钟的 CT 值差别进行鉴别，高功能的肿瘤组织含有丰富的脂类，CT 值≤10Hu。另外，增强 CT 可以了解肾上腺皮质癌与邻近组织的浸润、区域淋巴结转移、静

脉癌栓和远处转移等信息。

（3）MRI 的敏感性较高,可以发现直径<0.1cm 的肿瘤。通过 MRI 对肿瘤组织中的脂类成分进行辨析,可以进一步鉴别肾上腺皮质肿瘤的良、恶性。腺瘤与腺癌在 MRI 的 T_2 像有显著差异,通常腺瘤呈等于或低于肝脏的信号,腺癌呈明显高于肝脏的信号。

（4）功能影像学检查,如 FDG（氟脱氢葡萄糖）PET-CT 和 NP59-ECT 是及时发现远处转移灶和复发瘤的检查手段,在有条件的单位可以开展。

3. **鉴别诊断**　肾上腺皮质肿瘤的鉴别诊断极为重要,对于区别肾上腺皮质良性增生与肿瘤性增生、垂体肿瘤与肾上腺皮质肿瘤、异位内分泌肿瘤与肾上腺皮质肿瘤,以及肿瘤的良、恶性有极大帮助。通常从以下三个方面予以鉴别:

（1）先天性肾上腺皮质增生症（congenital adrenal hyperplasia,CAH）:原因是糖皮质激素合成酶先天缺乏,导致糖皮质激素合成障碍,反馈激发雄激素过多,从而引起男性化。多数患儿为女婴,且从胎儿期已有性征异常,表现为阴蒂肥大、阴唇融合、尿生殖窦畸形等女性假两性畸形特征。严重者合并水、盐、酸碱代谢紊乱。CAH 与肾上腺肿瘤鉴别要点在于,两者尿中 17-酮皮质类固醇均升高,但后者升高程度明显高于前者,而且不能被地塞米松试验抑制。

（2）垂体肿瘤因分泌过多促肾上腺皮质激素（ACTH）,从而引起 ACTH 依赖性 Cushing 综合征。与肾上腺肿瘤鉴别要点在于,影像学检查前者往往双侧肾上腺增大,后者由于负反馈抑制 ACTH,往往原发肿瘤对侧肾上腺萎缩。Cushing 综合征伴有色素沉着的患儿需常规进行蝶鞍 MRI 检查,以了解有无垂体微腺瘤存在。

（3）异位 ACTH 综合征是指垂体以外的肿瘤,如甲状腺髓样癌、异位嗜铬细胞瘤等分泌过量 ACTH,刺激肾上腺皮质增生,分泌过量皮质激素,从而引发疾病。因此,对某些肾上腺肿瘤定位诊断不明的患儿,需扩大影像学检查范围,以排除甲状腺、支气管、胸腺、肠道类癌等异位 ACTH 来源的可能。

【治疗原则及方案】 功能性肾上腺皮质肿瘤一经诊断,均建议手术治疗,某些无功能性的肾上腺偶发瘤(incidentaloma)可以积极地临床观察。

1. **围术期处理** 功能性肾上腺肿瘤需积极、妥善的围术期处理,以防止激素变化引发肾上腺危象、高血压危象、顽固性低血压等意外发生。

(1)肾上腺皮质肿瘤由于自主分泌大量皮质醇,使下丘脑-垂体-肾上腺轴处于严重抑制状态,致肿瘤以外的同侧和对侧的正常肾上腺都处于萎缩状态,故术前、术中、术后均应补充皮质激素,以防止肿瘤摘除后出现肾上腺危象。部分患儿术后需肌注 ACTH 以促进萎缩的皮质功能恢复。术后激素维持需 3 个月以上,然后逐步减量至停服。

(2)醛固酮腺瘤术前需控制高血压,恢复电解质平衡。每天补钾 60~100mmol。口服螺内酯 100mg,1 天 4 次,时间 4~6 周。当血压恢复正常,低血钾纠正后再手术治疗。术中、术后适量补充钠盐,因为醛固酮腺瘤长期抑制肾素-血管紧张素系统,使对侧肾上腺分泌醛固酮迟缓。

2. **手术治疗** 根据肾上腺皮质肿瘤病因、肿瘤大小、局部浸润程度、与周围血管关系、患儿体质、手术者经验等因素合理选择腹腔镜下手术或开放性手术。

(1)腹腔镜下手术由于具有创伤小、术后恢复快、住院时间短等优点,目前共识是良性肾上腺肿瘤首选腹腔镜下手术。经腹入路适合于双侧病变,经侧腹入路曾被认为是腹腔镜下肾上腺切除的最佳方法,但经腹膜后入路由于对腹腔干扰少,正越来越多地受到泌尿外科医师的接受。

(2)开放性手术:如果肿瘤巨大、可疑恶性、局部浸润明显、与周围血管粘连严重,仍然推荐开放性手术。双侧病变以经腹入路为宜,单侧病变以经腹或腰部入路多见,背部入路较少使用。右侧肿瘤切除最重要步骤是分离肿瘤中线缘和下腔静脉侧壁,此处肾上腺静脉短小,需仔细操作,防止意外撕裂。左侧肿瘤切除需分离胃结肠韧带,将胃、胰腺返折,结肠向下牵拉,充分暴露左侧进入肾静脉的肾上腺静脉。术中如怀疑恶性肿瘤,建议行局部淋巴结清扫。

3. 恶性肿瘤的辅助治疗　儿童恶性肾上腺肿瘤没有统一的化疗或放疗方案。对于手术无法切除或出现远处转移和复发的患儿可以选择化疗,化疗药物可选用米托坦、依托泊苷、顺铂、环磷酰胺、长春新碱。抗肾上腺皮质类药物氨鲁米特和酮康唑在儿童的使用仍然缺乏经验。放疗对于肾上腺皮质癌效果较差,但对于骨转移者可以缓解症状。

4. 术后随访　由于难以从病理组织学准确区分肾上腺皮质肿瘤的良、恶性,因此必须强调术后随访,以便及时明确诊断和治疗。激素变化的检测是最常用的随访手段。一般肿瘤完整切除后 1 周内血浆激素水平应恢复正常。如果术后皮质醇分泌再次增加,而且不被抑制,多提示肿瘤复发或转移。如果肿瘤完整切除,高血压多在术后 1 周左右恢复正常,男性化和 Cushing 综合征的症状和体征也应在术后几周到几个月的时间内得到缓解。

【预后】　尽管儿童良性肾上腺皮质肿瘤术后预后良好,但由于难以从病理组织学区分肾上腺皮质肿瘤的良、恶性,因此准确的预后判断仍比较困难。影响预后的因素有肿瘤是否完整切除、是否有局部浸润或转移、肿瘤大小、临床分期、分泌激素类型、患儿年龄等,其中肿瘤是否完整切除是最重要的因素。

以儿童肾上腺皮质癌为例,目前预后判断标准见表 29-1。

表 29-1　儿童肾上腺皮质癌的预后判断标准

肉眼和显微镜标准
肿瘤重量大于 400g
肿瘤直径大于 5cm
扩散至肾上腺周围的软组织和(或)邻近器官
侵入下腔静脉
瘤体内静脉浸润
包膜浸润
存在肿瘤坏死
>15 个有丝分裂/20 高倍视野(×400)
存在不典型的有丝分裂

符合上述标准≤2项者,临床预后良好;≤3项者,可疑恶性(中间型、不典型、有恶性倾向);≥4项者,临床预后不良。

以儿童肾上腺皮质癌为例,目前术后分期见表29-2。

表29-2　儿童肾上腺皮质肿瘤的分期

分期	描　　述
Ⅰ期	完全手术切除,肿瘤<100g 或<200cm³,没有转移,术后激素水平正常
Ⅱ期	显微镜下残余肿瘤,肿瘤>100g 或>200cm³,术中肿瘤破溃,术后激素水平异常
Ⅲ期	肿瘤不能完整切除,原发肿瘤无法切除
Ⅳ期	远处转移

【小结】

儿童肾上腺皮质肿瘤大多为内分泌功能性肿瘤,病理生理机制复杂,临床表现多种多样。围术期准备必须充分、妥善,良性肿瘤首选腹腔镜下切除,巨大肿瘤、局部浸润的恶性肿瘤仍然建议开放性手术。术后病理判断肿瘤良、恶性较为困难,恶性肾上腺皮质肿瘤放、化疗效果较差,预后不佳。

第二节　肾上腺髓质肿瘤

【概述】　儿童肾上腺髓质肿瘤常见嗜铬细胞瘤和神经母细胞瘤。神经母细胞瘤已在《小儿肿瘤外科疾病诊疗规范》中详细叙述,本节仅阐述嗜铬细胞瘤。

儿童嗜铬细胞瘤(pheochromocytoma)平均发病年龄11岁,男孩多见。通常为良性,10%为恶性并有转移症状。与成人比较,儿童更多见于家族性、多发性以及肾上腺外肿瘤。嗜铬细胞瘤为功能性肿瘤,主要分泌儿茶酚胺,包括去甲肾上腺素、肾上腺素、多巴胺,同时还分泌血管活性肠肽(VIP)、甲状旁腺素等生物活性物质。

【病因】　发病原因不明。可能与遗传有关,如Ⅰ、Ⅱ型多发性内分泌肿瘤(MEN-1、2)综合征、胎儿乙醇综合征、Beckwith-Wiedermann综合征等患儿中常有家族性嗜铬细胞瘤。也可能与基因突变有关,儿童散发性嗜铬细胞瘤基因突变率可达36%,如RET、SDHD、SDHB、SDHC、NF-1等基因突变。

【病理】

1. 良性嗜铬细胞瘤呈圆形或椭圆形,有丰富的血管薄膜,表面光滑,大小不一。肿瘤切面呈紫红色,有出血、坏死或囊性变。瘤细胞核大,胞质丰富,富含嗜铬性颗粒。电镜下瘤细胞内可见嗜铬蛋白A、去甲肾上腺素颗粒和肾上腺素颗粒。

2. 恶性嗜铬细胞瘤(malignant pheochromocytoma)是指在远离原发肿瘤部位以外的非嗜铬组织区域出现转移灶(嗜铬细胞),如骨、淋巴结、肝、肺等。尽管已经有多种组织学标准提示恶性嗜铬细胞瘤的病理特点,如:①包膜侵犯;②血管侵犯;③扩散到肾上腺周围组织;④膨胀的、大的、融合性细胞巢;⑤弥漫性生长;⑥坏死;⑦细胞成分增加;⑧肿瘤细胞呈梭形;⑨细胞核的重度多形性;⑩瘤细胞的单一性(通常是小细胞和高的核质比);⑪核深染;⑫大核仁;⑬核分裂象增多;⑭任何不典型核分裂象;⑮缺乏透明球。但是上述标准仍然难以准确区分嗜铬细胞瘤的良、恶性。

【临床表现】

1. 典型症状表现为头痛、多汗、心悸"三联症",发生率50%以上。这是由于儿茶酚胺激活α和β肾上腺素能受体引发的肾上腺素能综合征。

2. 持续或阵发性高血压是嗜铬细胞瘤的主要体征,发生率70%~80%,约占儿童高血压的1%,90%以上为持续性高血压。

3. 少数患儿由于血容量减少出现体位性低血压。

4. 部分患儿合并其他症状,如糖代谢紊乱,表现为高血糖、多尿、多饮、肌肉和脂肪分解加速,消瘦、乏力。少见者合并血管活性肠肽引起的Verner-Morrison综合征,表现为腹痛、腹泻、低血钾。极少见合并促肾上腺皮质激素(ACTH)增多导致的

Cushing 综合征。

【诊断及鉴别诊断】　对可疑患儿需做生化检查、影像学检查以作出定性及定位诊断。

1. **定性诊断**

（1）24 小时尿儿茶酚胺及其代谢产物仍是目前定性诊断嗜铬细胞瘤的主要生化检查手段。高度怀疑者建议多次复查或在高血压发作时检查，阴性者不能排除诊断。24 小时尿中儿茶酚胺>1500nmol/d，具有诊断意义。24 小时尿香草扁桃酸（VMA）诊断阳性率为 80% ～ 90%，但假阳性率亦较高。

（2）血浆儿茶酚胺的检测结果易受多种生理、病理因素及药物影响，准确率较低。静息时血浆去甲肾上腺素>8865pmol/L、肾上腺素>1773pmol/L，具有诊断意义。

（3）血浆游离甲氧基肾上腺素类物质（metanephrines，MNS）是儿茶酚胺代谢的中间产物。由于肿瘤释放儿茶酚胺呈"间歇性"，直接检测血浆儿茶酚胺容易出现假阴性。但MNS 却以"渗漏"的形式持续分泌入血，敏感性和准确率优于儿茶酚胺。目前国内少数先进单位开展血浆游离 MNS 的检测，敏感性 97% ～ 99%，特异性 82% ～ 96%，适用于高度疑是嗜铬细胞瘤患儿的筛查与监测，阴性者可以排除嗜铬细胞瘤。

（4）药物试验无论是胰高血糖素激发试验，还是酚妥拉明抑制试验，由于存在心、脑血管意外的风险，国内已基本摒弃。

2. **定位诊断**

（1）B 超是常用的筛查手段。可在肾上腺区内探及圆形或椭圆形，中等回声或低回声肿块。

（2）CT 平扫+增强是首选的检查手段。平扫肿瘤多数密度不均，少数伴有出血或钙化。增强扫描由于肿瘤血供丰富，多呈明显增强，边缘更为明显。肿瘤密度不均和显著增强是嗜铬细胞瘤 CT 影像学特点，此外 CT 还能提供肿瘤周围组织浸润程度、血管瘤栓等重要信息，对手术方案制订和病变分期尤为重要。

（3）MRI 的敏感性与 CT 无异。影像学特点是血供丰富，T_1WI 低信号，T_2WI 高信号，反向序列信号无衰减。全身 MRI 弥散加权成像有助于检查多发或转移病灶。

（4）功能影像学检查，如[131]I-MIBG（[131]碘-间碘苄胍）显像或 PET-CT 检查是及时发现远处转移灶和复发瘤的常用检查手段，在有条件的单位可以开展。

3. **鉴别诊断**　对于儿童或青少年高血压者，如果常用降压药效果不明显，且伴有多汗、心动过速等交感神经兴奋症状，或伴有低热、体重减轻等高代谢症状，均应与嗜铬细胞瘤进行鉴别诊断。

【治疗原则与方案】　嗜铬细胞瘤的治疗是完整的手术切除，手术的成功率取决于小儿外科与小儿内科、内分泌科、麻醉科、重症监护科的共同合作。

1. **围术期处理**

（1）充分的术前准备是嗜铬细胞瘤手术成功的关键。目的在于阻断过量的儿茶酚胺作用，维持正常血压、心率/心律，改善心脏和其他脏器功能；纠正有效血容量不足；防止手术、麻醉诱发儿茶酚胺的大量释放导致血压剧烈波动，减少急性心衰、肺水肿等严重并发症的发生。通常药物准备从术前 2 周开始，严重者需 4～6 周。使用 α 受体阻滞剂如酚苄明调节血压，β 受体阻滞剂如普萘洛尔调节心率。术前 2～3 天扩充血容量。当血压控制在 120/80mmHg 左右，心率在 90 次/分以下；无阵发性高血压、心悸、多汗等现象；体重呈增加趋势，血细胞比容<45%；患儿微循环灌注良好（轻度鼻塞、四肢末端温暖、甲床红润）时可以手术。

（2）术中全面监护，术后快速扩容，继续严密监测动脉血压及中心静脉压。积极扩容的同时注意防止充血性心力衰竭，术后高血压、低血压、低血糖均较常见，需注意纠正。

2. **手术治疗**　根据肿瘤大小、局部浸润程度、与周围血管关系、患儿体质、手术者经验等因素合理选择腹腔镜下手术或开放性手术。

（1）儿童肾上腺肿瘤腹腔镜下手术已经有大量成功报道。

相对于开放手术,腹腔镜下嗜铬细胞瘤切除术具有术中儿茶酚胺释放少、血压波动幅度小、创伤小、术后恢复快、住院时间短等优点。尽管没有腹腔镜下手术的绝对禁忌证,肿瘤大小也非绝对限制,但多数学者仍然推荐肿瘤<6cm选择腹腔镜下手术。常见入路有经侧腹、经腹腔、经腹膜后,三者没有显著差异,但经腹膜后入路术后恢复快。

(2) 如果肿瘤巨大、可疑恶性、局部浸润明显、与周围血管粘连严重,仍然推荐开放性手术。对于巨大肿瘤,可能有淋巴结受累的恶性肿瘤或血供丰富的嗜铬细胞瘤开放性手术比较安全。术中如怀疑恶性肿瘤,建议行局部淋巴结清扫。

3. 对于无法手术或多发转移、[131]I-MIBG或奥曲肽显像阳性的恶性嗜铬细胞瘤患儿,[131]I-MIBG是安全、有效的内放射治疗方法。外放射治疗可以缓解骨转移疼痛症状。化疗目前无固定方案,且疗效不肯定。

【预后】 儿童嗜铬细胞瘤90%为良性,只要及时诊断和手术,安全度过围术期,大多预后良好。但部分患儿高血压症状持续,需注意是否肿瘤残留或复发,尤其是家族性或多发性患儿。恶性嗜铬细胞瘤预后不佳,5年生存率平均为40%。

【小结】 儿童嗜铬细胞瘤属于内分泌功能性肿瘤,高血压和头痛、心悸、多汗是主要的临床表现。诊断需注意定性与定位诊断。手术是最有效的治疗方法,但围术期准备必须充分、妥善。良性肿瘤首选腹腔镜下手术,巨大肿瘤、局部浸润的恶性肿瘤仍然建议开放性手术。恶性嗜铬细胞瘤放、化疗效果不佳,预后较差。

(杨体泉 陈嘉波)

参 考 文 献

1. 那彦群,叶章群,孙颖浩,等.中国泌尿外科疾病诊断治疗指南(2014版).北京:人民卫生出版社,2013:521-588.

2. 吴孟超,吴在德.黄家驷外科学.第7版.北京:人民卫生出版社,2008:2541-2561.

3. 黄澄如.实用小儿泌尿外科学.北京:人民卫生出版社,2006:

631-640.

4. 董倩. 小儿肿瘤外科学. 北京：人民卫生出版社,2009:590-598.

5. Docimo S G. Clinical Pediatric Urology. 5th edition. London：Informa UK Ltd,2007:249-259.

第三十章　睾丸肿瘤

【概述】　睾丸肿瘤分为原发性和继发性,原发性肿瘤来源于生殖细胞、间质细胞和支持细胞3种睾丸组织成分,继发性肿瘤则来源于淋巴瘤和白血病的睾丸转移。

小儿睾丸肿瘤发病率占儿童实体肿瘤的1%左右。儿童睾丸肿瘤发病高峰为2~4岁。小儿睾丸原发性肿瘤以生殖细胞肿瘤为主,约占60%,其中卵黄囊瘤最常见,其次为畸胎瘤、精原细胞瘤。睾丸性腺基质细胞肿瘤可分为间质细胞瘤(Legdig细胞瘤)和支持细胞瘤(Sertoli细胞瘤)以及中间类型。性腺母细胞瘤则来源于性别异常患者,常见于混合性腺发育不良(45,XO/46,XY)或伴有Y染色体发育不良的雌雄间体。睾旁横纹肌肉瘤来源于精索附件、睾丸包膜及睾丸的恶性肿瘤。

【病因】　不详。隐睾是睾丸肿瘤的一大诱因,腹股沟隐睾恶变发生率约1%,而腹腔型隐睾的恶变发生率是5%。

【分期】　见表30-1。

表30-1　儿童生殖细胞肿瘤(性腺内和性腺外)分期系统

分期	疾病程度
Ⅰ期	肿瘤局限于睾丸,或性腺外区域;外表面无肿瘤。正常半衰期以后肿瘤标志物恢复正常水平
Ⅱ期	肿瘤切除后镜下残留病灶,术前肿瘤破裂,或术后肿瘤标志物水平居高不下
Ⅲ期	术后肿瘤肉眼残留,或术后活检,或腹膜后淋巴结活检阳性
Ⅳ期	肿瘤远处转移包括肝转移

来源:Laberge JM. Ganadal tumors//O' Neil JA, Grosfeld JL, Fonkalsrud EW, et al(eds). Principles of Pediatric Surgery. 2nd Edition. St Louis:MO,Mosby,2003:289

【临床表现】 主要以阴囊内质地偏硬的实质性肿块就诊。一般无疼痛,无排尿困难和炎症。

体格检查:阴囊内触及无痛性有沉重感的肿物,透光试验多为阴性,但如果合并睾丸鞘膜积液亦可表现为透光试验阳性。睾丸基质细胞肿瘤可表现为性早熟(间质细胞瘤)和女性化倾向,如男性乳腺发育(支持细胞肿瘤)。

【诊断及鉴别诊断】 诊断主要依据临床表现和体格检查。当发现睾丸肿块后可行下述辅助检查。

B 超:可显示睾丸形态,测量肿瘤大小,回声性质。睾丸肿瘤表现为异质性质地。如果睾丸内有囊性区域多提示畸胎瘤或皮样囊肿。

胸部 CT:可用于检查血行的肺部转移。卵黄囊瘤血行肺部转移多见(20%)。

后腹膜 CT:可用于检查后腹膜淋巴结是否存在转移瘤。

睾丸肿瘤禁行睾丸穿刺活检,以免造成肿瘤种植和转移。

鉴别诊断:需与睾丸扭转、附睾炎鉴别。它们常伴有疼痛和炎症改变。

肿瘤标志物:可用于睾丸生殖细胞肿瘤的诊断,也用于术后随访肿瘤是否复发。血清甲胎蛋白(AFP):AFP 升高见于卵黄囊瘤(半衰期 5 天,术后 25 天应下降至正常)。β-人绒毛膜促性腺激素(β-hCG):升高见于卵黄囊瘤。精原细胞瘤偶见升高(半衰期 1 天,术后一周应降至正常)。

【治疗原则及方案】 卵黄囊瘤:行经腹股沟切口的高位精索切断及睾丸切除术。

Ⅰ期术后无需化疗。

Ⅱ期术后加用化疗,不用放疗。

Ⅱ期化疗后仍持续存在后腹膜肿块或 AFP 增高,则应行后腹膜淋巴结切除术。

Ⅲ、Ⅳ期应行睾丸切除术加后腹膜淋巴结切除术,加用术后化疗和放疗。

罕见的性腺外生殖细胞肿瘤,行肿块完整切除+活检,如果有肿瘤残留则化疗后再切除残留肿块。

间质细胞肿瘤、支持细胞肿瘤可行保留睾丸的肿瘤切除术。

性腺母细胞瘤:10%为恶性,应早期切除索条性腺。如果保留男性则在进入和结束青春期时行睾丸活检术。

畸胎瘤:如果B超影像符合畸胎瘤改变,AFP水平正常,通常可行保留睾丸的手术方式,即将畸胎瘤从睾丸内剥离。但青春期后患者或有AFP增高者不适合实行保留睾丸的肿瘤切除术。

继发睾丸肿瘤:活检后放疗,加额外的化疗。

【预后】　睾丸畸胎瘤、间质细胞瘤、支持细胞瘤为良性病变,预后良好。

卵黄囊瘤:Ⅰ期治愈率接近100%。Ⅱ、Ⅲ、Ⅳ期治愈率仍可达到80%以上。

【小结】　发现阴囊内无痛性实质性肿块,应高度怀疑睾丸肿瘤,需做睾丸肿瘤标志物AFP和β-hCG化验,并行睾丸超声波及睾丸区、后腹膜腔CT检查。所有睾丸肿瘤需行手术治疗,依术中探查情况和病理特点决定手术方式。恶性肿瘤(卵黄囊瘤,性腺母细胞瘤)行睾丸切除,依分期必要时加术后化疗、放疗。良性肿瘤(畸胎瘤、睾丸性腺基质细胞肿瘤)可行保留睾丸的肿瘤切除术。

附：小儿睾丸肿瘤诊治流程

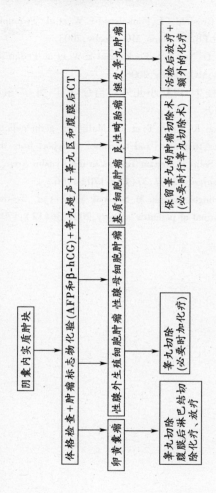

（周　李）

参 考 文 献

1. O'Neil J A, Grosfeld J L, Fonkalsrud E W, et al. Principles of Pediatric Surgery. 2nd Ed. St Louis, MO: Mosby, 2003.

2. Grosfeld J L, O'Neil J A, Fonkalsrud E W, et al. Pediatric Surgery. 6th Ed. St Louis, MO: Mosby, 2006.

3. 刘钧澄, 李桂生. 现代小儿外科治疗学. 广州: 广东科技出版社, 2003: 115-117.

4. Suita S, Shono K, Tajiri T, et al. Malignant germ cell tumors: clinical characteristics, treatment, and outcome. A report from the study group for Pediatric Solid Malignant Tumors in the Kyushu Area, Japan. Journal of pediatric surgery, 2002, 37(12): 1703-1706.

5. Ciftci A O, Bingöl-Koloğlu M, Şenocak M E, et al. Testicular tumors in children. Journal of pediatric surgery, 2001, 36(12): 1796-1801.

第三十一章　泌尿生殖系横纹肌肉瘤

【概述】　横纹肌肉瘤(rhabdomyosarcoma,RMS)是小儿最常见的一种软组织肉瘤。泌尿生殖系横纹肌肉瘤最多见于膀胱及阴道。在男孩还可发生于睾丸、前列腺及精索;女孩可发生于子宫、宫颈及卵巢。肿瘤如位于膀胱及阴道,为葡萄状肉瘤,但转移至其他部位,则为胚胎型横纹肌肉瘤,即呈局部肿块。

【病因及发病机制】　RMS 起源于能分化成为横纹肌的原始胚胎间充质细胞。儿童好发。目前已知有些 RMS 亚型的发生与基因有关。患神经纤维瘤病者并发 RMS 的几率增高。RMS 中已注意到有细胞生成异常。胚胎型 RMS 在 11p15 显示杂合性缺失(LOH),但与发生在有些肾母细胞瘤的 WT2 的部位不同。位于染色体 2 上的一个与 DNA 结合的蛋白:PAX3 融合于染色体 13 上的 *FKHR* 基因,这些基因可能与腺泡型 RMS 发生有关。已证实在胚胎型及腺泡型 RMS 有 IGF-2 传递 RNA 的表达。

【病理】　RMS 的大体形态、生长速度和组织结构差异很大。RMS 病理分型分为 4 个亚型:①胚胎型:最常见,约占 60%;②葡萄状细胞型:又称葡萄状肉瘤:常发生于阴道、子宫、膀胱、鼻咽部及中耳,几乎均见于小儿,约半数发生于 2 岁以下;③腺泡型:多发生在青壮年的四肢及头颈部;④多形型:多发生于老年人的四肢,而罕见于小儿。

【诊断】

1. **临床表现**

(1) 膀胱横纹肌肉瘤:男性多见,男:女 = 2:1,大部分患儿年龄小于 5 岁,多起源于膀胱三角区黏膜或其他处,很快可扩散至尿道、前列腺、阴道或阴唇。故其主要表现为排尿困难,偶伴

尿道感染,尿道排出组织屑,尿道口肿物突出,血水样尿,或急性
尿潴留表现。体检可触及耻骨上肿物,女孩可见尿道外口有葡
萄状肿物脱出。

（2）前列腺横纹肌肉瘤:平均年龄 3.5 岁,为实质性肿物,
可向膀胱扩散。主要表现为排尿困难,如侵及直肠可致便秘,肛
门指诊易触及肿物。

（3）阴道及子宫横纹肌肉瘤:多见于 6～18 个月的婴儿,
常发生于近子宫颈的阴道前壁,也可发生于阴道远段及阴唇。
主要表现为阴道口有肿物脱出,阴道分泌物增多,或有阴道
出血。

（4）睾旁横纹肌肉瘤:占泌尿生殖系横纹肌肉瘤 7%～
10%,发病高峰为 1～5 岁。睾旁横纹肌肉瘤起源于精索远端,
可侵入睾丸或周围组织。睾旁横纹肌肉瘤较其他泌尿生殖系横
纹肌肉瘤更易早期发现。临床表现为单侧阴囊无痛性肿块,或
肿块位于睾丸之上。超声可检出阴囊内实质性肿块。睾旁横纹
肌肉瘤诊断时 60% 为 I 期病变,大于 90% 睾旁横纹肌肉瘤为胚
胎型,属于预后良好的组织类型。

2. **体征** 根据肿瘤发生部位不同表现不同的体征,主要是
界限不清的肿块,质地硬,多无压痛。但往往位置深,不易在体
表触及。

3. **实验室检查**

（1）影像学检查:

1）B 超或 CT:观察其大小及其性质,毗邻组织关系及周围
淋巴结转移情况。IVP、尿道造影:约 50% 病例可见上尿路
扩张。

2）胸部平片和 CT:检查有无肺转移。

（2）内镜检查:膀胱镜可见肿瘤大小及范围。

（3）实验室检查:横纹肌肉瘤没有特异性的肿瘤标志物。
普通生化检查了解肿瘤侵犯器官组织的损伤情况。

4. **鉴别诊断** 依据不同部位与炎症性病变、损伤等非肿瘤
疾病鉴别。与其他软组织肿瘤鉴别较为困难。

【治疗原则及方案】 根据患儿年龄、肿瘤部位、肿瘤的分期及治疗条件,采取适当的治疗方法。主要的治疗包括手术治疗、放疗、化疗及其他治疗方法。治疗原则是,既要切除原发灶,控制转移灶,又要考虑病变部位的功能维持。

最好能做肿瘤完全切除,或仅有镜下残留,为了保存器官及其功能如膀胱、阴道、子宫,可先用化疗或加放疗,使肿瘤缩小,再进行手术。

放疗:除腺泡型外,Ⅰ期横纹肌肉瘤不做放疗,Ⅱ~Ⅳ期则须放疗。腺泡型横纹肌肉瘤易有局部复发,故Ⅰ期也应行放疗治疗。放疗剂量为40~60Gray(40Gray于4周内完成,60Gray于6周内完成)。

化疗:手术前后均用化疗,可提高存活率,术前化疗8~12周,目的是使肿瘤缩小,便于手术。术后化疗可消灭镜下残留灶。目前的标准化疗方案仍为VAC(长春新碱、放线菌素D和环磷酰胺)方案2年。组间RMS协作组(IRSG)IRS-V的建议如下:

对RMS的恶性度进行分级,以选择治疗方案:

低危组:大多数无转移、肉眼全切除的原发于阴道、睾旁的胚胎型肿瘤:使用VA(长春新碱、放线菌素D)或VAC±放疗方案。

中危组:大多数无转移原发于膀胱、前列腺的胚胎型、腺泡型肿瘤或未分化有肉眼残留的肿瘤,年龄<10岁有转移的胚胎型肿瘤:应行化疗+放疗,化疗用VAC或VAC与长春新碱、拓扑替康和环磷酰胺交替应用方案。

高危组:>10岁有转移的胚胎型肿瘤,有转移的腺泡型或未分化肿瘤:用CPT-Ⅱ(依立替康)、VAC和放疗。

对于不同部位的泌尿生殖系RMS治疗原则:

膀胱及前列腺RMS:绝大多数肿瘤起源于膀胱三角区或前列腺,治疗应尽量保存盆腔器官如膀胱,可先化疗使肿瘤缩小,根据肿瘤侵犯范围可做膀胱部分切除或全切除,镜下残留肿瘤可用化疗、放疗控制。不必做腹膜后淋巴结清扫,但须取出任何沿大血管的可疑淋巴结活检。前列腺 RMS 常呈实质性肿块,预后较膀胱 RMS 差,如仅做前列腺切除,局部复发率可高达 40%。

阴道 RMS:经肿瘤活体检查证实诊断后,多数病例可使用 VAC 化疗方案,8～12 周后再次做肿瘤活体检查。不需要作盆腔淋巴结清扫,只有在完成全程化疗后仍有肿瘤残存时,才考虑行阴道或及子宫切除。肿瘤复发或持续存在时再加用放疗。

当肿瘤局限于阴道上皮下组织时,可行局部肿瘤切除;如肿瘤已扩散,应作阴道及子宫切除。

睾旁 RMS:如为 I 期病变,可经腹股沟切口做高位精索离断,瘤睾切除,术后化疗(VA 方案),而不必做腹膜后淋巴结清扫,也不作放疗,但术中须经冷冻切片证实精索近侧断端无肿瘤残存。年龄>10 岁的少年,即使盆腔 CT 未见肿瘤侵犯,也须做腹膜后淋巴结清扫。II 期肿瘤加做放疗和 VAC 化疗。若曾经阴囊手术,因化疗能有效清除显微镜下残留肿瘤,故可随诊监测阴囊壁有无肿瘤复发。

【并发症】　化疗对多数病例有毒性反应,90% 有骨髓抑制,55% 并发感染,2% 肾毒性。多数复发瘤发生于诊断后 3 年以内。晚期复发瘤多发生于单用化疗的病例,故以综合治疗为好。在 IRS-I-II 组长期随访中,27% 有泌尿系并发症,尿失禁最常见,29% 病例须补充性激素,11% 病例身高低于预期。应该注意,放疗可能增加发生第二肿瘤的机会,常于放疗部位发生另一肉瘤。放疗后可发生髋骨及股骨畸形。手术并发症包括肠梗阻及腹膜后淋巴结清扫后的射精障碍、下肢水肿。

【预后】　预后取决于肿瘤的原发部位及病变范围(即分期)。I 期病变长期存活率可达 80%～90%,II 期病变只有显微镜下肿瘤残存而无局部扩散者,3 年以上存活率可达 70%。诊断时肿瘤已有局部或远处转移者,其长期存活率下降至 30%。

　　Paidas 曾报道膀胱胚胎型 RMS 3 年存活率可达 83%,而腺泡型 RMS 只有 40%,有转移的前列腺 RMS 死亡率则近 100%。

　　IRS I ~ Ⅳ报道阴道横纹肌肉瘤,5 年存活率和无瘤存活率分别为 82% 和 69%。IRS-Ⅳ组中只有 19% 阴道肿瘤需做广泛手术切除。幼女(1 ~ 9 岁)存活率优于 10 岁以上少女,分别为94% 和 76%。

　　睾旁横纹肌肉瘤 IRS-Ⅳ组 3 年 I 期病例的存活率可达到 92%。

　　总结预后良好因素有:①肿瘤体积<5cm;②葡萄状或梭形细胞 RMS;③局限性非侵袭性病变,未侵及区域性淋巴结,也无远距离转移病灶;④肿瘤能完整切除。

　　预后不良因素有:①肿瘤体积>5cm;②腺泡型 RMS 尤以有 PAX3/FKHR 融合阳性者,多形性 RMS;③局部侵袭性病变;④治疗过程中或治疗后局部复发;⑤肿瘤侵及区域性淋巴结,或有远距离转移病灶;⑥肿瘤未能完整切除。

　　【附件】　IRS 参考分期如下:

　　I 期:局限性病变可完整切除。肿瘤局限于肌肉或发生器官,无区域淋巴结转移。

　　Ⅱ期:肿瘤大体切除,有镜下残留;局部病变完整切除,但区域淋巴结或邻近器官被侵犯,肉眼能认出的肿瘤及区域淋巴结切除,但有镜下残留。

　　Ⅲ期:肉眼能认出的肿瘤未能完整切除,目前趋向于保存器官及功能。

　　Ⅳ期:远处转移。

　　【小结】　横纹肌肉瘤是小儿最常见的一种软组织肉瘤,恶性程度高。泌尿生殖系横纹肌肉瘤多见于膀胱及阴道。在男孩也可发生于睾丸、前列腺及精索;女孩可发生于子宫、宫颈及卵巢。

　　RMS 的病理与预后密切相关。RMS 按其组织学特点,可分为胚胎型、葡萄状细胞型、腺泡型、多形型。胚胎型是最常见亚型,占儿童 RMS 的 60%~70%。

临床表现主要有排尿困难,血尿或阴道出血,尿道口或阴道口肿物等。

治疗包括手术治疗、放疗、化疗及其他治疗方法。治疗原则是,既要切除原发灶,控制转移灶,又要考虑病变部位的功能维持。目前的标准化疗方案仍为 VAC 方案。

(田 军)

参 考 文 献

1. Williamson D, Missiaglia E, de Reynies A, et al. Fusion gene-negative alveolar rhabdomyosarcoma is clinically and molecularly indistinguishable from embryonal rhabdomyosarcoma. Journal of Clinical Oncology, 2010,28(13):2151-2158.

2. van Gaal J C, Flucke U E, Roeffen M H S, et al. Anaplastic lymphoma kinase aberrations in rhabdomyosarcoma:clinical and prognostic implications. Journal of Clinical Oncology,2011,30(3):308-315.

3. Beverly Raney R, Walterhouse D O, Meza J L, et al. Results of the Intergroup Rhabdomyosarcoma Study Group D9602 protocol, using vincristine and dactinomycin with or without cyclophosphamide and radiation therapy, for newly diagnosed patients with low-risk embryonal rhabdomyosarcoma:a report from the Soft Tissue Sarcoma Committee of the Children's Oncology Group. Journal of Clinical Oncology,2011,29 (10):1312-1318.

4. Walterhouse D, Pappo A S, Meza J L, et al. Shorter duration therapy that includes vincristine(V), dactinomycin(A), and lower doses of cyclo-phosphamide(C) with or without radiation therapy for patients with newly diagnosed low-risk embryonal rhabdomyosarcoma(ERMS):A report from the Children's Oncology Group(COG). Journal of Clinical Oncology, 2011,29(15_suppl):9516.

5. Raney B, Stoner J, Anderson J, et al. Impact of tumor viability at second-

look procedures performed before completing treatment on the Intergroup Rhabdomyosarcoma Study Group protocol IRS-IV, 1991-1997: a report from the children's oncology group. Journal of pediatric surgery, 2010, 45(11):2160-2168.

第三十二章　卵巢肿瘤

【概述】小儿卵巢肿瘤并不常见,国内报道发生率为1.4%～1.8%。大多发生在较大儿童,偶见于婴幼儿及新生儿。约20%发生于月经来潮前的女孩,67%来源于生殖细胞,其中最常见的是成熟畸胎瘤。小儿卵巢肿瘤大多属于良性,一般文献报道占80%,恶性或有恶性倾向占20%～30%,占女孩恶性肿瘤的1%。肿瘤多发生于单侧,双侧偶见,一般认为双侧多属恶性或生长较快的肿瘤,而单侧则多为良性或生长缓慢的肿瘤。

【病因】　1岁以内发病与其母亲体内激素有关,月经初潮前发病与此时内分泌活动有关。肿瘤好发于原始生殖细胞在胚胎发育时期由卵黄囊沿后肠向生殖嵴游走迁移至原始生殖腺时所经过的部位,畸胎瘤不但可发生于性腺,也可发生于腹膜后等处。

【病理】　小儿卵巢肿瘤多为单侧发病,种类繁多,其中约80%为良性肿瘤,多数为生殖细胞肿瘤,约占70%～90%,包括:畸胎瘤、无性细胞瘤、胚胎性癌及卵黄囊瘤。其他卵巢肿瘤包括:性索间质瘤、肉瘤、恶性淋巴瘤、转移性卵巢癌等,在小儿中均极为罕见。

1. 卵巢畸胎瘤多发生于1岁以下幼女,肿瘤组织由外、中、内三个胚层组织构成,常含有成熟或未成熟的皮肤、牙齿、骨、软骨、神经、肌肉、脂肪、上皮等组织,少数可含有胃黏膜、胰、肝、肺、甲状腺及胸腺等组织成分。

（1）成熟型畸胎瘤:即良性畸胎瘤,由已分化成熟的组织构成,是最常见的卵巢良性肿瘤,肿块多呈囊性或囊实性,囊内可含皮肤、毛发、皮脂、牙齿、骨、软骨、黏液或水样液体等。软硬不一,色泽不均,表面一般光滑,有完整包膜,生长较缓慢。

（2）未成熟型畸胎瘤:多为单侧,圆形或卵圆形,呈分叶或结节状。肿瘤组织有穿破包膜的倾向,包膜常不完整,表面粗糙,与周围组织粘连,呈棕色或蓝灰色。切面由于组织的不同而有不同的颜色及质度。肿瘤相对为实性,有部分囊性区域,囊内含有黏稠液体,但很少有毛发、脂肪或骨质结构。在较软的、分化不良的区域,可能出现坏死及出血。镜下多为胚胎性组织及未成熟的 3 种胚层组织,其中以未成熟的神经组织多见。

2. 无性细胞瘤是较为常见的恶性生殖细胞肿瘤,肿瘤多发于右侧,双侧同时发生者占 5% ~ 10%。单纯的无性细胞瘤,恶性程度较低;混合性腺母细胞瘤,恶性程度较高;若为混合性卵黄囊瘤或胚胎性细胞癌,则高度恶性。肿瘤多见于 10 ~ 25 岁,肿块生长较快,直径可达 20cm,表面光滑或呈结节状。早期有完整的包膜。肿块内部出血或坏死时触之有囊性感,色泽多样,呈灰红、红或褐色。患儿可伴有染色体、染色质异常或两性畸形。

3. 胚胎性癌约占卵巢恶性肿瘤 4%。肿瘤表面光滑,最大直径可达 10 ~ 20cm。镜下所见似内胚窦瘤,但缺乏内胚窦网状或相互交错的腺样、管样结构,无 Schiler-Duval 小体。间接免疫过氧化物酶鉴定肿瘤组织切片 AFP 和 HCG 均阳性,而内胚窦瘤仅 AFP 阳性。

4. 卵黄囊瘤又称内胚窦瘤,高度恶性。肿块生长迅速,呈圆形、卵圆形或结节状。表面欠光滑,为白色或灰白色,质软而脆,易破裂出血。早期即发生局部浸润或远处转移。可因肿瘤生长迅速,瘤体内发生坏死,致体温升高。

5. 性索间质瘤这类肿瘤具有分泌性激素的特性。小儿常见颗粒细胞瘤及卵泡膜细胞瘤,有低度或潜在恶性。主要分泌雌性激素,患儿可有假性性早熟的表现。肿瘤表面光滑,有时带蒂,活动度大。囊性颗粒细胞瘤可破裂,导致腹腔积血。

【临床表现】 小儿卵巢肿瘤一般发展较慢,除少数产生内分泌的功能性表现外,早期多无明显的症状,随着肿瘤的生长,或随着肿瘤性质、大小、发生时期、有无合并症等而出现不同症状。

1. 腹部肿块 由于小儿骨盆大多未发育完善,卵巢尚未降入盆腔,因此,当发生肿瘤时,位于腹腔内较盆腔内多见。故多数小儿(约80%)是以腹部肿块就诊,少数是在其他疾病就诊时触及。良性肿瘤增长比较缓慢。如系恶性或良性肿瘤恶变,则肿瘤增长迅速,全身情况恶化出现恶病质。因小儿盆骨较浅,就诊时几乎都能在下腹部扪到肿块。一般表面光滑,也可以成结节状。质地可为囊性、实质性或混合性。多数肿块具有柄蒂,而且很少与周围粘连,因此其活动度较大,双合诊尤为重要。于平卧位仔细叩诊,因肠曲被肿块推移,其鼓音在腹部两侧,有腹水者,肠曲上浮,其鼓音在脐部周围。肿块能上下左右移动,无压痛,若为恶性,则肿块较为固定,同时有压痛,出现腹膜刺激症状,肿块增大时可引起压迫症状,如巨大的良性卵巢肿瘤因压迫横膈而引起呼吸困难及心悸。此外,因肿瘤充盈整个腹腔,使腹腔内压增高,影响下肢静脉回流,可导致腹壁及双侧下肢水肿。膀胱受压出现尿频,有时因肿瘤嵌于直肠子宫陷凹或生长于阔韧带中,挤压附近脏器,发生排尿困难、尿潴留、大便不畅或便秘等症状。

2. **腹痛及消化道症状**　良性肿瘤如无并发症,极少有腹痛。如患儿感到腹痛尤其是突然发生者,多系瘤蒂扭转,偶为肿瘤破裂、出血或感染所致,恶性肿瘤腹痛则是常见症状,幼女的疼痛在脐周,而大儿童则局限于下腹部,有时伴腹胀。恶性肿瘤早期即出现粘连,扭转较少见。扭转时多伴有恶心、呕吐及腹股沟部及下肢疼痛。扭转圈数不定,轻者可以自行回复,血供不受影响,但可反复发作。不能回复时,严重者可发生缺血坏死,出现腹膜刺激征甚至可引起休克,同时伴有发热、白细胞升高。

3. **内分泌症状**　性索间质细胞瘤因产生雌激素,故如发生在月经初潮前可以表现性早熟,如初潮早至,腋毛及阴毛生长、乳房早期发育、增大及乳头突出,乳晕着色,阴道少量出血、大阴唇肥厚、小阴唇皮肤色泽增深,阴蒂肥大,子宫增大及体格增长加速等。部分无性细胞瘤及混合生殖细胞瘤患儿也有性早熟现象。

4. **全身症状**　卵巢恶性肿瘤生长迅速,常伴有全身症状,如食欲减退、贫血、消瘦、发热及发育障碍等。部分病例产生腹水,且多为血性。如突破包膜可发生直接浸润,腹腔播散,并可经淋巴管或血性转移。

【卵巢肿瘤的临床分期】 参照国际妇产科协会(FIGO)标准,小儿卵巢恶性肿瘤分期如下:

Ⅰ期:肿瘤局限于单侧或双侧卵巢,包膜完整,腹水检查无肿瘤细胞。

Ⅱ期:肿瘤浸润卵巢包膜,或有局限盆腔浸润,无腹膜后淋巴结转移,腹水检查无肿瘤细胞。

Ⅲ期:有腹膜后淋巴结转移,腹水中检出肿瘤细胞,或有腹腔内转移。

Ⅳ期:腹部以外的远处转移。

【诊断及鉴别诊断】 小儿卵巢肿瘤的发生率较低,开始症状不明显,不易早期诊断,如治疗不及时或不彻底,则预后不良。

1. **病史** 对有腹部包块、腹胀、腹痛等主要症状者,应详细询问病史。此外,需注意小儿是否用过雌激素类药物,胎儿期母亲有无服用大量雌激素,对鉴别具有内分泌功能的肿瘤十分重要。

2. **体格检查** 小儿的生殖器尚未发育成熟,尤其小儿的内生殖器位于盆腔深部,妇科检查比较困难,一般常规行腹部和肛门检查。年龄越小,肛门指诊的检查范围越大。对婴儿进行肛查时,最好用小指深入直肠。如病情需要,必要时才行阴道检查。双合诊或肛腹诊可触及卵巢大小和形态,如有卵巢肿瘤,推动肿块时大龄儿有子宫牵扯感。

3. **影像学检查** 彩色超声广泛用于临床,准确率高;增强CT、MRI 对判断肿瘤大小、与盆腔脏器及血管关系有较好价值。

4. **肿瘤标志物测定** ①甲胎蛋白(AFP)对生殖细胞瘤有很高的诊断价值,如内胚窦瘤、恶性畸胎瘤等,可作为治疗前后及随访的重要肿瘤标志物;②绒毛膜促性腺激素(hCG)原发性卵巢无性细胞瘤成分的生殖细胞瘤患者,血和尿中 hCG 异常升高;③性激素颗粒细胞、卵泡膜瘤可产生较高水平的激素。

5. **细针穿刺活检** 对于有 B 超引导下穿刺路径的患儿,临床根据影像学、AFP 值预计难以一期手术切除的恶性肿瘤,细针细胞穿刺活检可明确病理类型,拟定术前新辅助化疗方案。

6. **腹水脱落细胞学检查** 可通过寻找肿瘤细胞帮助明确

诊断,还可以进一步确定恶性卵巢肿瘤的临床分期,有利于制订治疗方案。

7. 腹腔镜探查 可鉴别不同的腹部及盆腔肿块,肿瘤及盆腔肿块、卵巢肿瘤需与肾母细胞瘤、巨脾、肠系膜囊肿、极度膨胀的膀胱以及新生儿期阴道积液相鉴别。腹腔镜对卵巢恶性肿瘤患者的早期诊断、明确分期、指导治疗及判断预后等有意义。

8. 淋巴管造影 可显示髂动脉和腹主动脉旁淋巴结的转移征象,并评价临床分期。

诊断分析:对于女孩的下腹部包块、伴有下腹部疼痛或不适的阴道流血,均应考虑卵巢肿瘤的可能。急性腹痛尤其是下腹部压痛、反跳痛、肌紧张时,应考虑卵巢肿瘤扭转的可能。仔细的临床检查、特别是腹部的触诊至关重要。X线腹部平片或腹部超声检查显示牙齿或骨骼的钙化影,则可考虑为畸胎瘤,患儿伴有假性性早熟现象或多发症状,可初步考虑为基质细胞瘤;血肿及尿中雌激素、孕激素增加有助于诊断基质细胞瘤;血清甲胎蛋白阳性提示有卵巢恶性肿瘤。卵巢肿瘤的最后确诊类别、良性与恶性必须依靠病理诊断。

9. 鉴别诊断 无任何并发症的卵巢肿瘤应与肠系膜囊肿、大网膜囊肿、肾囊肿及胀大的膀胱相鉴别。若有腹痛,应与急性阑尾炎、阑尾周围脓肿、肠套叠、肠扭转、腹膜炎等急腹症相鉴别。

【治疗原则及方案】 小儿卵巢肿瘤一经确诊应尽早手术切除,以免发生扭转、破裂、恶化和转移等并发症。治疗方法有手术、化疗及放疗,其中以手术治疗为主。

良性肿瘤首选手术完整切除,尽可能多地保留卵巢组织。手术方式可采用开放手术或腹腔镜手术,同时注意副损伤,特别是子宫、输卵管未发育成熟且较小,容易误切。对高度怀疑恶变的卵巢肿瘤,必须了解其浸润范围,术中做冷冻活检。如果肿瘤较大,严重浸润脏器而不能切除者,可考虑化疗后再手术切除。晚期病例不能完全切除者,应尽可能切除肿块,以提高术后化疗或放疗的效果。对复发的卵巢肿瘤,目前主张再行切除,尤其是恶性畸胎瘤,有逆转的可能,复发灶及转移灶尽可能反复手术切除。

外科治疗原则包括:①完整切除肿瘤浸润的卵巢及部分输卵管;②收集腹水或进入腹腔的清洗液;③对腹膜及可疑结节组织进行活检;④对坚硬和增大的淋巴结进行活检;⑤检查网膜,解除粘连;⑥检查对侧卵巢,如果双侧卵巢均被累及,则需行双侧输卵管、卵巢切除术;⑦手术治疗儿童卵巢病变的一个重要前提是保留生育能力。

1. 手术治疗

(1) 术前准备:术前 6~8 小时禁食水,必要时需行清洁洗肠。

(2) 麻醉采用全身麻醉。

(3) 手术适应证。

1) 新生儿期和月经初潮期的<5cm 的卵巢单房性囊肿可以随访观察 1~2 周。若无消退,可行囊肿穿刺抽液,复发则行囊肿开窗术或肿瘤切除术。

2) 月经初潮前卵巢囊肿或任何卵巢赘生物性肿块,无论为良性或可疑恶性,都应及早手术。

3) 卵巢肿瘤扭转或破裂发生急腹症者,确诊后应急诊手术。

(4) 卵巢肿瘤切除术:一般取左下腹正中切口或下腹部皮纹弧形切口。进腹后探查盆腔,了解肿块的部位、大小、性质及肿块与邻近器官的关系。在肿块与正常卵巢组织交界处做一弧形切口,贴肿块包膜锐性或钝性分离,使肿块与正常卵巢组织分开,分离达肿块基底部,用止血钳夹之,取出包块。剥离创面止血后缝合消灭死腔,褥式缝合卵巢皮质切口。

(5) 单侧附件切除术:做下腹正中切口或下腹部皮纹弧形切口,切口长度依肿瘤大小而定。进腹后探查子宫及其附件,如有粘连,分离后将肿瘤托出切口。肿瘤托出过程中,助手可轻压腹壁协助肿瘤托出,并以湿纱布垫隔开肠管、大网膜,暴露肿瘤蒂部。切断卵巢系膜和卵巢动静脉时,切断处与钳间组织不少于 0.8cm,以避免结扎时血管退缩滑脱大出血,需缝扎近蒂端。取出肿瘤后,应将圆韧带间断缝合于子宫后壁并做残端包埋,遮盖粗糙面。检查对侧卵巢、同侧输尿管,残端无出血后关闭腹腔。

（6）腹腔镜检查及微创手术：

1）腹腔镜检查：腹腔镜检查可清楚地观察到盆腔组织结构及卵巢肿瘤的外观性状，这对诊断及治疗卵巢疾病意义重大。特别是在决定对卵巢进行何种手术时，对肿瘤性质的判断非常重要。可根据卵巢肿瘤的形态、房腔、切面颜色、囊实性等形态作出估计，进而指导手术方案的初步制订。腹腔镜虽在治疗卵巢恶性肿瘤中的作用存在争议，但对其诊断价值及判定治疗效果的作用不容争辩，其主要作用可概括为以下几个方面：①临床可疑卵巢癌的确诊；②有助于制订卵巢癌合理的治疗方案；③有助于卵巢癌的临床分期：因腹腔镜可全面清晰地观察盆腔情况，甚至优于手术探查；④在卵巢癌随诊中的作用：主要用于术后二探术，采用腹腔镜进行二探具有微创效果，是卵巢癌二探的首选方法。

2）腹腔镜微创手术：腹腔镜微创手术治疗卵巢疾病具体手术方式可包括：卵巢活检术、卵巢剖探术、卵巢囊肿抽吸术、卵巢囊肿剥除术、卵巢部分或全部切除术等。在决定具体的手术方法之前，应对卵巢病变进行初步的评估，严格掌握手术指征，避免过治或漏治。腹腔镜卵巢微创手术应由富有经验的腹腔镜医师主持，一旦发现恶性征象，如腹膜种植、腹水或囊壁赘生物时，则应采取剖腹途径手术。

（7）特殊情况下的手术处理：如为卵巢肿瘤蒂扭转，卵巢韧带、输卵管往往一并扭转成蒂，此时不宜复位，以避免血栓脱离引起栓塞和远处转移。应用两把血管钳平行夹住扭转蒂部下方后切断，蒂部用 7 号或 4 号丝线贯穿缝扎并结扎，残端处理后关腹。

（8）术后处理：术后 12～24 小时后拔除留置导尿管，术后 7 天拆线。

（9）术后并发症及预防：

1）术后出血：术后腹腔内出血多为处理卵巢系膜和卵巢动静脉时血管退缩滑脱导致大出血，需要再次急诊手术止血。预防措施包括术中止血彻底、结扎血管及系膜确实。

2）切口感染:术后切口局部红肿及少量渗液,有压痛或波动,术后体温不退或又上升。应早期拆除部分缝线,充分引流、换药。

2. 辅助化疗　根据患儿的体质、内脏功能、肿瘤分期和对化疗的反应不同,术后给予6～12个疗程的辅助化疗。

（1）生殖细胞肿瘤:过去采用 VAC（VCR＋ACTD＋CTX）方案,其播散型可用 BVP 方案（BLM＋VCR＋DDP）,较 VAC 方案有效,但毒性较高。目前首选 BEP 方案（BLM＋VP＋DDP）,其完全缓解率可达96%或97%。

（2）性索间质瘤:首选 BEP 方案。

3. 放疗　尽管小儿处于生长发育的肿瘤组织对放射性损伤较为敏感,但放疗可损害卵巢细胞,促使卵巢发生衰竭,放疗后易出现骨骼发育障碍、不育、放射局部纤维化等远期并发症。目前仅适用于做根治术后的患儿,以提高其生存率。

【预后】　小儿卵巢肿瘤的预后与肿瘤的组织类型、肿瘤分期、病理组织分化及治疗结果密切相关。

1. 肿瘤的组织类型　分化较好的良性肿瘤手术完整切除者一般不复发,预后好;未分化型则发展迅速,转移广泛,预后差;恶性肿瘤中以内胚窦瘤预后最差,颗粒细胞瘤、无性细胞瘤的预后相对较好。

2. 肿瘤分期　肿瘤的侵袭范围是决定预后的重要因素之一。近年随着顺铂、卡铂、VP-16 等化疗药物的应用,小儿卵巢恶性肿瘤的 5 年生存率有显著提高,已超过50%～75%。

【小结】　婴儿和儿童卵巢病变具有各种不同的病理结果,大多数临床分期较早,组织学特性较有利,对治疗反应好。在治疗婴儿和儿童卵巢病变时,保留卵巢生育功能和内分泌功能是首要任务。很多非肿瘤性病变只需要观察或非手术治疗,大多良性肿瘤,只需行保守的手术治疗,即使是对恶性肿瘤也越来越倾向于多学科联合治疗,以减少扩展性侵袭性手术,同样也能保证长期生存率,并能保留患儿的生育能力。

（周辉霞）

参 考 文 献

1. 张金哲,杨啟政,刘贵麟. 中华小儿外科学. 郑州:郑州大学出版社, 2006:277-282.

2. 黄澄如. 实用小儿泌尿外科学. 北京:人民卫生出版社,2006: 671-675.

3. Hayes-Jordan A. Surgical management of the incidentally identified ovarian mass//Seminars in pediatric surgery. WB Saunders,2005,14 (2):106-110.

4. Cass D L. Ovarian torsion//Seminars in Pediatric surgery. WB Saunders, 2005,14(2):86-92.

5. Young R H,Kozakewich H P W,Scully R E. Metastatic ovarian tumors in children:a report of 14 cases and review of the literature. International journal of gynecological pathology,1993,12(1):8-19.

第三十三章 排尿功能障碍及遗尿症

排尿功能障碍的范畴可以从简单的排尿异常到非常复杂的疾病,包括各种神经源性膀胱和下尿路功能障碍。本章主要介绍没有神经系统和解剖结构异常的下尿路功能不良。遗尿症是指在已达到应控制排尿年龄而入睡后仍有不自主的成次排尿。

一、排尿功能障碍

【概述】 正常排尿和控制排尿功能并非是先天具有的,而是通过后天的发育和训练获得的一种技能,是由一系列相关的神经性及结构性因素共同决定的。具体体现为膀胱功能、尿道功能和膀胱尿道功能协调性的发育和完善。儿童下尿路功能障碍与成人有很大不同,与年龄有很大相关性,部分所谓的排尿异常仅仅是生长发育过程中的自然情况。

非神经源性下尿路功能障碍是引起小儿多种下尿路疾病的病因之一,包括原发性膀胱输尿管反流、原发性夜间遗尿以及反复尿路感染等。对此认识不足或治疗不当,会导致相关问题长期存在甚至恶化。

【病因】 儿童排尿功能障碍按照病因学可分为以下类别:

1. **神经或精神发育障碍** 先天性中枢神经发育异常包括脊髓脊膜膨出、闭锁性脊髓发育障碍、圆锥退化、脊髓栓系综合征等。

(1) 发育障碍:包括急迫综合征、功能性排尿障碍、神经系统发育迟缓等。

(2) 继发性障碍:包括脑瘫、中枢神经退化性疾病、脊髓外伤、脊髓感染性疾病、肿瘤、脊髓血管发育异常、盆神经损伤等。

2. **肌肉功能异常**

(1) 先天性异常:包括肌萎缩和神经元发育异常

（megacolon-megacystis syndrome）。

（2）继发性异常：包括慢性膀胱扩张、过度扩张后损伤及逼尿肌膀胱壁纤维化等。

3. 泌尿系统结构发育异常

（1）先天性异常：包括膀胱外翻、尿道上裂、尿道下裂、输尿管囊肿、膀胱三角区及膀胱颈发育异常、后尿道瓣膜、梅干腹综合征及一些胶原病等。

（2）继发性异常：包括外伤、高钙尿症等。

4. 无法分类情况 包括 Giggle 失禁、Hinman 综合征、Ochoa 综合征等。

【功能分类及临床表现】 基于膀胱和括约肌的功能状态，儿童排尿障碍主要分为充盈期膀胱-括约肌功能失调和排尿期膀胱-括约肌功能失调。

1. 充盈期膀胱-括约肌功能失调 以过度活跃（不稳定）膀胱和尿急综合征最为常见。由于逼尿肌活动过度而产生急迫排尿欲望。在初期表现为尿频和盆底肌收缩时的耻骨上和会阴部疼痛。后期由于疲劳及注意力不集中出现漏尿情况。尿流动力学结果显示膀胱内压上升和膀胱容量小于正常年龄组。膀胱容量下降，但排尿过程基本正常。

压力性尿失禁在儿童少见，失禁量通常较小。笑失禁（giggle incontinence）多见于女童，表现为咯咯笑或大笑时发生不自主排尿，尿流动力学检查多正常，治疗非常困难，抗胆碱能药物可以缓解部分患者症状。

2. 排尿期膀胱-括约肌功能失调 多表现为功能性排尿障碍，很难用单一原因解释。临床主要表现为断续（staccato）排尿和间断（fractionated）排尿。断续排尿：小儿排尿时，逼尿肌开始收缩后尿流延迟出现，并表现为一股股喷射出来，尿流率曲线为多个尖峰。间断排尿：儿童逼尿肌动力差，排尿次数减少，患儿通常需要增大腹压排尿，但同时会诱发盆底肌反射性收缩，导致残余尿量增加，最终可出现充溢性尿失禁。

Lazy 膀胱综合征是一种特殊的排尿异常类型，ICCS 也将它归入功能性排尿障碍的形式之一。可能的原因是由于长期的片段排尿,造成膀胱容量增大但顺应性正常。排尿期无逼尿肌收缩,腹压是排尿的主要压力源。剩余尿量增多、尿失禁和尿路感染是其相关症状。

Hinman综合征表现为重度排尿功能不良,有长时间的逼尿肌-括约肌不协调。临床无结构性和神经性异常,均表现为尿失禁及便秘,出现反复尿路感染。膀胱小梁化,常合并膀胱输尿管反流。Ochoa综合征临床表现与Hinman综合征类似,其特点在于患儿在笑时表现独特的痛苦面容。

【治疗原则】 多数排尿功能障碍患儿的症状可以随年龄增长至9~12岁时自发缓解,但由于存在造成反复尿路感染、膀胱输尿管反流及上尿路功能损害的潜在危险,而且考虑到如合并尿失禁对患儿所造成的心理影响,目前国际上普遍认为治疗干预仍是必要的。对膀胱容量为正常同龄儿50%~90%的失禁患儿更为重要。

治疗的目的在于通过改变患儿异常排尿模式,纠正逼尿肌或盆底肌的过度活动,减少失禁发生,控制感染和便秘。国外报道显示通过传统的行为和认知训练,1年内治疗成功率可达74%。

抗胆碱能药物对急迫性尿失禁有效,它可以减少逼尿肌无抑制收缩,扩大膀胱容量,进而减少膀胱输尿管反流的发生,适用于行为治疗效果欠佳的患儿。传统药物多采用奥昔布宁,但临床副作用较大。托特罗定是新近发展的一个新的膀胱选择性抗胆碱能受体药物,对逼尿肌的抑制作用与奥昔布宁相同而副作用方面优于奥昔布宁。

总的来说,目前儿童功能性排尿障碍的药物治疗研究开展较少,α-肾上腺素阻滞剂药物可以舒张膀胱颈,在一些患者中有效,但尚缺乏适用于儿童的药物品种。

二、遗尿症

【概述】 国际控尿协会定义遗尿症为发生于不适当的场合和时间的正常排尿。目前诊断标准多数主张为5岁以上小儿,遗尿频率3次/周以上。遗尿与尿失禁不同,前者是发生在非清醒的意识条件下的排尿,而后者是在清醒的意识下作抑制排尿努力失败后发生。自幼遗尿并持续存在称为原发性遗尿;原发性遗尿停止 6 个月以上再次出现称为继发性遗尿。发生于白天睡眠中的遗尿称为日间遗尿,发生于夜间睡眠中的遗尿称为夜间遗尿。

【病因】　控制排尿是一随年龄增加而逐渐完善的过程,由于个体发育、排尿训练、社会和地理条件的差异,达到排尿控制的年龄有所不同。3 岁时有 57% ~66% 的儿童可达良好的排尿控制,5 岁增至 81% ~89% 。故一般认为遗尿是神经系统和膀胱尿道功能发育迟缓所致,精神因素和一些伴随病变如尿路感染也有一定影响,尤其年长儿童和成人遗尿与此关系更密切。至今遗尿症的病因仍不十分明确,近年的研究认为是多病因所致。

1. **遗传因素**　大部分遗尿患者有家族史。据研究,父母双亲有遗尿史者,子代遗尿发生率为 77% 。丹麦有研究报道,夜间遗尿患者基因定位于 13 号染色体。

2. **睡眠觉醒障碍**　大部分患儿夜间睡眠过深,难以唤醒。这种觉醒反应是随年龄的增长而逐渐完善的,夜间遗尿是这种发育过程的延迟或障碍所致。临床观察发现,这部分孩子体格发育较正常儿童延迟。据研究,当夜间膀胱充盈时,脑电图改变由深睡眠转入浅睡眠状态,位于脑桥的 LC 神经元被认为是觉醒中心之一,由此推测,LC 神经元的功能障碍或膀胱到 LC 神经元的传导通路障碍导致了遗尿。

3. **抗利尿激素(AVP)分泌异常**　近年来研究报道,约 70% 的遗尿症患儿存在夜间 AVP 分泌不足现象。正常人夜间 AVP 分泌增多,在凌晨 1~2 时达到峰值,使夜间尿量控制在一定范围内。而夜间遗尿患者夜间 AVP 分泌不足,导致夜间尿量增多,尿渗透压降低,不能适应膀胱容量而导致遗尿。

4. **膀胱功能障碍**　主要指功能性膀胱容量(FBC)减少、逼尿肌不稳定和尿道梗阻致逼尿肌过度收缩。FBC 是指白天膀胱充盈至最大耐受程度时的膀胱充盈量。相当一部分遗尿症患儿 FBC 较正常儿童减少。逼尿肌不稳定是指在膀胱充盈过程中发生无抑制性收缩,逼尿肌不稳定本身可导致 FBC 减少。此类患者常伴有白天尿频、尿急症状,甚至有湿裤现象,对去氨加压素(DDAVP)治疗反应欠佳。对一些顽固性遗尿,尤其应警惕有无后尿道梗阻。

5. **心理因素**　临床观察发现,大部分遗尿儿童存在心理问题,如焦虑紧张、自卑、不合群,严重者有攻击行为等。但近年来的研究发现,这些心理行为问题是由于长期遗尿而继发产生,并非是导致遗尿的病因。

【治疗原则及方案】　遗尿症治疗方法大体可划分为:药物治疗、报警器治疗、心理行为治疗、其他治疗等。

1. **药物治疗**

(1) 抗利尿激素:1985 年国外首次报道遗尿症患儿体内去氨加压素(DDAVP-desmopressin)浓度有不正常的节律性变化。由于这个报告使人们尝试使用 DDAVP 治疗遗尿症,到了 20 世纪 90 年代,DDAVP 有逐渐取代以往广泛使用的药物丙米嗪的趋势。DDAVP 的治疗机制普遍认为是能够浓缩尿液,从而减少尿液量和血管内压力,使逼尿肌收缩减少以改善症状。但也有研究发现其不仅限于对肾脏的作用,亦可能作用于肾外器官,特别是中枢神经系统。DDAVP 的总体有效率达 90%,其中功能性膀胱容量较小的儿童对 DDAVP 的反应较差。目前剂型有滴鼻剂及口服片剂两种,滴鼻剂最常见的副作用是鼻部刺激、鼻出血,偶有低钠血症、水中毒的个例报道。口服 DDAVP 片剂易于使用,且适用于患鼻炎、哮喘的儿童。实用剂量一般推荐 100 ~ 200μg/d,睡前服用,连续 3 个月后停用 1 周评估。

(2) 抗胆碱药:奥昔布宁(oxybutynin)是当前最广泛应用于治疗遗尿症的抗胆碱药,尤其适用于症状性夜间遗尿症(symptomatic nocturnal enuresis,SNE)儿童。由于 SNE 存在高度的膀胱功能不稳定,而奥昔布宁能解除平滑肌痉挛,放松逼尿肌,减少其收缩频率,从而起到治疗作用。意大利一项多中心临床试验比较单用奥昔布宁与奥昔布宁联用 DDAVP 治疗 SNE 的效果,结果单用奥昔布宁组有效率 54%,联用组有效率 71%,差异有显著性。作者认为,由于 DDAVP 减少尿量及膀胱充盈,导致不稳定膀胱收缩减少,最终增强了奥昔布宁的功效。目前推荐剂量 0.4mg/(kg·d),睡前服用。

(3) 三环类抗抑郁药:三环类抗抑郁药丙米嗪曾经是治疗遗尿症的主要药物,它对遗尿的治疗机制尚未完全明了。至今较为公认的是该药对膀胱具有抗胆碱作用,并能刺激大脑皮层,使患儿容易惊醒起床排尿。曾有专家认为丙米嗪的抗抑郁作用也是治疗机制之一,然而有人用另一种抗抑郁药米安色林(mianserin)(四环类抗抑郁药,无抗胆碱作用)尝试治疗遗尿症却无效,因而否定了抗抑郁对遗尿的治疗作用。随机对照研究结果肯定了丙米嗪对治疗遗尿有效,口服 8 周治疗,遗尿好转率为72%,但其永久的治愈率仅 25% 左右,考虑 15% 的每年自发缓解率,实际治愈率仅约 10%。且此药副作用较多,如出汗、烦躁、恶心、呕吐,过量应用可能导致惊厥、心律失常、昏迷、死亡。近年来丙米嗪已被 DDAVP 取代,较少应用于遗尿症的治疗。

(4) 其他药物:甲氯芬酯(遗尿丁)能促进脑细胞氧化还原,调节神经细胞的代谢,对遗尿症患儿能使处于抑制状态的中枢神经系统兴奋,刺激神经、抑制疲倦,使睡眠过深的患儿能够觉醒,然而却无严格的随机对照试验肯定其疗效。国外研究者尝试使用苯丙胺、盐酸芬美曲秦、麻黄碱、阿托品、呋塞米治疗遗尿症,在随机对照研究的条件下,所有上述药物被证明效果与安慰剂无差异。

(5) 药物的联合应用:国外研究者对联合用药治疗遗尿症也进行了有益的尝试,多数研究均证实 DDAVP 与奥昔布宁有协同作用,且尤其适用于膀胱功能不稳定的患儿。联合应用丙米嗪与奥昔布宁,临床资料显示效果优于单独用药。

2. 报警器(alarm)治疗 1904 年首次报道使用,当初设计的目的,是在小儿刚开始排尿时,即用报警声唤醒儿童,这个连续不断的刺激,使儿童逐渐改善排尿,它包括开始意识到需要排尿,因为尿意而自动醒来及自己控制外部括约肌以延缓膀胱排空。虽然报警器治疗历史悠久,然而由于这种治疗方法的高成功率、低复发率,至今仍是最佳的治疗选择之一。几乎所有的文献都承认报警器的治疗机制是一种条件反射训练(conditioning train),是行为治疗的一部分。通过报警器的作用,多数遗尿症患儿最终学会了正常的排尿控制技能。但不少学者认为,报警器的作用机制尚未完全澄清。有研究观察到报警器治疗过程中,遗尿症患儿逐渐出现夜间膀胱容量增加,这解释了部分患儿在报警器治疗成功后,可以安睡一夜而不用起床小便,这一现象的原因尚未阐明。

3. 心理行为治疗　心理行为治疗的关键是使患儿获得夜间排尿控制技能。为了使这一控制技能较好地习得,要不断地增强患儿治愈遗尿的积极动机、信心和责任心。同时需要患儿家长的良好配合。当前常用的心理行为治疗方法有:

尿留置控制训练(retention control training):儿童在白天尽量多饮水,使膀胱容量扩张,当患儿要排尿时嘱其"憋尿",直到不能耐受为止。评价可以每周 1 次将尿排在带刻度的大容器里,观察一次性排尿量是否比以前多。这种训练可以使患儿膀胱容量得到改善,排尿间隔时间拉长,一部分患儿可因此而治愈。但目前多数治疗者将这种训练作为其他治疗的辅助。

奖励强化体系:在任何一种治疗过程中引入奖励强化体系,能够推动患儿在治疗中的参与和合作,并能最大限度地巩固习得的技能。

尿流出阻断:要求患儿在白天排尿时主动中断排尿,主要目的是加强外尿道括约肌和腹内肌控制,以控制膀胱颈部下垂。

配对合作:患儿小便时,父母在一旁使用报警器,父母打开鸣叫器时,患儿练习憋尿,通过反复强化,当患儿睡着时,报警器声音使睡眠的患儿产生阻断排尿反应,以达到夜间不遗尿的目的。

责任训练:为促进排尿控制技能的成熟,应使患儿增强必要的责任心。例如让他们承担与尿床相关的家庭职责,如清洗床单等,但不应表达为一种惩罚,而应让患儿感受到信任和家庭对问题的重视。

干床训练(dry bed training):是近年来受人瞩目的行为学综合治疗模式,包括使用报警器、奖励强化体系、尿留置控制训练、尿流出阻断训练、责任训练、增强积极心理动机作为一个治疗整体,其疗效略优于单独使用报警器。

4. 其他治疗 传统医学治疗包括中药、针灸、按摩以及磁疗等都可能对遗尿患儿产生一定治疗效果,但缺乏相应的对照研究。

(马 耿)

参 考 文 献

1. Nijman R J M. Role of antimuscarinics in the treatment of nonneurogenic daytime urinary incontinence in children. Urology,2004,63(3):45-50.

2. Schulman S L,Quinn C K,Plachter N,et al. Comprehensive management of dysfunctional voiding. Pediatrics,1999,103(3):e31.

3. Hoebeke P,Van Laecke E,Van Camp C,et al. One thousand video-urodynamic studies in children with non-neurogenic bladder sphincter dysfunction. BJU international,2001,87(6):575-580.

4. Wiener J S,Scales M T,Hampton J,et al. Long-term efficacy of simple behavioral therapy for daytime wetting in children. The Journal of urology,2000,164(3):786-790.

5. Bolduc S,Upadhyay J,Payton J,et al. The use of tolterodine in children after oxybutynin failure. BJU international,2003,91(4):398-401.

第三十四章　脐尿管异常

【概述】　脐尿管异常属罕见先天性畸形,约30万出生儿中发生1例,多见于男性,可合并下尿路梗阻。

【病因】　在胚胎发育过程中,膀胱自脐部沿前腹壁下降时,与膀胱顶端通连的尿囊退化成一条管道,称脐尿管。以后脐尿管退化闭锁成为脐正中韧带。发育异常时,脐尿管可全部或部分残留,形成各种病理类型的脐尿管异常。

【病理】　脐尿管完全未闭锁形成脐尿管瘘,中段残留形成脐尿管囊肿,脐部残留形成脐尿管窦道,近膀胱处未闭锁形成脐尿管憩室。

【临床表现】　脐尿管瘘多见于刚出生婴儿,表现为脐部有液体漏出,其程度与瘘管大小相关。瘘管大者脐部不断有液体流出,甚至在腹压增加时漏出更多的尿液。瘘管细小时脐部仅有潮湿。

脐尿管囊肿多无症状,囊肿位于脐下正中腹壁深处,介于腹横筋膜和腹膜间。囊肿内液体为囊壁上皮的渗出物。囊肿大小不等,大者下腹部正中可触及囊性肿块。囊肿如发生感染,则有腹痛、发热和局部压痛。囊肿可向脐部或膀胱穿破。偶见囊肿穿破入腹腔,引起广泛肠粘连和肠梗阻。

脐尿管窦道可发生于任何年龄,常伴有感染物排出。

脐尿管憩室常无症状,若与膀胱顶的通道口较小时易在憩室内形成结石。

此外,部分患者可以有尿频、尿急、尿混浊或脓尿等症状,为局部感染后细菌沿瘘管扩散至膀胱所致。

【诊断及鉴别诊断】

1. **病史及体格检查**　脐尿管异常临床上罕见,常以脐部溢液或溢脓伴局部感染而就诊,容易误诊为脐部感染。开放的脐尿管使尿液从脐部漏出,故体格检查可见脐部有清亮的液体流出,尤其出现尿液所致的皮疹时通常应怀疑存在脐尿管未闭。

2. 影像学检查 怀疑脐尿管瘘者经导尿管向膀胱内注入亚甲蓝,可见脐部有蓝染尿液漏出。经瘘孔注入造影剂后照侧位像,可以判断造影剂进入膀胱还是小肠。

B超对诊断脐尿管囊肿有一定特异性。

3. 鉴别诊断

(1)脐肠瘘:脐肠瘘系连接于回肠与脐孔之间未闭的卵黄管,脐部漏出物为肠内容物,经瘘口造影,造影剂进入小肠。

(2)脐茸:临床上常见,是由残留于脐部的肠黏膜所构成,外形呈红色息肉样组织,常分泌少量黏液或血性浆液,但无瘘管或窦道。

(3)脐尿管瘘可继发于下尿路梗阻:故诊断脐尿管瘘时,需要进行泌尿系统检查,以排除膀胱出口梗阻、后尿道瓣膜等梗阻性疾病。

【治疗原则及方案】 脐尿管瘘治疗原则是完整切除瘘管,连同脐部瘘口一并切除,缝合膀胱顶部瘘口。手术后留置导尿管或膀胱造瘘管。需要注意脐尿管瘘可继发于下尿路梗阻。如有下尿路梗阻,应先予以解除。

脐尿管囊肿治疗原则为切除囊肿。做脐下正中切口,分离囊肿直至膀胱,并缝合膀胱以免复发。手术时注意避免切开腹膜。如有急性感染,应先控制感染或切开引流,待炎症消退后再行囊肿切除手术。

脐尿管窦道和脐尿管憩室可经手术切除治愈。

近来腹腔镜辅助切除脐尿管瘘、脐尿管囊肿报道逐渐增多。

【预后】 脐尿管异常经手术切除预后良好。手术切除的脐尿管异常标本,病理组织学检查偶尔可见到异常的上皮组织,包括结肠组织、小肠组织和鳞状上皮组织。虽然这些组织的发展结局尚不清楚,但文献报道显示,有许多不同类型的恶性肿瘤起源于脐尿管。

【小结】 脐尿管异常临床上罕见,故在诊疗脐部疾病时要考虑到脐尿管异常可能。B超、造影、CT、MRI等影像学检查对脐尿管异常的诊断有帮助。由于脐尿管异常有发生癌变可能,因此一旦确诊,以手术切除为宜。需要注意的是,脐尿管在功能上可以作为缓解膀胱出口梗阻的阀门,脐尿管瘘可继发于下尿路梗阻。

（王爱和）

参 考 文 献

1. 余亚雄. 小儿外科学. 第 3 版. 北京:人民卫生出版社,1997:203.
2. 黄澄如. 小儿泌尿外科学. 济南:山东科学技术出版社,1996:132.
3. Grosfeld J L,O' Neil J A,Fonkalsrud E W,et al. Pediatric Surgery. 6th Ed. St Louis,MO:Mosby,2006:1148-1149.
4. 章慧平,杨为民,叶章群,等. 先天性脐尿管异常疾病的诊治体会. 临床泌尿外科杂志,2001,16(12):521.
5. 陈瑜,李贵斌,邱云,等. 腹腔镜辅助手术治疗小儿脐尿管残留 8 例. 临床小儿外科杂志,2008,7(3):17.

第三十五章　小阴唇粘连

【概述】　小阴唇粘连是指两侧小阴唇的内侧在中线处相互黏着,一般在小阴唇黏着的前方和阴蒂下方之间有一小孔,尿液可经此孔排出,多见于婴幼儿,1 岁以内最为常见,儿童少见,国外报道发病率为 0.6% ~3.0%。

【病因】　小阴唇粘连是先天性发育异常或后天性获得病,其病因至今尚存争论,有学者认为是因阴唇皱襞变异和尿生殖窦发育不全的结果,应是先天发育异常所致;但更多学者认为是因局部炎症和雌激素不足所致。

【临床表现】

1. **排尿异常**　患儿排尿多无困难,排尿时尿线变细、分叉以及尿线方向异常,严重者可出现排尿不畅。

2. **外阴异常**　两侧小阴唇相互黏合,在中线上形成一菲薄、光滑并微红带蓝薄膜,阴蒂下方有一小孔。

3. **外阴红肿、疼痛**　部分患儿因少量尿液残留于阴道口附近造成"假性尿路感染"时,局部可诱发阴道阴唇炎,出现外阴红肿、疼痛。

小阴唇粘连分型:

（1）完全性粘连:两侧小阴唇内侧粘连,外阴外观扁平,两侧小阴唇粘连至中线,形成完整的膜状物,尿道口及阴道口被覆盖其内,阴蒂下或会阴联合处可有一针尖大细孔,尿液从细孔中排出(图 35-1)。

（2）部分性粘连:两侧小阴唇上部粘连,掩盖阴蒂、尿道口及大部分阴道口,尿液从黏着的下方裂隙排出;或者是两侧小阴唇下部粘连,掩盖阴道口及尿道口,尿液由黏着的上方裂隙排出;或者两侧小阴唇上部和下部粘连,中间有一小孔,尿液自小孔排出。

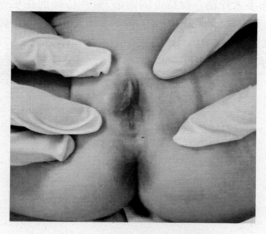

图 35-1　小阴唇完全粘连外观

【诊断及鉴别诊断】

1. **病史**　患儿有排尿异常或者外阴异常病史。

2. **体格检查**　两侧小阴唇相互黏合,在中线上形成一菲薄、光滑并微红带蓝薄膜,阴蒂下方有一小孔。

3. **辅助检查**　大部分患儿血雌二醇水平正常,少数患儿血雌二醇水平偏低。

4. **鉴别诊断**

(1) 处女膜闭锁:无排尿异常病史,大小阴唇发育良好,尿道口正常,无正常阴道口,相当于处女膜处向外膨隆,表面紫蓝色。B超检查多表现为阴道部分扩张,见液性暗区,子宫大小形态正常。

(2) 先天性无阴道及先天性阴道闭锁:无排尿异常病史,均有发育良好的大小阴唇,尿道口位置正常,而阴道处于闭锁状态,阴唇间无正中粘连带。

(3) 外阴阴道炎:无排尿异常病史,外阴发育良好,外阴部红肿、疼痛,阴道有分泌物溢出。

【治疗原则及方案】　小阴唇粘连,原则上应早期治疗。

1. **非手术疗法**　保持外阴清洁,每晚临睡前在粘连局部外涂1%倍美力膏,连用3周,约80%～90%患儿有效,随后局部涂金霉素眼膏1～2个月。

2. **手术治疗(图35-2)**　小阴唇粘连分离,一般不需要麻醉。

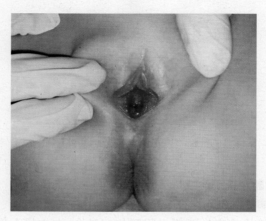

图35-2　小阴唇粘连分离后外观

治疗前准备:告知家长治疗中可能出现的不适和少许渗血等情况,并予以解释、安慰,以消除其恐惧心理,给予配合。

体位和消毒:取截石位,0.1%安多福棉球消毒外阴皮肤。

(1)**手法分离**:粘连较轻者,采用手法分离。术者戴灭菌橡胶外科手套,用两个拇指放在两侧小阴唇外侧,轻轻向两侧分离,用力适中,即可分开。

(2)**探针或蚊式钳分离**:粘连较严重、时间长、完全粘连者,采用探针或蚊式钳分离。术者戴灭菌橡胶外科手套,用探针或蚊式钳插入小孔,向下或向上轻柔撑开,分离粘连,显露阴道及尿道口。

3. **术后处理**　小阴唇粘连分离后,保持外阴清洁,分离面涂以磺胺软膏或红霉素软膏,持续3天,1周后复查。

复发者处理:小阴唇粘连复发者经再次手术分离后,局部涂含乙烯雌酚的霜剂或油膏两周,促使外阴表皮增生,可避免复发。

【预后】　小阴唇粘连若治疗及时,预后良好,大部分患儿治疗后即可治愈,约有 10% 患儿复发,需再次治疗。

【小结】　小阴唇粘连原则上一经确诊应及时治疗。注意与女性生殖系畸形相鉴别。术后注意保持外阴清洁,避免复发。

【预防】　①加强卫生宣传教育;②培养良好的卫生习惯,便后清洗外阴,勤换内裤,尤其注意保持肥胖幼女外阴的清洁干燥;③外阴红肿及分泌物增多时,及时到医院就诊。

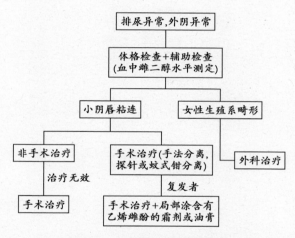

图 35-3　小阴唇粘连诊治流程图

（杨艳芳）

参 考 文 献

1. Çağlar M K. Serum estradiol levels in infants with and without labial adhesions:the role of estrogen in the etiology and treatment. Pediatric dermatology,2007,24(4):373-375.

2. 郭应禄,周利群,译. 坎贝尔-沃尔什泌尿外科学. 第 9 版. 北京:北京大学出版社,2009:4037-4038.

3. 张金哲,陈晋杰. 小儿门诊外科学. 第 3 版. 北京:人民卫生出版社,

2008:239.

4. 黄澄如.实用小儿泌尿外科学.北京:人民卫生出版社,2006:455.
5. 施诚仁,金先庆,李仲智.小儿外科学.第 4 版.北京:人民卫生出版社,2010:416.

第三十六章　尿道黏膜脱垂

【概述】　尿道黏膜脱垂(prolapse of urethra)是指女孩尿道黏膜部分或者完全脱出于尿道口外。部分性尿道黏膜脱垂多见,大多发生于婴幼儿和 8~12 岁的女孩。完全性尿道黏膜脱垂罕见。

【病因】　病因尚不十分明确,可能是先天性尿道黏膜过多、过长,或者因为雌激素不足导致尿道周围支持组织薄弱,加上长期咳嗽、便秘等使腹压剧烈增加的因素,而形成尿道黏膜脱垂。

【临床表现】　主要症状为外阴部疼痛、尿频和尿道口出血。尿道口可见环形、局部红色或紫红色肿物,光亮、水肿状,尿道口位于中央或一侧,有时显示不清。肿物触之易出血,合并感染时,局部可出现糜烂、溃疡,表面有脓苔、坏死等。发生嵌顿时,脱垂的尿道黏膜急骤增大,水肿、青紫明显,并伴有疼痛。

【诊断及鉴别诊断】　尿道口脱出环形、局部红色肿物,中央或一侧有腔隙,导尿管可自此进入膀胱,导出尿液即可确诊。临床上需要与以下疾病鉴别:①尿道肉阜:多发于尿道后壁;②输尿管囊肿:在手法复位后经膀胱镜、CT 造影、B 超等检查加以鉴别;③尿道肿瘤:在小儿罕见,多为膀胱葡萄状肉瘤的延伸或脱出,极易脱落,病理检查可以明确诊断;④尿道息肉:位于尿道口黏膜中央空隙处。

【治疗原则及方案】　症状轻微者应行保守治疗。采取卧床休息、温水坐浴或温热湿敷,水肿消退后手法复位。局部有感染者外用抗生素。有报道局部外用雌激素,取得较好疗效,可使脱垂尿道黏膜消失或改善。对复发或者症状严重者宜手术治疗。麻醉下先插入 F8~10 号 Foley 导尿管,提起脱垂的黏膜,用电刀环形切除,5-0 可吸收线边切边缝合,术后留置导尿管 2~3 天。

【预后】　预后良好,术后尿道口狭窄等并发症少见。

【小结】　女孩尿道外口出现环状、局部红色或紫红色、光亮、水肿状肿物,应与尿道息肉、尿道肉阜、输尿管囊肿脱出及尿道肿瘤鉴别。症状轻微者应行保守治疗,对复发或者症状严重者宜手术治疗。

（张　虹）

参 考 文 献

1. 黄澄如. 小儿泌尿外科学. 济南:山东科学技术出版社,1996:275.
2. Holbrook C,Misra D. Surgical management of urethral prolapse in girls:13 years'experience. BJU international,2012,110(1):132-134.

第三十七章 小 阴 茎

【概述】 小阴茎(micropenis)是指在最大勃起或被动拉直的情况下,从耻骨联合到阴茎顶端的距离(即阴茎长度)小于同年龄组平均值2.5个标准差以上的阴茎。同时,其长度和直径的比例以及外观均正常。国外研究资料显示其发病率约1.5/10 000。

【病因】 任何导致血清雄激素水平或雄激素受体异常的病因均可能影响阴茎发育,并最终导致小阴茎。依据病变部位的不同可分为三类:①促性腺激素分泌不足的性腺功能减退病变部位位于下丘脑-垂体轴,因促性腺激素分泌不足导致睾丸的睾酮合成量下降,从而影响阴茎发育,包括无脑畸形胎儿、促性腺激素释放激素缺乏、先天性垂体发育不全等;②促性腺激素分泌过多的功能减退病变部位位于睾丸,睾酮合成量下降后通过负反馈使促性腺激素分泌过多,包括睾丸发育不良、先天性睾丸缺如等;③原发性小阴茎病变部位位于阴茎本身,可能是阴茎的雄激素受体异常导致靶器官对雄激素不敏感所致。

【临床表现】 主要为外观的异常。其长度小于正常同龄儿童,具备正常包皮以及尿道开口,排尿功能无异常。在心理上对患儿可能造成一定影响。

【诊断及鉴别诊断】

1. **诊断** 阴茎体长度小于同年龄组正常阴茎长度平均值2.5个标准差以上,即可诊断为小阴茎。测量时需注意充分拉直阴茎,推开耻骨前脂肪组织。睾酮、LH、FSH等激素测定以及垂体磁共振可用于病因学诊断,确定病变部位。

2. **鉴别诊断**

(1) 隐匿性阴茎:又叫埋藏阴茎。阴茎海绵体大部分埋藏于耻骨前脂肪内。虽阴茎外观短小,但推挤耻骨前脂肪及周围组织可显露出正常阴茎海绵体。

（2）蹼状阴茎：又叫阴茎阴囊融合,指阴囊中缝皮肤与阴茎腹侧皮肤相融合,使阴茎与阴囊未完全分离。可造成阴茎外观短小。除阴茎阴囊处特征性的蹼状皮肤外,推挤阴茎皮肤及周围脂肪显露出正常的海绵体可加以鉴别。

【治疗原则及方案】　应根据患者的病因及病变部位进行相应的治疗,包括激素替代治疗及手术治疗。治疗原则为年龄越小,效果越好。

1. **激素替代治疗**　主要用于性腺功能低下或促性腺激素分泌不足的患者。前者直接采用睾酮进行激素替代。首次疗程为每 3 周口服或肌注睾酮 25mg,持续 3 个月后评估疗效决定是否继续应用,部分患者可引起阴毛生长,暂时性的发育增快。后者通常采用与 FSH、LH 有类似功能的 hCG 治疗。两者联合应用可能获得更好的效果。

2. **手术治疗**　对于激素替代治疗无效或雄激素受体异常的患者,可采用手术治疗。应根据患者本人及家属意愿决定行阴茎再造成形或变性手术。前者主要术式包括阴茎再造和海绵体假体填充。目前前臂桡侧游离皮瓣再造阴茎使用较多,假体填充后可进一步改善外观及功能。变性手术主要应用于合并严重的睾丸疾病患者,包括阴茎及睾丸切除,女性外阴成形术,同时应用雌激素促进女性第二性征发育,需严格掌握手术适应证。

【预后】　虽然采用规范正确的内分泌治疗可明显改善阴茎外观,但有相当部分患者阴茎长度仍低于平均值。Reilly 对 20 名激素治疗无效的小阴茎患者随访发现,大部分患者成年以后仍可获得满意的勃起及性生活质量。其他研究也有类似结果。

【小结及诊治流程】　小阴茎主要临床表现为外观异常,诊断标准明确,但病因复杂多样。治疗方案应个体化,并充分考虑患者自身意愿。目前的研究数据显示,小阴茎患者的主要问题在于其外观短小对患者心理造成的影响,而非功能。因此,大部分患者仍能获得满意的性生活质量。

（孙　杰）

参 考 文 献

1. Nelson C P, Park J M, Wan J, et al. The increasing incidence of congenital penile anomalies in the United States. The Journal of urology, 2005, 174(4):1573-1576.

2. Babaei A, Safarinejad M R, Farrokhi F, et al. Penile reconstruction: evaluation of the most accepted techniques. Urology journal, 2010, 7 (2):71-78.

3. Jones H W, Park I J, Rock J A. Technique of surgical sex reassignment for micropenis and allied conditions. American journal of obstetrics and gynecology, 1978, 132(8):870-877.

4. Ong Y C, Wong H B, Adaikan G, et al. Directed pharmacological therapy of ambiguous genitalia due to an androgen receptor gene mutation. The Lancet, 1999, 354(9188):1444-1445.

5. Reilly J M, Woodhouse C R J. Small penis and the male sexual role. The Journal of urology, 1989, 142(2):569-571.

第三十八章 阴茎下弯

【概述】 阴茎下弯(chordee of the penis)可分为先天性和继发性阴茎弯曲。先天性阴茎下弯(congenital penile curvature)是小儿泌尿生殖系统常见病,发病率4%~10%,常见于尿道下裂患者中。但也存在不伴尿道下裂的先天性阴茎弯曲,为单纯性或原发性阴茎弯曲,临床上并不罕见。继发性阴茎弯曲主要由手术、创伤、感染以及海绵体结节性硬化等所致。

【病因】 先天性阴茎下弯发病原因目前尚不明确,多数学者认为与以下因素有关:①阴茎皮肤发育异常:阴茎体与皮肤紧密粘连,限制阴茎活动,引起阴茎弯曲。②阴茎筋膜发育异常:阴茎浅、深筋膜发育异常导致纤维组织形成,牵扯阴茎引起弯曲。③阴茎白膜发育异常:由于阴茎腹侧与背侧白膜发育不均衡,腹侧过短、背侧相对过长致使阴茎下弯,弯曲程度重者可达90°。由阴茎海绵体结节性硬化病(peyronie disease)引起的继发性阴茎弯曲,由于反复创伤导致白膜局部炎症反应及纤维化,导致斑块形成,引起阴茎弯曲。另外,皮肤硬化症患者机体免疫反应异常,可引起阴茎白膜广泛纤维化,致使阴茎弯曲。④尿道及海绵体发育异常:胚胎期由于雄激素缺乏或不敏感,导致尿道及海绵体发育停顿或发育不良而形成纤维索带,牵拉阴茎导致弯曲,尿道仅有一层黏膜,周围为纤维组织,缺乏有弹性的海绵体组织;而且缺乏得越多,阴茎弯曲越严重。

【病理】

1. **阴茎解剖** 阴茎由浅入深依次为皮肤、阴茎浅筋膜(Dartos筋膜)、阴茎深筋膜(Buck筋膜)、白膜,包绕2个阴茎海绵体和尿道海绵体,尿道海绵体内有尿道通过,远端膨大为阴茎头。阴茎浅静脉在浅深筋膜间走行,阴茎背动脉、神经和阴茎背深静脉于阴茎深筋膜和白膜之间走行,阴茎神经主要位于1、5、7、11点位置。

2. **病理及其分型**　病理与病因相一致,Devine 及 Kramer 等根据病理改变将不伴尿道下裂的阴茎弯曲分为四型:

Ⅰ型:尿道仅由一层薄的黏膜管组成,位于皮下,无尿道海绵体及其周围筋膜,阴茎被尿道及两旁的纤维组织牵拉向腹侧弯曲,此型病变最严重。

Ⅱ型:尿道海绵体发育正常,但 Buck 筋膜及 Dartos 筋膜发育不良牵拉阴茎引起腹侧弯曲。

Ⅲ型:阴茎弯曲由发育不良的 Dartos 筋膜引起,尿道海绵体及 Buck 筋膜发育正常。

Ⅳ型:阴茎海绵体背、腹侧白膜发育不平衡所致。

1998 年,Dannahoo 等根据术中所见及手术治疗方式将其分为四型:

Ⅰ型(皮肤挛缩型):阴茎体与皮肤粘连,妨碍阴茎活动,引起阴茎弯曲,通过阴茎皮肤脱套术即可矫正弯曲。

Ⅱ型(筋膜先天发育不良型):阴茎 Dartos 及 Buck's 筋膜有纤维组织形成,导致阴茎弯曲,脱套后切除纤维组织可伸直阴茎。

Ⅲ型(阴茎海绵体发育不对称型):阴茎海绵体发育不对称,而尿道海绵体发育良好,无尿道挛缩。行背侧白膜折叠术(TAP),必要时行 Nesbit 术或阴茎白膜补片术矫正弯曲。

Ⅳ型(尿道型):较少见,先天性尿道短,牵拉阴茎致阴茎向腹侧弯曲,需尿道重建术才能矫正弯曲。

两种病理分型相近,但 Dannahoo 等的分型方式多为近来学者所接受。明确阴茎弯曲的病理分型,有利于指导临床术式的选择;但术前的检查有时很难进行明确分型,并且可能两种或两种以上类型同时存在,所以只有术中根据导致阴茎弯曲的主要因素来确定分型,并进行术式的选择。

【临床表现】　常无特殊表现,弯曲轻者,幼儿期不明显。弯曲较重者可有尿线向下,常尿湿鞋裤;阴茎于自然状态下向腹侧弯曲,勃起时尤为显著;年长儿或青春期后可有阴茎勃起疼痛,成年后性生活障碍。尿道外口位于阴茎头相对正常位置。本病可伴有阴茎阴囊转位、阴茎扭转、阴囊分裂等其他畸形。

临床分度:有关阴茎下弯分度目前标准未统一,有报道按阴茎头与阴茎体纵轴夹角(图38-1),将阴茎弯曲分为:轻度<15°,中度15°～35°,重度>35°。

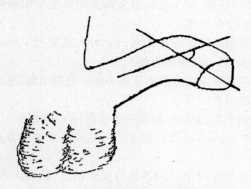

图38-1 阴茎头与阴茎体的纵轴夹角

临床上还应该注意弯曲发生的部位,即阴茎头与阴茎体纵轴相交点的位置。发生在阴茎体前端1/3内阴茎体远端型临床比较常见,尿道远端尿道海绵体常常闭合不全,并向阴茎头腹侧底部分散,尿道两侧纤维性变相对较轻。阴茎体中间1/3内下弯临床也较常见,尿道中间海绵体常常闭合不全,并向阴茎头腹侧白膜两侧分散,尿道两侧纤维性变相对较重,纤维组织有时延续到尿道球部,常常伴随阴茎皮肤挛缩、白膜发育不对称等,伴有阴茎扭转畸形。阴茎体近端1/3内阴茎下弯临床也并不少见,常常伴随尿道短缩,甚至全段尿道海绵体缺如,尿道两侧纤维化明显,但也有尿道海绵体发育良好的病例,常常伴随阴茎阴囊转位、阴茎阴囊融合、阴囊分裂等改变。

【诊断及鉴别诊断】

1. **病史** 生后发现阴茎外观异常就诊,也有体检时偶然发现。

2. **体格检查** 根据临床表现及仔细体检多数可确诊,但一定要在阴茎充分勃起时观察,不仅可确诊,也可了解弯曲程度及部位,对术中明确病理分型及确定手术方式也有一定帮助。

3. **实验室检查** 对于阴茎弯曲重,且合并阴囊分裂、隐睾、睾丸发育不良者,需行性染色体、性激素等检查除外性分化异常疾病。

4. **影像学检查**

(1) B 型超声检查:明确性腺发育、尿道及海绵体发育情况。

(2) 海绵体造影:明确阴茎海绵体弯曲程度。

(3) 尿道造影:了解尿道发育情况,有无扩张憩室、狭窄、苗勒管退化不全等。

(4) 磁共振检查:磁共振检查可以提供一种非侵入性的检查方法,可以三维测定尿道长度以及了解尿道发育状况,了解前列腺、膀胱形态等,可以提供尿道海绵体、阴茎海绵体发育状况信息,也可以提供阴茎持续勃起功能紊乱的预后信息。

5. **鉴别诊断** 单纯阴茎下弯需同以下疾病相鉴别:

(1) 尿道下裂:尿道下裂常存在阴茎弯曲,尿道外口位置异常、包皮发布异常、系带缺如等可与单纯阴茎下弯鉴别。

(2) 阴茎阴囊皮肤融合(蹼状阴茎):阴茎腹侧与阴囊中线皮肤融合,阴茎阴囊未完全分离,阴茎无弯曲。

(3) 继发性阴茎弯曲:外伤、手术、感染、皮肤硬化等导致的阴茎弯曲。

【治疗原则及方案】 对于阴茎弯曲明显、勃起状态下弯角度超过30°者需手术矫正阴茎弯曲,在童年时期即可获得正常外观,减轻或消除因阴茎畸形给患儿带来的心理影响,至成年期可获得满意的性生活。手术多在幼儿期(1~3岁)完成,最晚在学龄前完成。

1. **手术治疗**

(1) 术前准备:禁食水,术前 0.5~2 小时预防性应用抗生素预防感染。

(2) 麻醉:可用基础麻醉加骶管阻滞,年长儿可用硬膜外阻滞麻醉。

(3) 手术方式:根据术中情况,明确阴茎下弯的主要因素并确定分型,选择适当的手术方式,常用的手术方法包括:皮肤脱套、纤维性变筋膜的彻底松解术、阴茎白膜折叠术、阴茎白膜延长、外来组织白膜嵌入等术式。

手术步骤:阴茎头缝牵引线,冠状沟下 0.5cm 作环状切口,深筋膜浅面脱套分离至阴茎根部,如脱套后阴茎伸直,则为皮肤型(Ⅰ型),转移背侧包皮至腹侧,缝合伤口。如脱套后行人工勃起试验仍有下曲,则需检视深筋膜、尿道和阴茎海绵体;如深筋膜有挛缩增厚,限制阴茎伸直,切除纤维化组织后阴茎伸直,则为筋膜型(Ⅱ型)。如尿道无明显发育不良,腹侧亦无明显增厚挛缩的纤维组织,而是阴茎海绵体背腹侧不对称导致阴茎弯曲,则为海绵体型(Ⅲ型),予以背侧白膜折叠短缩或腹侧白膜延长甚至需白膜补片以矫正下弯。如尿道发育不良,牵拉阴茎向腹侧弯曲,则为尿道型(Ⅳ型),对该型患儿按尿道下裂对待,切除发育不良的尿道,矫正下曲后视尿道口位置选择尿道重建手术。

2. 术后处理 对于Ⅰ~Ⅲ型未行尿道重建手术的患儿,术后留置导尿管 3~5 天;预防性应用抗生素及止血药物 48 小时;年长儿可口服乙烯雌酚 3 天预防阴茎勃起,减少疼痛及预防出血,术后 5 天暴露伤口并保持清洁干燥,外涂抗生素药膏。对于重建尿道者按尿道下裂术后处理。

3. 术后并发症及预防

(1)出血:术中止血彻底,术后适当加压包扎阴茎,应用止血药物。

(2)感染:术前做外阴清洗,术后预防性应用抗生素。

(3)阴茎再发弯曲或残留:术中反复行人工勃起试验,确认弯曲充分矫正,但也不要矫枉过正;再发弯曲可能与术后伤口瘢痕及新建尿道的生长与阴茎海绵体生长不同步有关。

(4)尿瘘和尿道狭窄:部分患儿尿道菲薄,与皮肤粘连紧密,游离尿道时注意勿损伤尿道,可术中插导尿管做标记;尿道重建术后尿道瘘、尿道狭窄的处理同尿道下裂。

(5)阴茎短小:阴茎脱套后尿道长度不够时,应及时行尿道重建术,切勿过度短缩白膜导致术后阴茎短小。

(6)阴茎头不敏感、勃起疼痛及勃起障碍:白膜折叠时勿损伤阴茎背侧血管及神经。

【预后】 先天性阴茎下弯可以通过上述手术方法得以矫正,但远期效果,特别是进入青春期后阴茎的发育及成年后性功能如何,仍待进一步随访观察。

【小结】 先天性阴茎下弯应注意同尿道下裂等疾病鉴别,根据术中分型采取适当的手术方式治疗,注意术后并发症预防与治疗。

（李守林,姜俊海）

参 考 文 献

1. Hurwitz R S, Berrettini A, Minoli D G, et al. Chordee without hypospadias//Djordjevic M L. Hypospadias Surgery: Challenges and Limits. New York : Nova science, 2014.

2. Donnahoo K K, Cain M P, Pope J C, et al. Etiology, management and surgical complications of congenital chordee without hypospadias. The Journal of urology, 1998, 160 (3): 1120-1122.

3. Tang Y M, Chen S J, Huang L G, et al. Chordee without hypospadias: report of 79 Chinese prepubertal patients. Journal of andrology, 2007, 28 (4): 630-633.

4. Snodgrass W T. Management of penile curvature in children. Current opinion in urology, 2008, 18 (4): 431-435.

5. Makovey I, Higuchi T T, Montague D K, et al. Congenital penile curvature: update and management. Current urology reports, 2012, 13 (4): 290-297.